精神医療、脱施設化の起源

英国の精神科医と専門職としての発展 1890-1930

高林陽展

みすず書房

目次

精神医療、脱施設化の起源

——英国の精神科医と専門職としての発展　1890–1930

凡例

一、本書では、たとえば「狂人」「狂気」「貧民」など、今日の観点からすると不適切と思われる語句や表現を使用しているが、歴史を対象とした内容であることから、とくにカギ括弧などを付けずにそのまま使用した。

一、引用文のなかで〔　〕で括った箇所は、すべて筆者による補足である。

一、本書で言及される英国の貨幣は、一ポンドが二〇シリング、一シリングが一二ペンスに等しく、また一ギニーは二一シリングである。現代の価値に換算すると、一八九〇年時点の一ポンドは二〇〇三年時点では約八一ポンド、一シリングは約四ポンド、一ペンスは約三三ペンスに相当する（Jim O'Donoghue, Louise Goulding, and Grahame Allen, "Consumer price inflation since 1750", *Economic Trends*, 604, 2004, pp. 38-46）。これを、二〇〇三年当時の円ポンド相場にしたがって一ポンド一九〇円として計算した場合、一八九〇年時点の一ポンドは一万五三九〇円、一シリングは七六〇円、一ペンスは六二円相当となる。ちなみに、一九三〇年になると、一八九〇年当時に比べて物価はほぼ倍となる。

序章　精神医療の今から過去へ——専門職という視点から

現代精神医療はなぜ脱施設化へ向かったのか

私たちは、心の病という問題とどう向き合うかを常日ごろ問われる社会に、あるいは時代に生きている。新聞、雑誌、テレビなどのメディアだけではなく、学校や労働の現場においても、うつ病、トラウマ後心的障害（ＰＴＳＤ）、注意欠陥・多動性障害（ＡＤＨＤ）、アスペルガー障害など、人間の精神にかかわる病気（あるいはそう判断される事象）に日常的に接することになるのが、二一世紀の私たちの社会である。

私たちはすでに、現代を心の病に囚われた時代だとする数多くの表現に接してきた。二一世紀が「こころの世紀」であるとか、人間の行動や思考の多くが「心理学化」あるいは「医学化」される時代だといった主張は、もはや目新しいものではない。[1]特定の人間の行動や思考が精神医学、心理学、認知神経科学によって異常ないしは逸脱として解釈され、その矯正方法が主張されるようになったことは間違いない。ただし、それは、心の病それ自体が時代を追うごとに一様に増加したとか、心の病を抱える人間の本質が根本的に変わったということをただちに意味するものではないだろう。これらの疑問は歴史上形を変え、さまざまな機会で発せられてきた。だが、

それを合理的に説明する枠組みは、今日の進化生物学や脳神経科学に依拠したとしても、定見になったとは言いがたい。(2)

歴史的な変化が顕著なのはむしろ、病とされる状態や行動、それに対処する者と対処の場、対処の方法に関してである。精神医学と疾患分類、精神科医をはじめとする諸医療専門職、精神病院や精神科外来などの医療施設、そして入院治療か通院治療かといった診療形態、心理療法や薬物療法などの治療法は、格段の変化を遂げてきた。精神医学なる医学の専門分野の確立、疾患分類の充実、精神科医の組織化、精神病院の建設は、いずれも一八〜一九世紀以降の出来事である。精神医療の形態こそが、心の病をめぐる情景を規定する一視角として、歴史学の対象となりえるのである。

本書は、現代の精神医療の形態へとその問いを投げかけるものである。現代精神医療の形態はどのような歴史的過程を経て形成されてきたのか。また、いかなる歴史的要因によって規定されたのか。いいかえれば、脱施設化された精神医療の歴史的成り立ちへと投げかけられた問いである。後で述べるように、近代精神医療は精神疾患の施設化とともに幕を開けた。一八世紀から一九世紀にかけて、西ヨーロッパ各国では、精神病者を専門的に看護・治療するための施設である精神病院（当時はアサイラムという呼称で呼ばれた）が設けられるようになった。正気を失ったと思しき者たちは精神病院に入院し、そこで正気を取り戻すための治療と看護を受けた。しかし、一九世紀末になっても、精神病院に入院する患者の数は増える一方であり、肝心の目的であった治癒という期待にはなかなか応えることができなかった。その結果、二〇世紀初頭以降、精神病院の外での治療が模索されるようになってゆく。そして、二〇世紀後半になると、精神薬理学の発展を追い風にして、コミュニティ・ケア（地域精神医療）という医療形態、すなわち地域ごとに設けられた精神保健センターを拠点とした訪問診療や外来診療を中心とした医療サービスが整備されてゆく。二〇〇一年に刊行された世界保健機関（ＷＨＯ）の報告書

msz

みすず 新刊案内

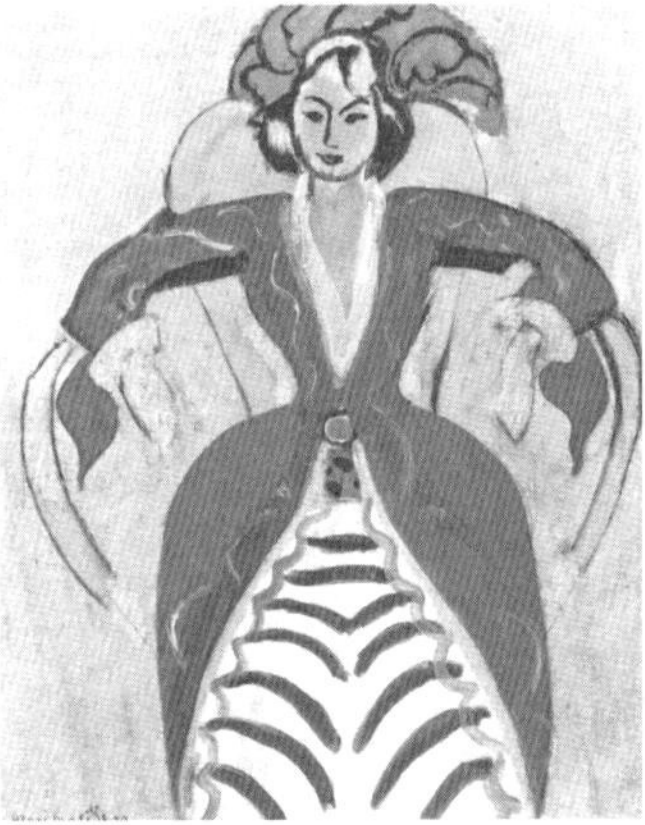

2017. 2

夢遊病者たち 1・2

第一次世界大戦はいかにして始まったか

クリストファー・クラーク
小原 淳訳

史上初の総力戦、第一次世界大戦はどのように始まったのか。バルカン半島の紛争が未曾有の世界大戦となる過程をまざまざと描き、世界で異例の反響を呼んだのが本書だ。皇帝、政治家、外交官、軍人など各国の指導者たちは、誰も自らの決定がこれほどの戦争へと展開するのかを予想だにしなかった「夢遊病者」であった。

「間違いなくこのテーマに関する決定版。鋭敏な分析による微に入り細を穿った検証と、流麗な文章が結びついた稀有の書。圧倒的な質の高さに驚嘆と畏敬の念を禁じ得ない。学究の徒は銘記すべし、一級の史書（ヒストリー）は一級の物語（ストーリー）足り得る、と」（ワシントン・ポスト）

一九世紀末から戦争勃発までを視野に収め、途方もない力量で、ヨーロッパが戦争に突入するプロセスを描き切る。歴史学の新たな扉を開き、数々の賞に輝いた、第一次世界大戦研究の決定版。全二巻。

四六判 ①四三二頁 四六〇〇円 ②五七六頁 五二〇〇円（税別）

書簡の時代

ロラン・バルト晩年の肖像

アントワーヌ・コンパニョン
中地義和訳

「もし私がこの本を『ロランと私』と名づけていたなら、思い上がりを犯してしまっていただろう。（…）肝心なのは自分を彼と比較することでも、彼に同一化することでもない。彼の死後三十五年経ったいま、これまでも頭のなかで、また夢のなかでよくしてきたように、われわれの友情を再考すること、その各段階をあらためてたどり直し、記憶を掘り起こし、彼から受けた恩恵を確認し、彼が与えてくれたものに感謝することが問題なのだ」（本文より）

コレージュ・ド・フランス教授となった世界的文学研究者が、青年の自分に宛てられたバルトの手紙を生誕百年に向けて寄贈する前に読み返し、往時の師弟関係と友情を見つめなおした結果、独特のトーンをもった本書が誕生した。バルト晩年の名作『恋愛のディスクール・断章』と『明るい部屋』の生成過程にかんする貴重な証言であるとともに、「あのころ」をめぐる痛切な文学作品である。

四六判 二一六頁 三八〇〇円（税別）

読者カード

みすず書房の本をご愛読いただき，まことにありがとうございます．

お求めいただいた書籍タイトル

ご購入書店は

・新刊をご案内する「パブリッシャーズ・レビュー　みすず書房の本棚」（年4回 3月・6月・9月・12月刊，無料）をご希望の方にお送りいたします．

（希望する／希望しない）

★ご希望の方は下の「ご住所」欄も必ず記入してください．

・「みすず書房図書目録」最新版をご希望の方にお送りいたします．

（希望する／希望しない）

★ご希望の方は下の「ご住所」欄も必ず記入してください．

・新刊・イベントなどをご案内する「みすず書房ニュースレター」（Eメール配信・月2回）をご希望の方にお送りいたします．

（配信を希望する／希望しない）

★ご希望の方は下の「Eメール」欄も必ず記入してください．

・よろしければご関心のジャンルをお知らせください．
（哲学・思想／宗教／心理／社会科学／社会ノンフィクション／
教育／歴史／文学／芸術／自然科学／医学）

（ふりがな） お名前　　　　様	〒
ご住所　　都・道・府・県　　市・区・郡	
電話　（　　　）	
Eメール	

ご記入いただいた個人情報は正当な目的のためにのみ使用いたします．

ありがとうございました．みすず書房ウェブサイト http://www.msz.co.jp では刊行書の詳細な書誌とともに，新刊，近刊，復刊，イベントなどさまざまなご案内を掲載しています．ご注文・問い合わせにもぜひご利用ください．

郵便はがき

料金受取人払郵便

本郷局承認

9196

差出有効期間
平成29年12月
1日まで

113-8790

505

東京都文京区
本郷5丁目32番21号

みすず書房営業部 行

通信欄

(ご意見・ご感想などお寄せください．小社ウェブサイトでご紹介させていただく場合がございます．あらかじめご了承ください．)

マティスとルオー　友情の手紙

ジャクリーヌ・マンク編　後藤新治他訳
パナソニック汐留ミュージアム監修

「君がそれをやるべきだよ!」マティス
「もっといい絵を描きたい」ルオー

気質も画風も好対照。それゆえに惹かれ合い、ライバルとして高め合ってきたマティスとルオー。ふたりはパリ国立美術学校のギュスターヴ・モロー教室で出会って以来、マティスの死の直前まで五十年余にわたり手紙を交わし、家族ぐるみの交流をつづけた。

二〇〇六年、かつてのルオーのアトリエで、マティスからルオー宛の手紙が発見された。これをきっかけに、編者マンクをはじめ関係者による往復書簡の解読が進められた。恩師との思い出、フォーヴィスムの誕生、画商への愛憎、贋作騒動。真の教育者モロー、当代随一の画商ヴォラール、稀代の出版人テリアード、ヨーロッパ美術の渡し守りP・マティス……ふたりの巨匠の創作の舞台裏とその背後で展開するフランス絵画界の陰の立役者たちの人間ドラマ。初めて明らかになる、美術史の第一級史料。図版75点、詳細年譜を付す。

A5判　三二八頁　三五〇〇円（税別）

建築の前夜

前川國男論

松隈　洋

ル・コルビュジエのもとで学び、帰国後レーモンド事務所を経て独立した建築家・前川國男の前半生、敗戦までの軌跡。「日本趣味を基調」という募集規定にあえて逆らった案により一躍モダニズム運動の旗手として脚光を浴びた東京帝室博物館コンペ、代々木か明治神宮外苑か駒沢か――IOC総会で開催決定後も主競技場の敷地が二転三転するなか岸田日出刀のもとで練りあげた幻の「第十二回オリンピック東京大会」会場計画、当初の前川案から紆余曲折を経て坂倉準三の手に委ねられ、建築部門グランプリを受賞したパリ万博日本館、前川が審査員に加わり丹下健三が一等当選を果たした日米開戦後の大東亜建設記念営造計画、そして戦時下最後のコンペとなった在盤谷日本文化会館ほか日本近代建築史上重要な設計競技やプロジェクトの実相を水面下の動きとともに浮かびあがらせ、戦時下の体制への建築家の関与や抵抗をも検証した決定版資料である。収録図版約二百点。

A5判　四九六頁　五四〇〇円（税別）

『精神保健──新しい理解、新しい希望』では、脱施設化された精神医療を先進国だけではなく開発途上国にも導入するよう求めている(3)。すでに世界的なコンセンサスとして、脱施設化された精神医療が望ましいものとされているのである。

ただし、日本は例外である。二〇世紀後半を通じて日本は、他の先進国と異なり、精神疾患を施設化する道をひた走った。一九四〇年に約二万二〇〇〇名だった精神病院入院患者数が、二〇世紀末には三〇万名を超え、日本は精神病院大国となった。この著しい増加については、一九六四年のライシャワー大使刺傷事件などを契機とした、精神病者を治安面から危険視する世論の問題、担当医師・看護師数を他科よりも少ない基準とする精神科特例、あるいは医療金融公庫を通じた私立精神病院設立に対する積極的な融資など、さまざまな要因が論じられている(4)。

こうした現況が存在しながらも、日本もまた脱施設化された精神医療とは無縁ではない。それは、脱施設化された精神医療がターゲットとするのは、主としてうつ病や心身症といった軽度の精神疾患であり、これの疾患を対象とした外来クリニックが二〇世紀末以降急速な伸びをみせているからである(5)。また、作業療法所やデイケアなど、入院形態をとらない医療サービスも絶対数としては増加傾向にある。

近現代日本における軽度の精神疾患（とくに神経衰弱、外傷性神経症、うつ病）の歴史については、近年、歴史社会学や医療人類学の観点から研究がすすめられた。社会学者の佐藤雅浩は、近現代日本において軽度の精神疾患に関する知識が社会的に広まってゆくと、その普及した医学的知識を用いて自己を観察し、自己の精神状態を解釈したうえで医療者へ相談するという現象がみられることを論じた(6)。他方で、医療人類学者の北中淳子は、近現代の日本において軽度の精神疾患が広まってゆく歴史的要因を、精神科医の日常的な診療実践、とくに過労死や自殺といった労働現場の問題に精神科医が積極的に関与するようになったことと結びつけて論じている(7)。一方、精神医療の脱施設化は、通説的には、精神病院という形態の限界を克服するための取り組み、あるいは精神薬理学の発展にともない外来治療が可能となったことが背景だ、と理解されてきた。(8) 医学の進歩が社会からの隔絶をともなう精神病院への入院をベースとした精神医療の形態を変えたという見方が、ここには示されている。

本書は、脱施設化された精神医療という形態をいち早く発展させてきた英国、とくにイングランドを具体的な事例として、この見方に修正を迫るものである。現代精神医療はなぜ脱施設化へ向かうのか。それは、医学の進歩のみが背景にあるわけではない。脱施設化された精神医療を主唱し、実際の現場でサービスを担った専門職、とくに精神科医をめぐる政治的、経済的、社会的な諸条件こそが重要な成立要件であり、それは精神医学における専門職の発展という現象と深く結びついたものだった。

ただし、脱施設化された精神医療が、通常は二〇世紀後半の現象とみなされていることには注意が必要である。先に述べたように、狭義の「脱施設化された精神医療」はコミュニティ・ケアの発展、精神病院の閉鎖を指すものである。(9) 本書で論じるのは、それ以前から始まっていた、精神病院を中心とした医療サービスを再編する動きであり、あくまで、脱施設化された精神医療の起源をたどるものである。

専門職という視点

医療専門職は、今日ではいささか古い研究の視角とみられがちである。それは歴史学一般の叙述理論の展開と深い関係がある。一九七〇年代以降に社会史が影響力を増してゆくと、歴史学の対象は、立法・行政・外交といったハイ・ポリティクスとそれにかかわった偉人たちから、下層階級、社会的マイノリティ、中間団体を含む、より日常的な次元へと移行した。その結果、医療史、精神医療史の研究においても、医学理論や偉大な医師の歴史ではなく病者や病院施設など「下からの歴史」を模索する動きが強くなった。(10) 「医学・医療の社会史」(Social history of medicine）と呼ばれる研究動向である。そして、一九九〇年代以降は医学や医療実践を規定する文化規範への注目が集まり、医学・医療の文化史が注目されるようになった。

第一章で述べるように、こうした史学史的展開のなかで、専門職の問題はすっかり取り残されてしまった。医学・医療の歴史において医師専門職の問題は徐々に後景化した。しかし、歴史的に残された史料をみてゆくと、医師とその専門職固有の問題が介在しないことはまず例外的であることが容易にみてとれる。医師専門職とそれに固有の問題をみつめる手段は、二〇世紀がすすむにつれて不当にも置き去りにされてしまったのである。

歴史における専門職の問題を検討してきた社会学でも、同様の現象が認められる。近代社会の構成要件を探求する社会学が専門職に注目するようになったのは、二〇世紀初頭以降のことである。そこでは、官僚制、学校、近代家族といった近代に固有の制度の分析が進められ、その枠内で医師専門職も一時期、集中的に検討されるようになった。二〇世紀中葉までの社会学では、医師専門職の発展は近代化の重要な構成要件だった[11]。しかし、一九七〇年代になると、その権力性が批判的に検討されはじめ、医師専門職はまるで近代社会の癌のようにみられるようになった[12]。

一九八〇年代以降は、専門職を倫理的な悪とみなす研究は鳴りを潜めたが、その代わりに過去ではなく現在にまつわる問題への関心、あるいは社会構築主義的な手法への関心が増大し、専門職の問題は社会学のアリーナから退場しつつあった。そのなかで、専門職研究をみつめなおし、一九八八年に発表されたアメリカの社会学者アンドリュー・アボットの研究である[13]。アボットは、倫理的な視点をともなう一九七〇年代の専門職研究は専門職が実際に何をしたのかという点をほとんど研究しなかったという、実に素朴で当たり前の問題提起をおこない、新たな社会学的なモデルの必要性を強調した。詳しくは第一章で述べるが、アボットは、専門職の問題をあらためて歴史社会学の立場から検討しなおし、専門職が発展する決定的な要因は、その組織化でもなければ、専門的な知識や技術でもなく、その権威を樹立するための知識の敷衍のしかたや専門職間の競争関係にあると主張した。

アボットの研究は、専門職社会学の到達点として受容された一方で、今日の社会学や歴史学に大きく影響を与えたとは言いがたい。専門職に関する歴史社会学的な研究は、第一章で述べるように、主導的な思想とそれを立ち上げた専門家、専門職団体の組織化、学術雑誌の刊行などに注目しがちである。[14] そして、社会学一般においては、その文化的な側面を探求するという立場から言語や表象の分析、あるいはより現在の専門職実践の場での参与観察や統計分析が主流となっている。アボットの研究はこの二つの潮流のニッチを捉えるものであり、それこそがここで中心的な理論として参照する理由である。

構成・史料・用語

本書は、二〇世紀前半の英国、とくにイングランドにおける脱施設化された精神医療へと向かう歴史的過程を、それを主導した専門職たる精神科医の役割に着目して検討する。その際、本書は二部構成をとり、第Ⅰ部は三章、第Ⅱ部は四章というように、全体で七章から構成される。まず第一章では、予備的情報として、精神医療史研究の展開、専門職社会学の展開、一九世紀末までのイングランド精神医療の歴史を概観する。第二章以降では、アボットの研究にしたがって、専門職支配的業域の混乱から支配的業域に関する主張・言説が構築される過程を、時系列順に描き出してゆく。第二章は一八九〇年から一九一四年まで、第三章は一九一四年から一九三〇年までを対象とし、脱施設化へと向かう歴史的過程が検討される。

第Ⅰ部が言説の構築とその政治的帰結を扱うものだったのに対して、第Ⅱ部は、精神医療をめぐる社会経済的条件や社会的諸関係を分析し、言説の相対化と再解釈に迫ってゆく。具体的には、第四章では、精神科医のキャリア編成と職階構造、そして診療ネットワークの構成のしかた、第五章では精神病院施設の経営、第六・七章では、精神科医以外の医師や非正規医業者との競争といった諸局面を検討する。いずれの章においても、精神科医の支配的業域をめぐる主張の背景には、精神科医と精神病院の実践上の利害があったことを論じる。

本書で用いる史料は、イングランドの法律、イングランド上下院の議事録や各種議会文書、政府調査委員会の議事録と報告書、新聞や雑誌（全国紙、地方紙、週刊誌、月刊誌を含む）などである。他方で、本書の主題にとくに関係する史料としては、英国公文書館に所蔵されている各種行政文書[15]（陸軍省文書、年金省文書、保健省文書、大法官文書、内務省文書）、医学雑誌[16]（『ランセット』『英国医学雑誌』『精神科学雑誌』）、医師の伝記情報（ロンドン内科医協会やイングランド外科医協会といったエリート医師の団体が発行している伝記集[17]と『医師年鑑』[18]）、各病院や自治体が保管している病院文書[19]（ベスレム精神病院文書、ホロウェイ・サナトリアム精神病院文書、ロンドン州議会精神病院文書など）を用いる。

本書で用いるいくつかの専門的な用語についても、予備的な説明を施しておきたい。まず、精神病院という用語である。二〇世紀初頭までのヨーロッパの精神病者向けの病院施設には、「アサイラム」（Asylum）という言葉があてられてきた。それが、「精神病院」（Mental hospital）と呼ばれるようになってゆくのは、第一次世界大戦を経てのことである。本書ではこれらを一括して「精神病院」と表記する。

つぎに、精神科医（Psychiatrist）についてである。本書でいう精神科医とは、精神病院に勤務するか、あるいは精神医療に関する研究上の業績がある医師のことを指す。本書が対象とする一九世紀末から二〇世紀前半のイングランドにおいては、精神医療に関する専門医資格制度は存在しなかった。精神医学・精神医療にかかわる専門医のアイデンティティは実に曖昧なものであり、「医学的心理学者」（Medical psychologist）や「精神医」（Alienist）のような呼称がより一般的であった。

さらに、精神疾患という言葉に関しても補足しておきたい。本書では、一九世紀末から二〇世紀前半の当時において、心の異常状態だと主張された（そう書かれ残された）症状をさしあたり精神疾患とする。具体的にいえば、狂気（Madness ないしは Insanity）、精神障害（Mental disorder）、神経症（Neurosis）という診断が下された場合のことである。

最後に、イングランドと英国の表記についてである。本書は基本的に、イングランドとウェールズの二つの王国の精神医療を検討する。それは、この二つの王国の精神医療をめぐる法制度が同一であり、またスコットランドやアイルランドのそれとは異なるからである。しかし、第三章のように、第一次世界大戦というスコットランドやアイルランドも含む連合王国として参戦した戦争にかかわる問題については、どうしても英国全体の問題を論じざるをえない。そのため、本書では、基本的にはイングランドを論じることとしながらも、必要に応じて、連合王国全体を指す場合に英国という表記を用いることにしたい。

第Ｉ部　脱施設化された精神医療への途

――支配的業域の危機から権益確保の主張形成へ

第1章　精神医療へのアプローチ

一　精神医療の歴史学

人文社会科学において精神医療の歴史という主題が取り上げられるようになったのは、ほかでもないミシェル・フーコー著『狂気の歴史』（一九六一年）の影響が大きい。[1] ミシェル・フーコー以前、精神医療の歴史は進歩史観にもとづき、医学の進歩という物語のなかで書かれてきた。フーコーはこの物語に挑み、新たな歴史観を提示した。フーコーによれば、一七世紀から一八世紀にかけてのヨーロッパでは、啓蒙思想を背景として理性と非理性が分離されたことにともない、狂気（精神疾患）が後者のカテゴリーに分類されるようになった。そして狂人（精神病者）は、非生産的な社会的逸脱者（貧民、病者、老人、犯罪者、浮浪者、売春婦など）の代表格として、新たに設立された矯正施設や精神病院に監禁されることとなった。そこで狂人は、専門職（精神科医）の手に委ねられることになった。これ以後、狂人の社会的ステータスは著しく低下し、まるで檻に入れられた動物のように扱われていった。

『狂気の歴史』は多くの歴史家たちに強い影響を与えた。なかでも、イングランドの精神医療に関してフーコーの議論を受け継いでいったのは、アメリカの社会学者アンドリュー・スカルである。彼は一九七九年に刊行された主著『狂気の博物館』において、工業化と都市化の進展にともない、功利主義的な社会政策が人的資本の弁別を目的として登場し、精神病者たちは社会の残滓として精神病院に閉じ込められ、社会規律の教化を受けることになったという議論を実証的に展開した(2)。この歴史観のもとで、精神医療は近代ヨーロッパの社会統制的性格を最もよく表現するものとして、また、精神科医は統制的権力を担う自律的な専門職集団、精神病者を精神病院に監禁する権力の根源として位置づけられた。

一方、一九八〇年代後半から一九九〇年代にかけて、医学史家ロイ・ポーターの研究を皮切りに、フーコーを実証的に批判する「再検討派」が登場した。再検討派は、フーコーの主張とは異なり、ヨーロッパの多くの国では精神病者の監禁が一九世紀中葉以降に起こった現象であり、それ以前の施設監禁については国家の関与がきわめて限定的だったことを主張した(3)。たとえば、イングランドにおいて精神病者の施設監禁が国家の法制度をともなって常態化したのは一九世紀、とくに後半に入ってからだった。また、一八世紀のイングランドでは、消費革命の影響を大きく受けて、都市部のサービス業として私立精神病院が発展した。これらの論拠によって、フーコー史観の見直しが主張された。

これ以後、イングランド精神医療の歴史をめぐっては、多くの研究者がフーコー＝スカルの議論を実証的に見直していった(4)。そこで論じられたのは、精神病院の設立をめぐる歴史的力学の多様性である。医療史家の鈴木晃仁とピーター・バートレットらの研究によると、イングランドで精神病院が設置される際、大きな役割を果たしたのは治安判事と救貧行政であった(5)。啓蒙思想により狂気の施設監禁に対する社会的関心が高まったことは事実だが、これに加えて、より実践的な次元では、治安判事の側から福音主義的な慈善、救貧行政の側から救貧財政の軽減という個別的な目的のもとで公立精神病院の建設がすすめられていった。

一九世紀後半になってもイングランドでは精神病院の数は増加し続けるが、その背景についても、再検討派による精緻な実証分析がすすめられた。社会経済史家ジョゼフ・メリングらは、エクセターの精神病院史料の量的な分析を通じて、経済状態、移民、婚姻関係など多岐にわたる地域社会独自の要因を検討し、スカルがいうところの、社会の残滓を監置する施設としての精神病院という歴史観に修正を迫った[6]。

再検討派の研究は精神病院以外の問題にも及んだ。精神病院は、その数を増やし続けた一九世紀において、治療上の唯一の選択肢ではなかったことが実証的に明らかとされ、精神医療の歴史の多様性がいっそう強調されるようになった。たとえば、医療史家デヴィッド・ライトは精神病院の外でのさまざまな医療介護活動を検討し[7]、医療史家ジャネット・オッペンハイムは、精神疾患が精神病院と関連づけられる一方で、神経症概念の登場によって、より軽度な精神疾患の治療という裾野も一九世紀後半に拡大していったことを論じた[8]。さらに、精神疾患患者の治療にあたっては、一九世紀においても家族の役割が顕在であることが、鈴木晃仁の研究により明らかとなった[9]。

こうした研究成果を受けて、近年は比較史研究が積極的に取り組まれるようになった。代表例は、ロイ・ポーターとデヴィッド・ライトを編者とする論集『狂人の監禁』である。この本では、一九世紀から二〇世紀前半期にかけてのイングランド、フランス、アメリカ、ドイツ、カナダ、スイス、アイルランド、インド、オーストラリア、ナイジェリア、南アフリカ、日本、アルゼンチン、メキシコにおける精神医療史が比較検討され、フーコーの議論に対する地域ごとの適合性が提示された[10]。たとえば、救貧法の影響が強いイングランド、人種問題が絡むアメリカ合衆国南部、警察権力の介入が目立ったオーストラリアなど、狂気の施設監禁のありかたをめぐって多様性が確認されたのである[11]。

狂気の歴史をめぐっては、以上のように非常に豊かな研究が数多く生み出されてきた。ただし、これらの研究が一八世紀から一九世紀にかけての精神病院の設立、すなわち精神疾患の施設化という主題に関心を集中させたことには注意が必要である。フーコー的な歴史観の再検討に多くの労力を割いてきたポーター以後の諸研究の有用性は疑いようもない。しかし、他方では、脱施設化へと向かう二〇世紀の精神医療はいまだ十分に検討されてこなかった。

たとえば、二〇世紀イングランドの精神医療や心理学の歴史を検討してきた、ニコラス・ローズとマシュー・トムソンを挙げてみたい。彼らは、二〇世紀の精神医療史について、施設化の歴史を検討したフーコー、あるいはその再検討派とは異なるやりかたで、異なる歴史的力学をみつめる必要性があることを示した。ローズは、二〇世紀前半に心理学が社会の隅々まで浸透してゆく様相を、フーコーに倣って、新たな社会統治テクノロジーの登場として論じてきた(12)。トムソンもまた、二〇世紀前半のイングランド人が、自身や自国のアイデンティティを心理学的な用語によって定義し、確認するようになったことを論じた(13)。つまり両者とも、心理学の社会的浸透が精神病院の勃興期とは異なる二〇世紀的な精神医療史の特徴だということを提起したのである。

ローズとトムソンの研究における問題点は、一九世紀までの精神医療の歴史との違いを意識するあまり、精神病院と精神科医を中心とする伝統的な精神医療の世界を捨象したことにある。これは他の研究にも共通する問題点である(14)。本書で主題とする精神医療の脱施設化は、精神病院と精神科医が心理学によって傍流化することを意味するものではない。精神医療の脱施設化は、後述するように、精神科医によって、彼らの利益に合致するからこそ推しすすめられた。この点こそが、精神科医＝専門職を本書の議論の核に据える理由となる。次節では、この専門職という視点を社会学を中心に確認してゆこう。

二　専門職の社会学

近代社会の構成要件を探求する社会学において、専門職は避けて通れない問題のひとつである。専門職（プロフェッション）は一般に、専門的な知識や技能を背景に、特定のサービスを提供する職業集団のことを指す。専門職は歴史を通じて存在するが、その政治的、経済的、社会的な影響力は近代以降にとくに拡大した。この点が社会学的関心の根源にある。すなわち、動産や不動産をもたないにもかかわらず、専門性が認められた知識を武器に、個人の社会的生活に関わる問題から国家の司法や行政に関わる問題にいたるまで関与する職業集団こそが近代を特徴づけるものとして、注目を集めたのである(15)。

専門職に関する社会学的な研究は、一九三三年のA・M・カー＝サウンダースとP・A・ウィルソンの著作『プロフェッションズ』に起源を求めることができる(16)。この著作は、専門職集団の発展過程を、伝記的情報の集積や専門職集団の始祖の調査によって、自然発生論的かつ分類学的に論じるものであった。ここで強調されたのは、専門職集団のアイデンティティとステータスが確立される過程である。つまり、専門職は労働分化の一例として労働社会学的な見地から検討された。

第二次世界大戦後の社会学において、専門職は機能主義あるいは近代主義的な視点から検討されていった。代表的な論者はタルコット・パーソンズである(17)。彼は、専門職の発展は近代化の推進力ないしは近代社会の安定を達成するための手段であると主張した。つまり、専門職が職業団体を編成し、資格制度を整え、倫理コードを制定するのは、社会が必要とするサービスを利他的に提供するうえでの合理的な行動であるとし、専門職の登場を肯定的に論じた。パーソンズがいうには、専門職の特徴は「水平的仲間意識」（Collegiality）と「信頼」（Trust）を通じた無謬の結合関係であり、それこそが利他的なサービス提供の基盤であった。[18]

一九六〇年代末から一九七〇年代に近代医学を批判する議論が活発になると、専門職をめぐる論調は一変した。[19]マガリ・サーファッティ・ラーソンやエリオット・フリードソンらによって、専門職は、特殊な知識や技術を源泉とし、国家による資格制度によって市場を囲い込み、一定の問題領域ないしは消費者に対して垂直的な権力行使をおこなう特権構造を有する存在として、批判的に検討された。[20]彼らの議論においては、「支配」（Dominance）と「自律性」（Autonomy）がキーワードになった。彼らにしたがえば、専門職は利他的な職業集団ではなく、自らのサービスのありかたやニーズそのものを規定し、個別化された問題領域や消費者を「支配」する「自律的」権力形態であった。

専門職をめぐる社会学的な議論は、一九八八年、アメリカの社会学者アンドリュー・アボットによって、新たな段階へとすすんだ。[21]彼の研究は、専門職に関する社会学的モデルとして筆者が最も重要視するものである。アボットは、これまでの専門職をめぐる社会学は、専門職が実際に何をしたのかよりも、どのように組織化されたのかに多くの関心を向けてきた、と批判した。これは、パーソンズにもラーソンらにもみられる傾向である。専門職の組織化は、パーソンズにとっては近代社会の基盤が形成されることであり、ラーソンらにとっては近代社会特有の権力機構の登場を意味した。

それに対してアボットは、専門職の発展をめぐって鍵となるのは、組織化でもなければ、提供するサービスの基となる知識や技術でもないと主張した。専門職が実際に為したことをみると、専門職として確立される際に最も重要な要件は「知識の抽象化」（Abstraction）だというのである。[22]知識の抽象化とは、哲学でいう還元主義的な指示対象の絞り込みのことである。たとえば、子どもの逸脱行動という多様な問題を、多動性障害という医学的な診断に置き換えることである。こうした方法によって専門職は、ある問題領域を自集団のもとに引き寄せようとする。後述するように、専門職発展の過程を紐解くと、組織化がなされ、知識や技術が確立された場合も、専門職の権威が確立されない事例が存在することがわかる。その知見をもってアボットは、専門的知識を一般向けに訴求力のあるものに抽象化することにこそ専門職発展の要件が認められる、と論じた。

知識の抽象化について、アボットはいくつかの下位区分を設定している。そのうちのひとつ、直訳すると「勾配」(Gradient)、意訳すれば「問題の横滑り」とでも名づけられる区分は最も示唆的である[23]。これは、ある問題領域(ア)において、最も極端な問題群(イ)を扱っている専門職集団が、(ア)のうちでも穏当な問題群(ウ)に関して、自らの知識や技能が発揮できると主張することを指す。精神医療にあてはめるならば、重度の精神疾患(狂気)を扱う精神科医(精神病院医)たちが、軽度の精神疾患(神経症)に関しても自らの技能を活かすことが可能だと主張することに適用できる。これこそが、二〇世紀前半のイングランドで実際に起こっていた現象であった。

アボットが知識の抽象化を重視したのは、専門職組織、資格制度、倫理コードを擁しながらも「知識の抽象化」に失敗し、専門職として持続しなかった集団が存在したためであった。たとえば、霊媒師などのいわゆる非正規医療の実践家たちである[24]。一九世紀末までは、これらの非正規医業者たちはアメリカ社会に確固として根づき、一定の顧客を集めていた。しかし、細菌学や外科技術の発展などを背景として医科学の成功が広く一般に表象され、「公衆の安全」(Safety of the public)の名のもとに医師資格をもつ者たちが提供する正規医療の正統性が認められるようになると、非正規医療の実践領域は徐々に減じられていった。非正規医療の側にも組織や倫理綱領があり、また自らの科学性を主張していたにもかかわらずである。ここで重要な点は、一九世紀においては資格医による正規医療だろうと非正規医療だろうと、治療のうえではそれほどの差がなかったことである。つまり、正規医療が非正規医療の実践領域を減じさせていったことは、前者が合理的で経験主義的な治療法を提示したからではない。医学知識の抽象化に成功したことが正統性の獲得につながったのである。この点からアボットは、専門職確立のうえで重要な要件は、「知識の抽象化」に成功し、社会から正統性が付与されることだと主張した。

　アボットの議論におけるキー概念は知識の抽象化だけではない。知識の抽象化を誘発する前段階として、支配的業域（Jurisdiction）をめぐる複数の専門職間の競争の存在が論じられる。アボットは支配的業域という概念を、「専門職とその実践の結びつき」（Link between a profession and its work）と表現しているが、実際には、ある専門職が特定の顧客を独占的に囲い込むことができる想像上の領域を表現するうえで使用している[25]。

　アボットによれば、専門職の発展過程は、（一）「専門職支配的業域の混乱」（Disturbances in a professional jurisdiction）に始まる[26]。この混乱以前は、あるひとつの専門職が一定の支配的業域を保持している。そこに何らかの混乱が生じ、複数の専門職が一定の問題領域に対して影響力を争っている状況（専門職の競争状態）が生まれる。その結果、（二）混乱以前の支配的業域を管轄していた既存の専門職は、「労働力の内部編成」（Internal divisions of labour）[27]と（三）「職場」（Workplace）[28]を維持することができなくなり（あるいは維持することを止め）、競争に打ち勝つための新たな労働力の内部編成（職階構造）と職場（実践場所）を模索する。それを受けてその専門職は、自らが有する専門的知識を一般向けに抽象化し、（四）「支配的業域に関する主張」（Jurisdictional claims）を形成する[29]。特定の顧客層を自らの手中に収めることの正当性を政治家、知識人、一般大衆に向けてアピールするのである。そして、それが功を成したとき、法制度や資格制度が形成され、支配的業域が確保される[30]。この段階をアボットは、（五）「支配的業域に関する裁定」（Jurisdictional settlement）と呼んでいる。つまり、専門職の発展は支配的業域をめぐる競争の結果だというのが、アボットの主張である。「専門職は支配的業域が空白となったとき発展する」という彼の表現は、これをよく表わしている[31]。

ここまでをまとめておくと、アボットは、専門職の発展が、既存の専門職が有する権益の混乱に始まりをもつと主張する。この混乱によって、当該専門職の職階構造と実践場所のありかたは変容を迫られる。このような変化に対してその専門職集団は、自己権益の保護あるいは新規獲得に関する政治的主張を繰り出し、法制を通じて自らの権益について外部から再定義を得ようとする。そこで重要になるのが知識の抽象化である。専門職が発展する際に鍵となるのは、その成功如何だというのである。

アボットの研究は現在、専門職社会学の到達点として受容されている[32]。たとえば、帝政期ドイツの精神医学に関するエリック・J・イングストロムの研究を取り上げてみよう。彼の著書では、アボットの議論が参照されたうえで、一九世紀後半のドイツにおいて、アサイラム型の精神医学の治癒能力の低さや社会ダーウィニズムによって精神科医の専門職としての正統性が問われ、危機感が高じ、それに対して精神科医たちが大学という非アサイラム型の拠点を通じた、より軽度の精神疾患に対する診療形態へと移行したことが描かれている[33]。

筆者がアボットの研究に着目するのは、その援用によって、二〇世紀前半イングランドの精神医療の歴史がより明確に描けると考えるからである。アボットのモデルと同様に、二〇世紀前半イングランドの精神医療の歴史は、専門職支配的業域の混乱（専門職の競争状態）を契機とする。そして、職階構造と実践場所の変容をともないつつ、専門知識の抽象化を経た支配的業域に関する主張が展開され、支配的業域に関する裁定（法制度の再編成）に終わる。こうした一連の過程については第二章以降で論じてゆくが、その前に次節では、一九世紀末までのイングランドの精神医療の歴史を確認しておきたい。

三　一九世紀末までのイングランド精神医療の歴史

中世から一九世紀前半まで

中世以降のヨーロッパ各国において、精神病者の看護は、家庭内の看護、もしくはキリスト教の慈善活動の一環として展開されていた。後者についていえば、イングランドでは長らく、ロンドンの市壁の外に設けられたベツレヘムの聖マリア修道院の役目であった[34]。一二四七年に設立されたこの施設は、一四世紀ごろから精神疾患専門の施設になっていった。だが、この時点で専門医は存在しなかった。また、ロンドン以外の地域では教区や都市が看護を担っていたが、専門的な施設はまだなかった。近世までは、精神疾患はコミュニティや家族による看護の対象であった。つまり、文学作品『ジェイン・エア』でみられたような屋根裏部屋への監禁はフィクションではなかった。しかし一八世紀後半以降、徐々に都市化が進行すると、家庭内看護は難しくなり、専門医が経営する私立精神病院がその役割を肩代わりしていった。

専門医の存在が全国的に注目されるようになったのは、一七八八年にジョージ三世が精神疾患を患ったといわれたときのことであった[35]。狂人医（Mad-doctor）なる呼び名で知られたフランシス・ウィリスが召喚され、ここに狂気と専門医が結びつけられた。狂気を専門とする医師の存在が社会に広く知れわたったことは、後の歴史的展開にとって重要であった。

ただし、家庭から医師へという変化がすぐに起きなかったことには注意が必要である。一七世紀前半にオックスフォードシャーの聖職者リチャード・ネイピアは、約二〇〇〇名の患者に対して宗教的かつ科学的な治療行為

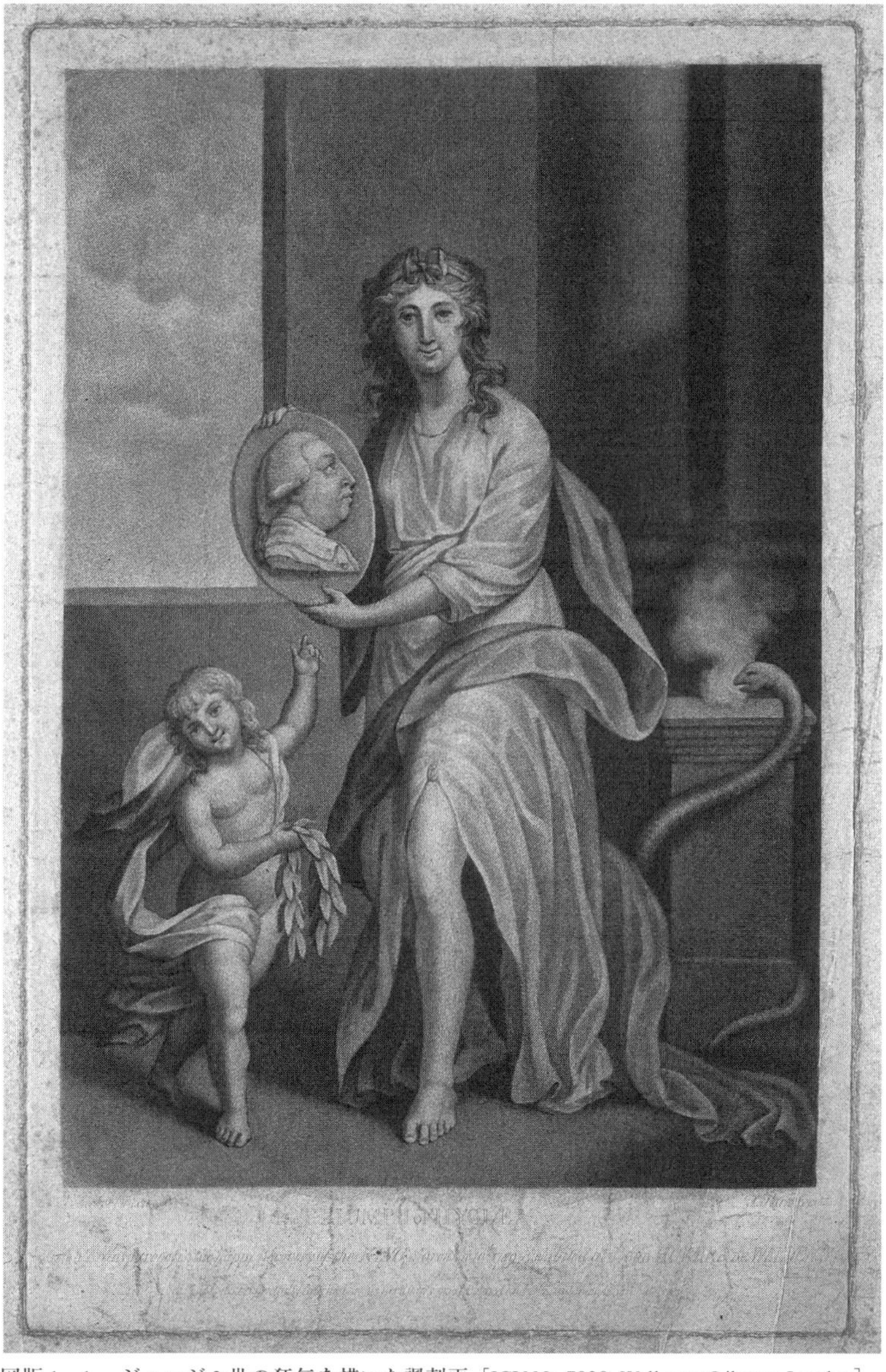

図版 1－1　ジョージ 3 世の狂気を描いた諷刺画［ICV No 7928, Wellcome Library, London］
ジョージ 3 世のレリーフを掲げるギリシア神話の女神ヒュギエイア（医を司る神アスクレピウスの娘）。1789年初頭におけるジョージ 3 世の回復を祝して。

をおこなっていた[36]。また、メソディズムの開祖ジョン・ウェズレーは一八世紀中葉に、宗教的な心理療法を実践する一方、電気療法にも傾倒していた。近世イングランドの精神医療には宗教と科学が混在していたのである[37]。

また、近世のイングランドにおいては、フーコーの議論とは異なり、専門医（精神科医）と専門病院（精神病院）の登場による狂人の「大監禁」はただちには起こらなかった。フーコーは、絶対主義時代にヨーロッパ全土で、貧民、病者、老人、犯罪者、浮浪者、売春婦など、非理性とおぼされし人々が治安目的の施設に閉じ込められていったことを「大監禁」（Great confinement）と表現した。その非理性のリーダーが狂人である。フランスでは一六五六年にパリ一般施療院が設立され、その後継施設であるビセートルとサルペトリエールと呼ばれる精神病院が、王権と警察権力の手によって非理性の監禁場所として用いられた。イングランドに関していえば、「大監禁」は適合的な議論とは言いがたい。というのもイングランドでは、私立精神病院がサービス産業の一翼として登場したからである。およそ一八世紀中葉以降のイングランドでは、消費文化の進展により、かつては家庭でおこなわれていた精神疾患患者の看護がサービスとして購入されるようになっていった。すなわち、教育、文化、医療などと同列の消費すべきサービスとして、精神医療は立ち現われたのである[38]。

これら初期の施設は、治療ではなく看護を第一の目的としていた。一八〇〇年の時点で確認できる私立精神病院五〇か所に対して、医療監督者をおく義務は課せられておらず、一八二八年マッドハウス法（Madhouse Act）によってようやく医師の常駐が義務づけられた[39]。つまり、精神病者とその家族は、看護サービスとして私立精神病院を利用したのであり、患者の看護を家庭外にアウトソーシングするようになったことが、イングランドの精神病院の起源であった。

一例として、一八世紀後半に設立されたタイスハースト私立精神病院をみてみよう。この病院は、一七六三年にサセックスに設立された比較的古い施設で、一九世紀から二〇世紀を通じてイングランドで最も豪勢な私立精

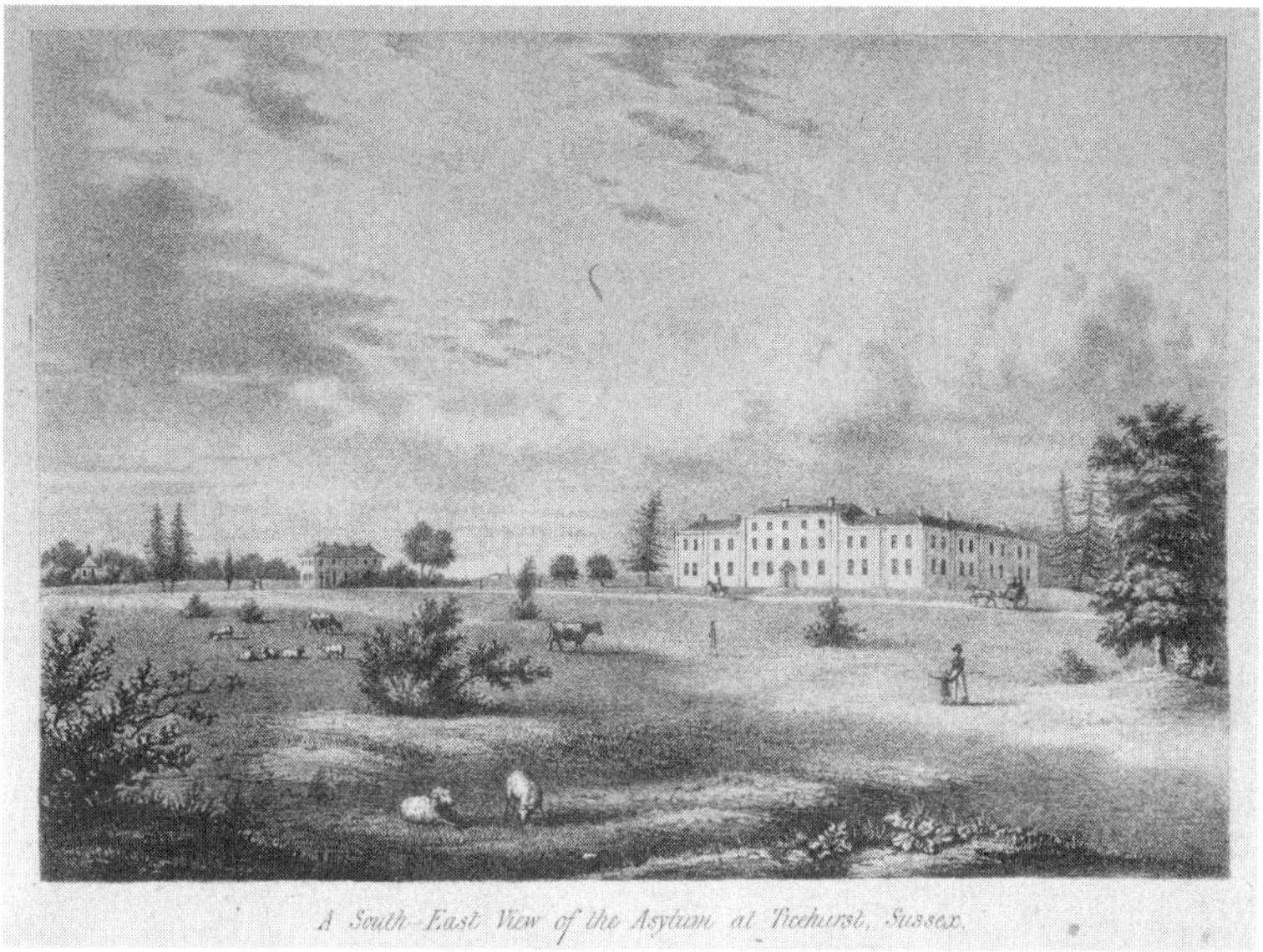

図版 1－2　タイスハースト私立精神病院の全景［CMAC WMS 6783 and MS 6783, Wellcome Library, London］　私立精神病院は，カントリーハウスを模して郊外に建てられた。本来あるべき生活，すなわち豊かな自然と家庭的な雰囲気によって精神疾患の治癒が目指された。

神病院として、上中流階級の患者とその家族によって利用された。医療史家シャーロット・マッケンジーによると、タイスハースト私立精神病院では家族の意向が非常に重視された[40]。私立精神病院は社会の上層を対象としたサービス産業であり、顧客の意向を汲むことはサービスの前提であった。上流階級の場合、精神病院に家族を入院させるのは、なによりも人目に触れさせないという目的のためであった。この意向を汲み取り、行き届いた看護を提供することが私立精神病院の任であった。カントリーハウスを模した瀟洒な建物に煌びやかな調度品のある病室。清潔な衣服を身にまとった看護婦たちによって、栄養のある食事と適切な生活リズムが供される。外に出れば、自然のなかを歩き、きれいな空気を吸うことができる。このような環境で静養し、心のバランスを取り戻させること。これが、私立精神病院が提供する基本的なサービスであった。

一方、私立精神病院の治療とは、看護に飽き足らない患者とその家族への付加価値的なサービスを意味していた。これは一九世紀後半の事例になるが、タイスハースト私立精神病院でおこなわれたある治療法を確認してみよう。この病院では一八六五年から、マスタードを過剰な身体的行動を示す患者の鎮静のために用いていた(41)。茶紙に塗ったペースト状のマスタードを患者の腹部に張り付ける、というものである。この応用として、マスタード風呂なるものも存在した。それは、お湯の中に六摑みほどのマスタードを投入するというもので、約四〇例に処方されたという。この治療法は、一九〇一年までに狂気法委員(本文二九頁にて詳述)によりその使用が一部制限されてゆくが、タイスハースト私立精神病院の経営者であるニューイングトン一族は、この治療法を継続的に提供した(42)。その理由は、治癒という患者家族の期待に応えることが施設の大義名分として必要だったためであった。私立精神病院は、家族がもてあました患者を看護することを第一の任としつつも、治癒を望む家族の要望にも、結果はさておき、応えなければならなかったのである。

イングランドにおいて国家が精神医療に介入してゆくのは、一九世紀前半以降のことである。ただしそれは、フーコーの議論とは異なり、家族に代わって患者を看護する私立精神病院において、実際には精神疾患を患ってはいない者を本人の同意なく監禁する不法監禁、あるいは杜撰な看護体制がスキャンダル化し、それに対する行政監督の必要性が叫ばれたことを背景としていた(43)。こうしたスキャンダルが盛り上がりをみせたのは一九世紀初頭のことであった。一八〇七年に刊行された精神医療に関する下院報告書は、鎖での患者の拘束、患者の見世物化、医師の怠惰と無関心などが精神病院に顕在化していることを批判し、劣悪な看護環境の改善を主張した(44)。なかでもベスレム精神病院の看護態勢への批判は苛烈であった。この報告書によると、同病院にはわずか五人の看護人に対して一二三人の患者が入院しており、医師たちは治療にほとんど関心を示していなかった。

このようなスキャンダルを経て、また、患者に対する人道的な看護を求める博愛主義的な関心が高まりをみせ

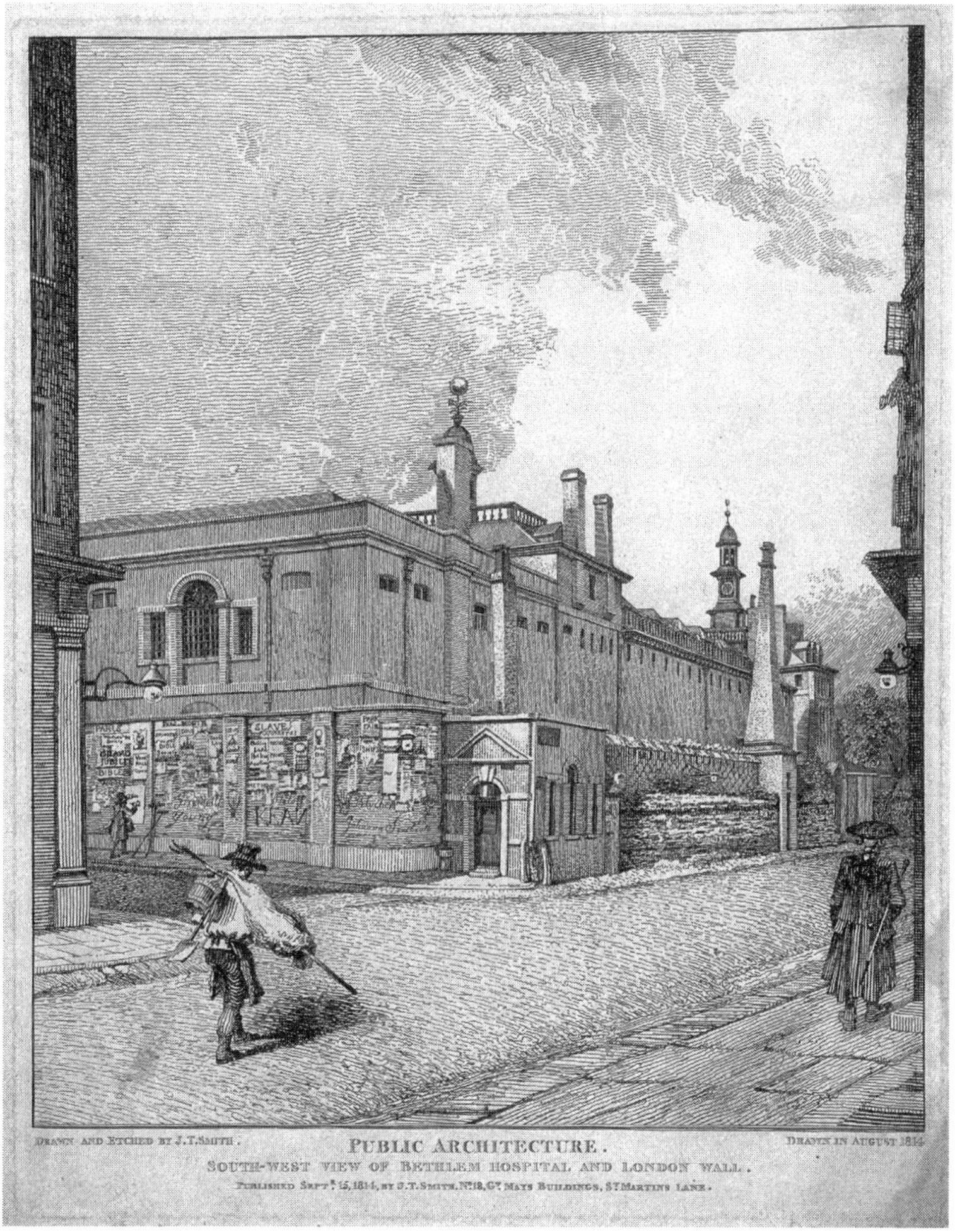
DRAWN AND ETCHED BY J.T.SMITH.
PUBLIC ARCHITECTURE.
DRAWN IN AUGUST 1814
SOUTH-WEST VIEW OF BETHLEM HOSPITAL AND LONDON WALL.
PUBLISHED SEPT.R 15, 1814, BY J.T.SMITH, NO. 18, GT. MAYS BUILDINGS, ST. MARTINS LANE.

図版１－３　ベスレム精神病院の外観［ICV No 13482, Wellcome Library, London］　移転前のベスレム精神病院はシティ・オブ・ロンドン北東の市壁の外に建てられた。手前に市壁が確認できる。

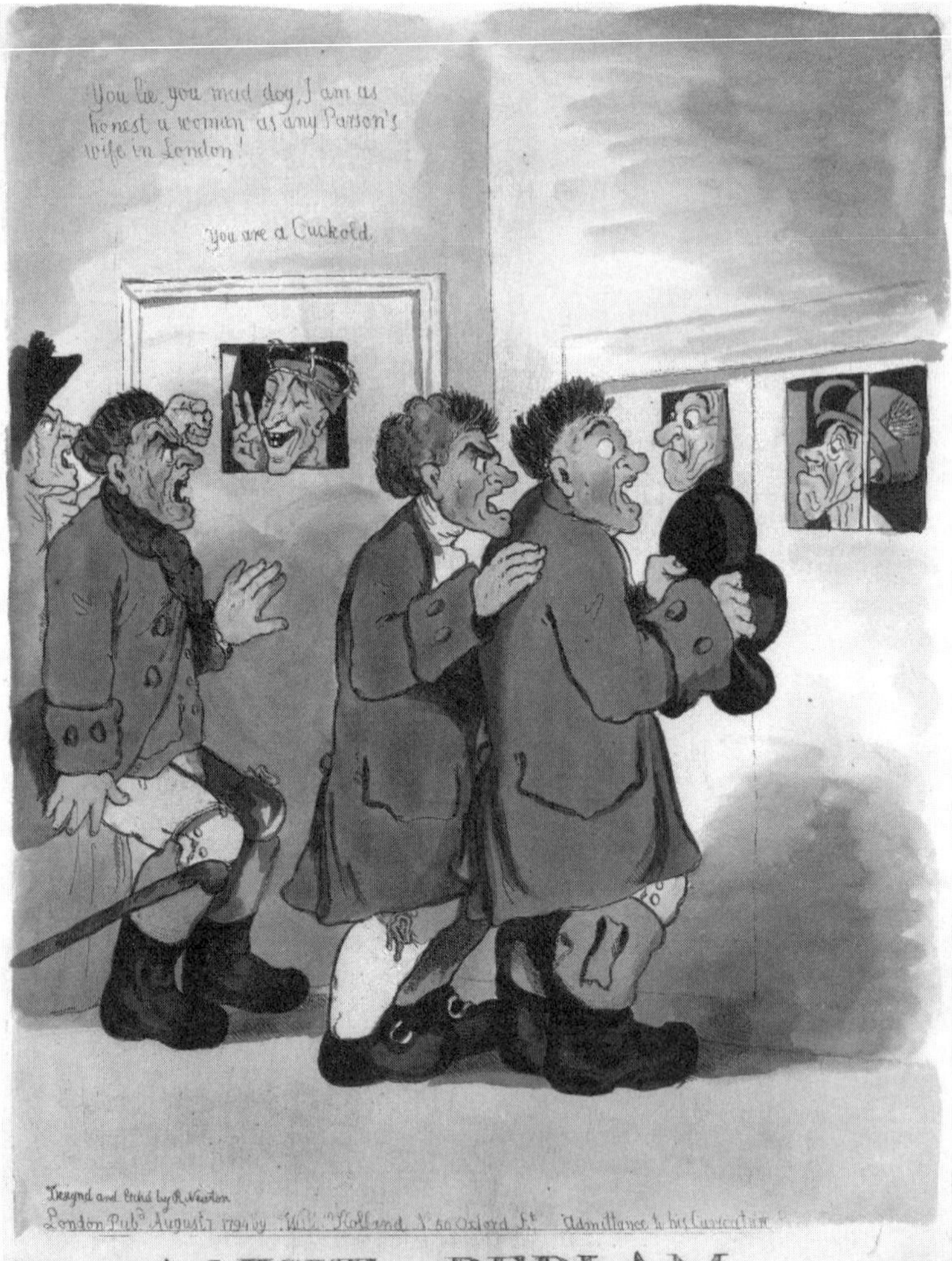
You lie, you mad dog, I am as honest a woman as any Parson's wife in London!
You are a Cuckold
A VISIT TO BEDLAM

図版 1－4　ベスレム精神病院で患者を見世物にする来院者たちについての諷刺画［Registration Number 2001, 0520. 6, British Museum, London］　この図版を解説したキャプションによると，3 人の男性と 1 人の女性は恐れを抱きつつ病室に閉じこめられた患者たちを見ている。左の病室の患者は，ドアの前にいる男性に向かって，「寝とられ夫」と言い放ち，それに対して夫の背後にいた妻は怒り，自分はロンドンで最も誠実な女性だと言い返している。

たこともあって、精神病院は国家の規制を受けていった。そして、その代替施設として公立精神病院が設立されてゆく。一八〇八年、州立精神病院法（County Asylums Act）が成立し、治安判事に州立アサイラムの設立権限と監察権が付与された[45]。これにより、治安判事のイニシアチブのもとに公立精神病院が徐々に設立されていった。ただし、一八〇八年法は許認可法（Permissive act）であり、各州に地方税によるアサイラム設立を許可したにすぎない。そのため、ほとんどの州は公立精神病院を設置せず、国家による精神医療への関与は不完全なものであった。続く一八一五年にも下院に調査委員会が設けられ、一八〇七年の報告と同様に、既存の精神病院の劣悪な監護環境が問題となったが、実効的な対策はとられなかった[46]。その結果、この時点の施設数は、私立精神病院の八九か所に対して公立精神病院は三か所のみであり、入院患者数はイングランドにおいて三〇〇〇名弱にとどまっていた。

以上で述べた一九世紀初頭の精神保健法制は、その不徹底さゆえに、私立精神病院における不法監禁の問題を解決することはできなかった。その後もスキャンダル報道は続き、一八二八年にはマッドハウス法が成立した[47]。同法では、狂気法委員と呼ばれる有給の行政職が大法官（Lord Chancellor）の下に設置され、精神病院の査察制度が整備された。しかし、狂気法委員が査察の対象とする地域はロンドンと周辺の州に限られており、委員への給与も時間給であるなど、国家による介入は依然として限定的であった。狂気法委員を中心とした精神病院行政の変遷については、図１－１を参照されたい。

公立精神病院の確立過程においては、不法監禁スキャンダルに加えて、新たな治療法の登場が重要であった。新たに設立された公立精神病院では、精神科医ジョン・コノリーらによって鎖による身体的拘束をともなわない非拘束療法（Non-restraint treatment）が実践されるようになり、精神疾患は治癒可能であるとする楽観的治療主義がしだいに影響力を拡大していった[48]。コノリーは、患者を鎖の拘束から解放し人道的な扱いをすることで、人

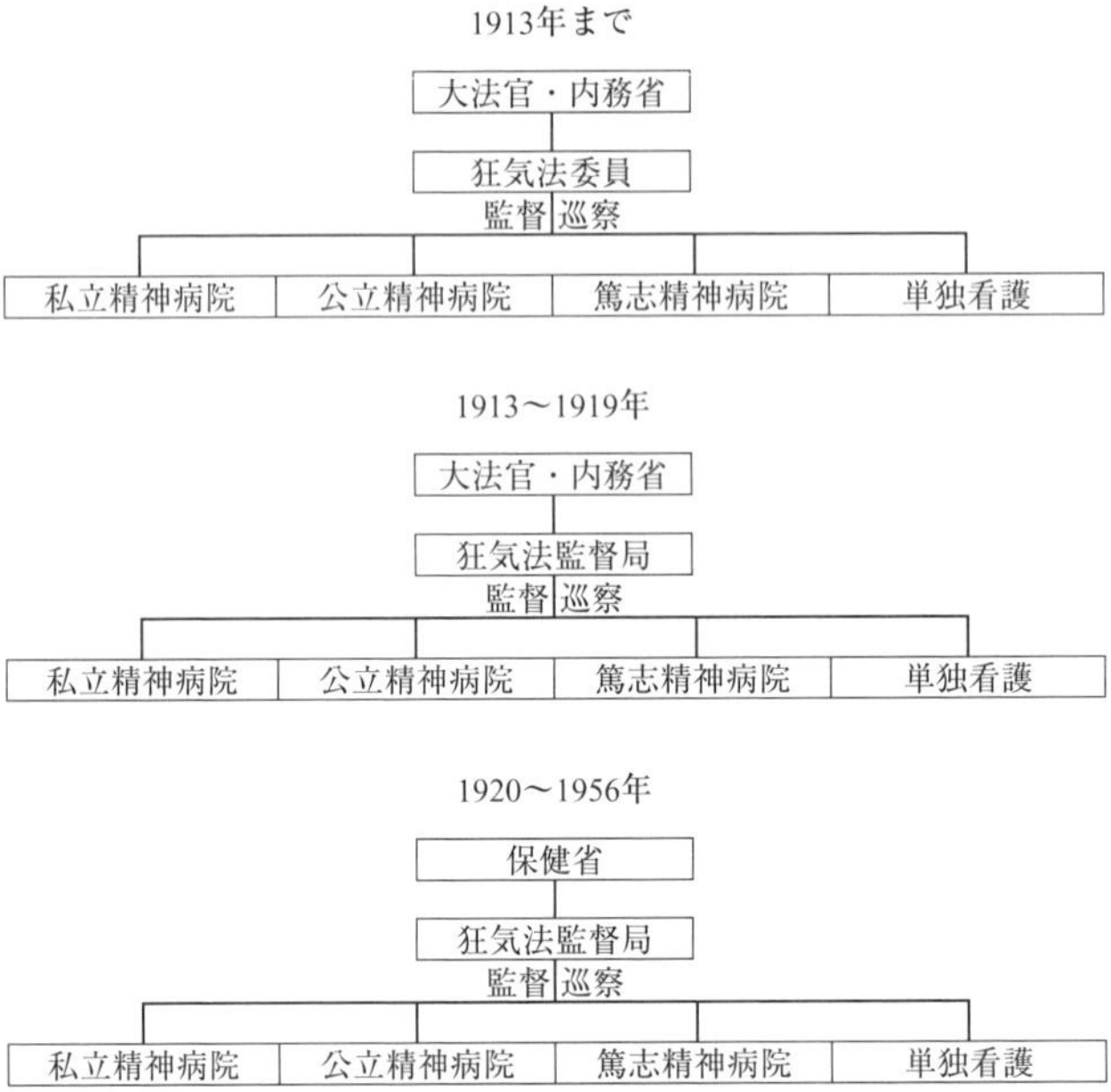

図1－1　イングランドにおける精神病院行政［筆者作成］

間が本来もつ理性を取り戻させることが可能であると主張した。また、病院の環境を陰鬱なものから明るいものへと整え直すことによって、患者の精神状態は改善するとも主張した。これは、不法監禁問題に揺れる私立精神病院ではなく、公立精神病院にのみ可能な治療法とされた。つまり、新たな治療法を携えた公立精神病院では精神疾患の治癒が可能であるという論理のもとで、公立精神病院のさらなる発展が促された。

　非拘束療法に関連して、一八世紀末にイングランド北部の都市ヨークに設立されたヨーク・リトリート精神病院と、そこで実践されたモラル・トリートメントに触れておきたい(49)。クエーカー教徒の紅茶商人ウィリアム・テュークによって一八九二年に設立されたこの施設は、イングランドにおけるモラル・トリートメントの発信拠点であった。モラル・トリートメントとは、狂気を示す患者の精神のなかに残存している理性に働きかけることで、精神の失調状態を改善

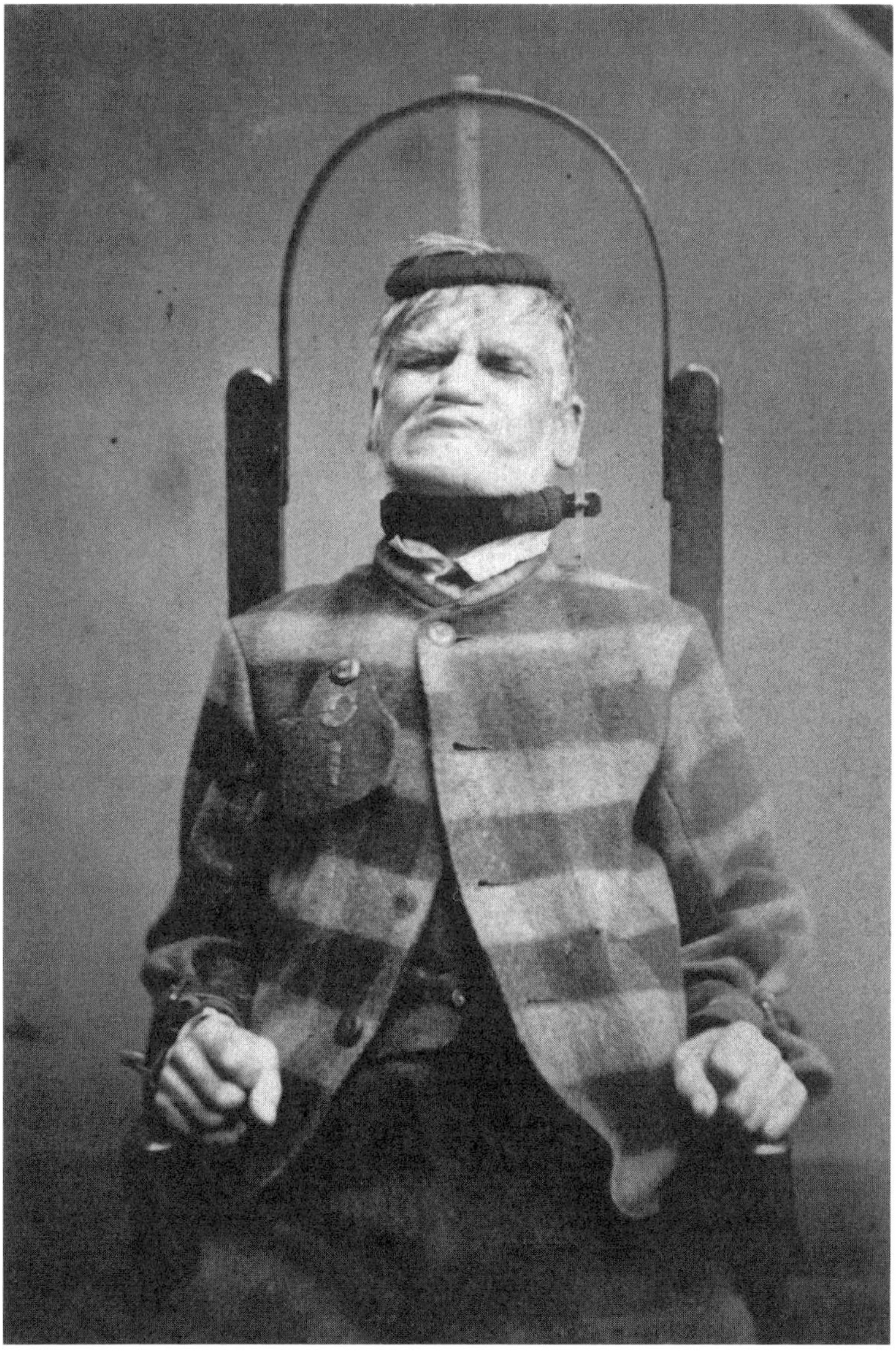

図版1－5　身体的拘束を受ける精神病院の患者［Iconographic Collection 347834, Wellcome Library, London］ヨークシャーのウェスト・ライディング精神病院における一例。

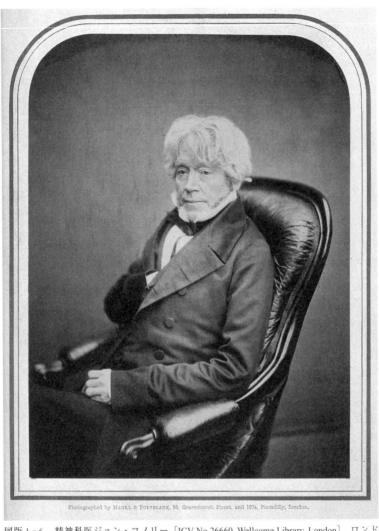

図版 1－6　精神科医ジョン・コノリー［ICV No 26660, Wellcome Library, London］　ロンドンのハンウェル精神病院で長らく院長職を務め，非拘束療法を主唱した。

することを目指す心理療法の一種である。[50] 人間によって人間の理性を回復させることが可能だとする点で、この治療法は啓蒙思想の産物であった。これはコノリーの非拘束療法と比較すれば、原理的な部分においては共通点が多いことがわかるだろう。

公立精神病院の問題に話を戻すと、一八三四年新救貧法（Poor Law Amendment Act）による施設主義の到来が公立精神病院建設の追い風となった。[51] 施設を利用した社会的逸脱者の矯正に積極的な意味が与えられ、精神病院は精神病者に対する有効な対処法とみなされた。それまで各教区は、精神疾患患者の看護を私立精神病院に委託することが多かったが、新救貧法のもとで救貧行政の全国的統一性が目指されるようになると、公立精神病院設立の動きに拍車がかかることになった。

以上のように、きわめて緩慢にではあるが、一九世紀前半に精神病院制度はイングランドの国家と地方の行政に徐々に根づいていった。家庭内看護から私立精神病院へ、私立精神病院から公立精神病院へという歴史的な変化は、この時期の動きに多くを負うものであった。

一九世紀後半以降

イングランド版「大監禁」が成し遂げられてゆくのは、一八四五年州立精神病院法（County Asylums Act）以後のことである。[52] 同法は、狂人への専門的な医療の提供こそが人道的措置と信ずる、狂気法委員シャフツベリ伯アンソニー・アシュレイ・クーパーの影響によって成立したものである。具体的には、各州に精神病院の設置を義務づけたことが特徴である。また、同年の狂人法（Lunatics Act）は、狂気法委員による精神病院の査察をイングランド全土に拡大した。[53] この二つの法によって国家規模での精神保健行政が確立され、一九世紀後半に各州で公立精神病院建設がすすんでいった。

（単位：人）

救貧院	単独看護
—	122
7,963	5,798
7,963	5,920
—	324
11,181	6,987
11,181	7,311
—	472
16,005	6,230
16,005	6,702
—	442
17,509	5,930
17,509	6,372
—	446
17,825	5,811
17,825	6,257
—	441
17,460	5,847
17,460	6,288
—	593
18,268	5,639
18,268	6,232
—	474
16,039	3,906
16,039	4,380
—	349
—	—
0	349

ちなみに、一八四五年狂人法のもとにおいて、イングランドの精神病院は登録制の医療機関であった。それは、利潤追求を目的とする私立精神病院（Private asylum）、慈善医療を目的とする篤志精神病院（Registered hospital）、貧困階級のための公立精神病院（Public asylum）の三つに分類される。一八八九年時点の施設数について確認すると、私立精神病院が八二、篤志精神病院が一四、公立精神病院が六六であった(54)。患者数でみると、私立精神病院は四三四四名、篤志精神病院は三五一〇名、公立精神病院は五万一五七八名である。さらに、救貧院に一万七五〇九名の精神疾患患者が公立精神病院への移送を待っていた(55)。

これらの施設の特徴を補足しておこう。まず、私立精神病院である。この施設に特徴的なのは、施設数の多さに比して一施設あたりの患者数が少ないことである。それは、救貧患者の治療を代行するいくつかの例外的な施設を除いて、私立精神病院のほとんどが家庭的看護を謳う小規模施設だったことによる。平均的な患者数は一〇〜三〇名程度で、週二ギニー以上の入院治療費を支払うことのできる上中流階級を対象としたものであった(56)。一方、篤志精神病院は、私立精神病院に比べて立地が都市部に限られていたことが特徴的である。イングランドでは、ロンドン、マンチェスター、ヨーク、ノーサンプトン、リンカーンなどの都市部に設置されており、それぞれの施設の入院患者数はおよそ一〇〇〜二〇〇名程度であった。その患者の多くは、私立精神病院に入院費を支

表1－1　イングランド・ウェールズにおける精神疾患患者数の推移

年	人口（千人）		患者数	比率（%）	公立精神病院	篤志精神病院	私立精神病院 ロンドン	私立精神病院 地方
1859	19,686	私費	4,515	12.6	227	1,505	1,281	1,380
		貧民	31,401	87.4	15,291	210	1,234	905
		合計	35,916	100.0	15,518	1,715	2,515	2,285
1869	22,223	私費	5,602	10.7	225	1,937	1,660	1,456
		貧民	46,732	89.3	26,530	409	1,020	605
		合計	52,334	100.0	26,755	2,346	2,680	2,061
1879	25,371	私費	7,197	10.5	476	2,718	1,918	1,613
		貧民	61,627	89.5	38,235	117	556	484
		合計	68,824	100.0	38,711	2,835	2,474	2,097
1889	28,447	私費	7,681	9.2	869	3,349	1,627	1,394
		貧民	75,632	90.8	50,709	161	875	448
		合計	83,313	100.0	51,578	3,510	2,502	1,842
1890	28,762	私費	7,825	9.2	936	3,408	1,641	1,394
		貧民	77,257	90.8	51,910	202	927	582
		合計	85,082	100.0	52,846	3,610	2,568	1,976
1900	32,091	私費	8,561	8.1	1,489	3,704	1,612	1,315
		貧民	97,028	91.9	72,396	507	461	357
		合計	105,589	100.0	73,885	4,211	2,073	1,672
1910	36,169	私費	10,453	8.1	3,188	3,775	1,584	1,313
		貧民	118,900	91.9	94,214	664	112	3
		合計	129,353	100.0	97,402	4,439	1,696	1,316
1920	37,247	私費	13,035	11.3	7,502	2,356	1,424	1,279
		貧民	102,565	88.7	82,075	—	73	472
		合計	115,600	100.0	89,577	2,356	1,497	1,751
1930	39,801	私費	14,469	11.8	9,499	2,062	1,055	1,504
		貧民	107,801	88.2	107,750	—	51	—
		合計	122,270	100.0	117,249	2,062	1,106	1,504

出典：*Annual Report of the Board of Control*, London: H.M.S.O., 1930より筆者作成。

払うことはできないが、救貧患者となるにはふさわしくない中産階級下層の出身で占められていた。つまり「救済に値する」（Deserving）患者を対象とした慈善目的の施設であった。最後に公立精神病院だが、この施設は、州、バラ（行政区）あるいは都市自治体によって建設された救貧患者のための施設である。ここに入院する患者は、入院費を支払うことができない下層階級の出身であり、救貧法下で貧民（Pauper）と認定されていた。

つぎに、入院患者の区分についても説明しておきたい。一八四五年狂人法のもとにおける患者は、私費患者（Private patient）と救貧患者（Pauper patient）に分かれていた。前者の入院手続きについて述べると、一八四五年狂人法のもとでの私費入院には、二通の診断書と家族による入院申請書が必要であった(57)。入院費は患者側の負担である。篤志精神病院へ入院する患者は私費患者に分類される。それは、私費で支払うべき入院費（もしくはその一部）が、病院自体の基金ないしは外部の基金によって肩代わりされているという事情による。篤志一般病院によくみられるような、病院へ寄付をした富裕階層による入院斡旋はほとんどなかった。

一方で、救貧患者の入院手続きは、私費入院とはかなり異なる。まず、その患者が精神病院への入院に先立って救貧法下で貧民の待遇を受け、救貧院で生活していた場合、精神病院への移送は、教区・教区連合の医療上の（あるいは財政上の）判断による。その場合、教区が手配した医師の診断書一通によって治安判事が入院命令を得るというプロセスが一般的であった。また、まだ救貧法下にない患者の家族が、教区ないしは教区連合に対して精神病院への入院を希望した場合も、同様の手続きがとられた。ここでは、患者は入院にともなって救貧法下の貧民ともなる。さらに、家をもたず路上を徘徊する精神病者の場合、彼らはまず、教区の貧民救護員（Relieving officer）ないしは警察によって拘束される。そして、前記の手続きと同様に、教区ないしは警察が手配した医師の診断書一通によって治安判事が入院命令を発行する。前記のいずれの場合に関しても、患者の入院費は教区・教区連合が負担していた。なお、公立精神病院への私費入院も可能であった。精神病院への入院手続きの流

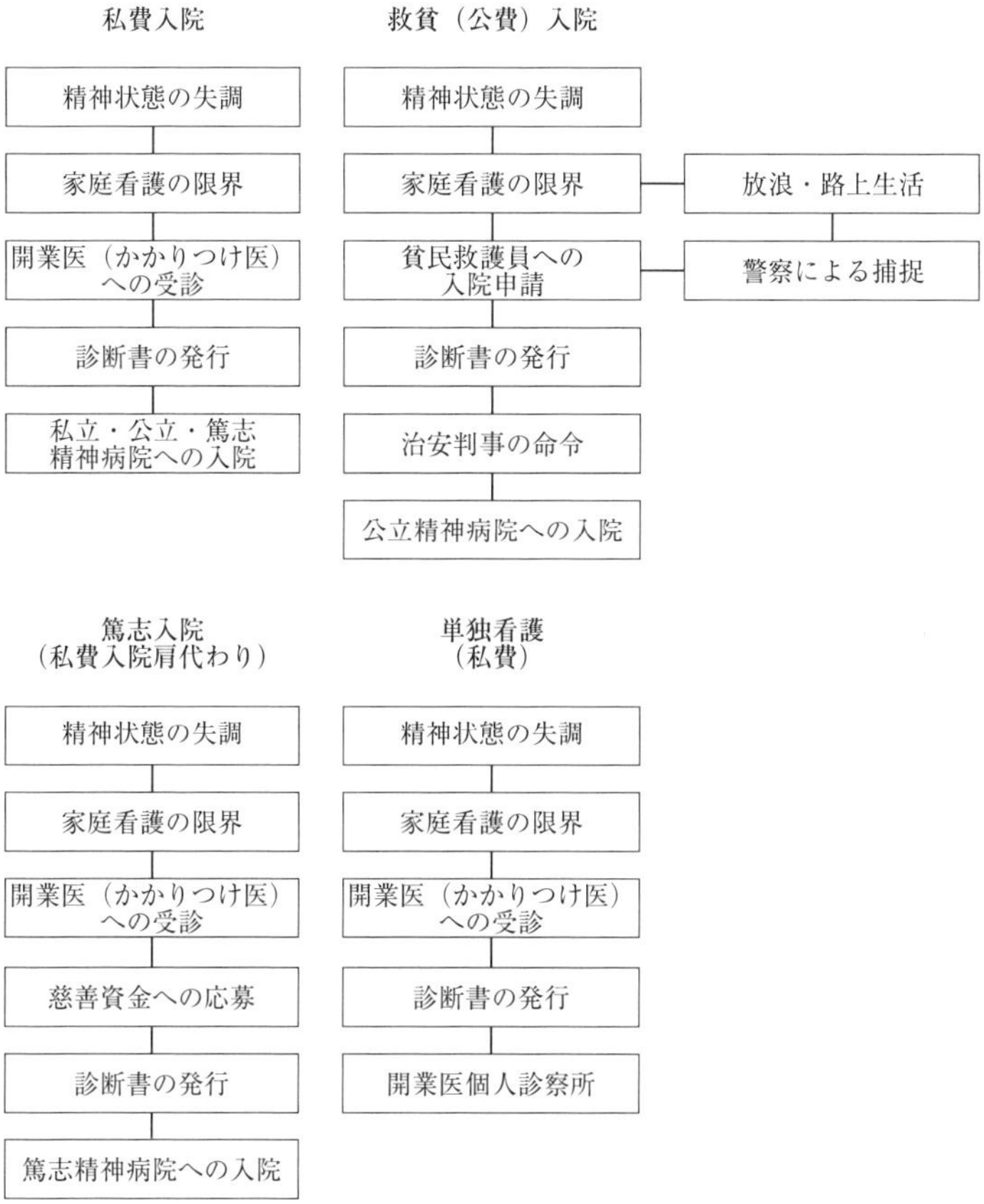

図 1－2　1845年狂人法のもとでの精神病院への入院プロセス［筆者作成］

れについては、図1―2も参照されたい。

ここで、バッキンガムシャーの聖ヨハネ精神病院を例として、公立精神病院における患者の待遇について述べておきたい。多くの公立精神病院では、非拘束療法やモラル・トリートメントは必ずしも一般的ではなかった。それよりも、自然治癒へと導くこと（看護）に重点がおかれていた。つまり、精神疾患の症状に対して特定の治療法を施すのではなく、食餌、運動、休養などによって、本来あるべき自然な健康状態を回復させることが目指されていた。それがよくわかるのが、聖ヨハネ精神病院における食餌のメニューである。[58] 男性患者の一週間の食生活をみてみよう。朝食にはパンが六オンス、バターと砂糖が半オンス、紅茶が一パイント。昼食は、主菜が日替わりで出される。月曜日はローストされた肉が六ポンド、火曜、木曜、金曜は湯通しされた肉が六オンス、火曜日にシチュー、水曜日にプディング、日曜日にミートパイであった。これに、野菜がほぼ毎日一二オンス、パンが四オンス、ビール半パイントが加わる。夕食には、またパンが六オンス、チーズが二オンス、ビールが半パイント、バターと砂糖が半オンス、紅茶が一パイントつく。現代の栄養学的には不十分だが、それでも動物性たんぱく質、カロリー、ビタミンCの摂取がある程度は可能なメニューが編まれており、酒類も出ていたことを考えると、救貧院の暮らしとは比べるべくもない。救貧院のメニューには、野菜やビールが出ることはない。出される肉やパンの量も、精神病院に比べると少なかった。[59]

話を一八四五年以後の展開へ戻そう。一八四五年狂人法が成立した後、イングランドには公立精神病院の建設ラッシュが起こり、入院患者は著しく増加した。フーコーのいうところの「大監禁」は、イングランドでは一九世紀後半に起こったことになる。しかし、一九世紀末に近づくにつれて、イングランド精神医学は、非拘束療法とモラル・トリートメントの失敗という難局を迎えた。患者に対して施された身体的な拘束を解き、彼らが本来もつ理性の再生を目指して心理的に再教育しようという、これらの楽観的な治療法は、実際にはほとんど治癒を

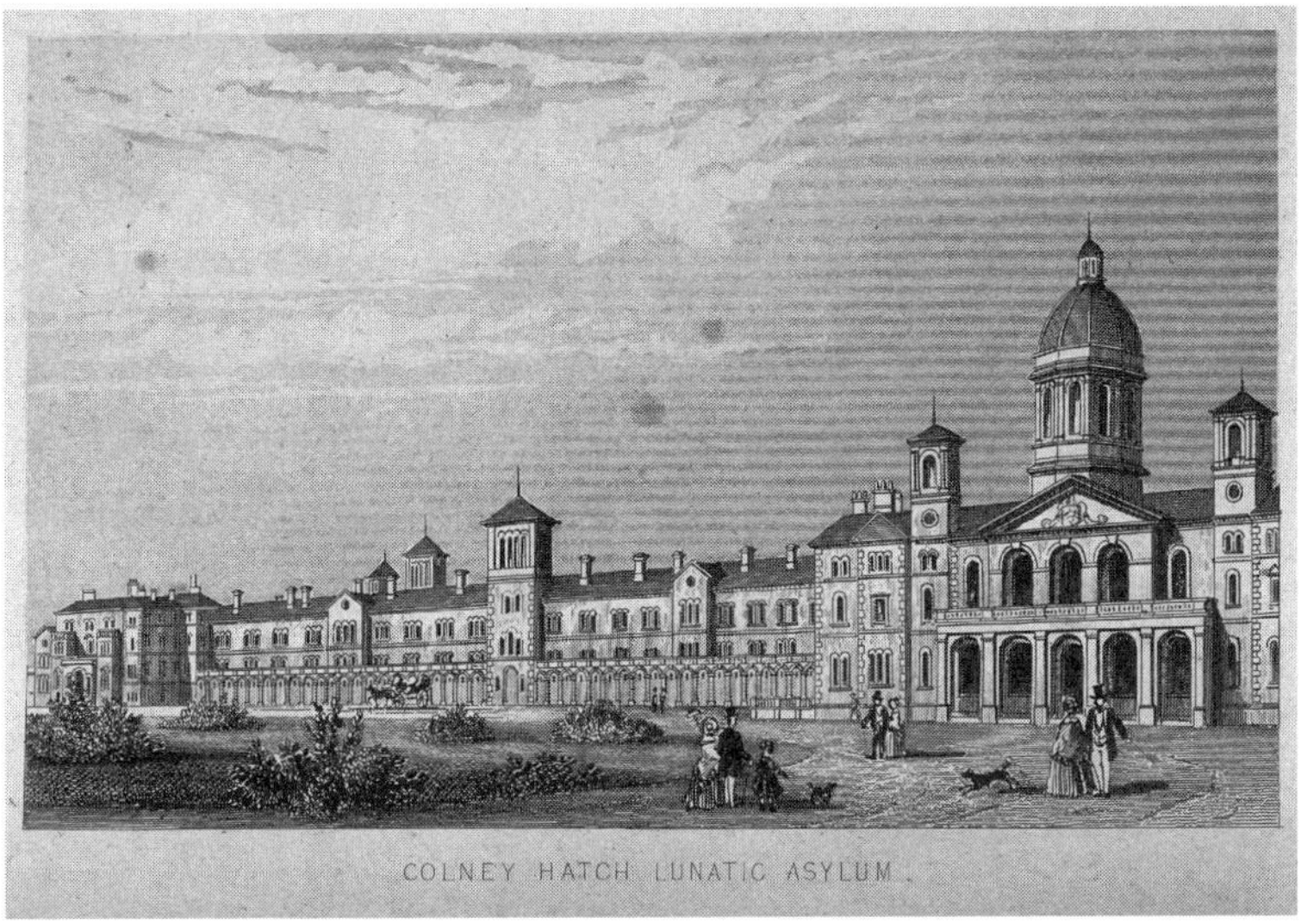

図版1－7　ヴィクトリア期イングランドの大規模公立精神病院［ICV No 14795, Wellcome Library, London］　ロンドンに所在したコルニー・ハッチ精神病院は，収容人数2,500人を超える大規模施設であった。この画像にある母屋は現在，高級アパートメントやフィットネスクラブとして利用されている。

もたらさなかった。それどころか、公立精神病院には、老齢性痴呆の患者、癲癇患者、進行性麻痺（梅毒の末期症状）など不治の患者が滞留することになり、一九世紀後半を通じて精神病院は大規模化していった。少なくとも、当時はそのように理解された。その結果、精神疾患の治癒可能性そのものに大きな疑念が寄せられ、精神医療に対する医学的あるいは社会的な論調は、楽観論から悲観論へと転じることとなった。これを後押ししたのが、精神疾患に遺伝性を認める思潮である。ベネディクト・オーギュスタン・モレルによる『身体と精神の変質についての論考』（一八五七年）など、変質論に代表される遺伝性精神疾患の議論が大陸を中心に盛んになり、イングランドでもこうした議論が支配的になっていった。[60] そして、精神疾患は不治の病に分類され、楽観論は消え去っていった。

　ちなみに、一九世紀後半における精神病院への入院患者の増加は、実証的にみれば、モラル・トリートメントの失敗や精神疾患の遺伝的性格によるものではない。医療史家デヴィッド・ライトは、患者家族の意向や生活環境が一九世紀後半の入院増加の仕組みを解き明かす要因だ、と論じた[61]。具体的にいえば、この時期に多くの患者家族が自宅看護を諦めざるをえなかったことと、社会的入院が増えたことである。都市化の進行によって、人口密度が高い都市部で自宅看護をおこなうことはますます困難になった。というのも、都市部の生活では人的結合関係が比較的希薄であり、家族以外の人間に看護を託すことも難しかったからである。その結果、一九世紀後半のイングランドでは、家庭看護の能力が相当程度減じられ、患者の家族たちは精神病院という選択肢を選ばざるをえなくなった[62]。

歴史学上の説明がライトのようになるにせよ、一九世紀末以降、精神疾患への悲観的論調が展開したことにより、当時を生きた精神科医たちはきわめて厳しい立場に立たされた。精神疾患の治癒を至上命題とする精神医学（あるいは精神科医）にとって、入院患者の増加は自らの存在理由が否定されることにつながりかねなかった。患者の数が増加したことにより、精神科医一人あたりが診る患者数も増え、治療はいっそうの困難を極めた。モラル・トリートメントは患者個人の精神を対象としたものであり、大規模な精神病院では実践不可能であった。それでも精神医学にとって、精神疾患は治るものでなければならない。精神病院は治療の場でなければならない。しかし、患者が増え、精神病院が大規模化したとき、精神科医はほとんど無力であり、一九世紀末のイングランドではこの精神医学の根本原理が掘り崩されようとしていた。このような危機的状況に加えてさらに、イングランドの精神科医たちは、一八八九年、新たな困難に直面した。精神保健に関する新たな議会制定法が成立し、それが専門職の危機をより高めることになったのである。

第2章　一八九〇年狂気法と早期治療言説の形成

一　狂気法の成立

狂気法の成立

前章で述べたように、イングランド精神医学は一九世紀後半に危機的な状況に直面していた。精神病院の入院患者数は著しく増加し、遺伝性の不治の病だという悲観的な論調が支配的となっていた。つまり、精神病院と精神科医の存在意義が疑われていたのである。そのような一九世紀末にあって、新たな法制度が成立した。一八九〇年狂気法（Lunacy Act. 以下、「一八九〇年法」と略記）である。同法は、一九世紀前半から続く不法監禁問題や、精神疾患から利益を得る「狂気商売」にまつわるスキャンダルを背景としたものであった(1)。

一八六〇年代から一八八〇年代にかけて、精神疾患に罹患していない市民が当人の合意なく私立精神病院に監禁されているとのスキャンダル報道が新聞紙上をにぎわした(2)。それによると、監禁の対象となったのは多くの場合資産家や配偶者である。前者の場合は財産、後者の場合は離婚を目的とするものとされ、家族や友人、あるいは監禁に携わった私立精神病院の医師たちなどがその謀略の主犯や共犯として糾弾された。

一八九〇年法の直接の背景となったのは、一八八四年のウェルドン夫人監禁事件であった[3]。この事件は、ある私立精神病院に監禁されそうになったジョージアナ・ウェルドンが、自らの夫を不法監禁のかどで訴えたことで発覚した。報道によると、この夫は、かの女との不和のために、精神疾患だとして入院させようとしたという。そして、その夫に監禁先の私立精神病院の医師が協力したことが疑われることになった。

ここで問題となるのは、この監禁にまつわる事の真偽ではなく、その影響である。一八世紀以降、患者当人の同意を得ない不法監禁の告発が相次いだために、私立精神病院事業は「狂気商売」として蔑まれ、法的な対策が議論されることになった。そして、当時の大法官ホールズベリ伯ハーディング・スタンリー・ジファールは、狂気商売批判の論調に鑑み、一八八七年より毎年、一八四五年狂人法改正法案を提出した。その正確な動機は不明だが、ホールズベリが専門職の主張よりも法による秩序を重視する政治家であったことはよく知られている[4]。いずれにせよ、彼の主導により一八八九年には、一八八九年狂人法改正法(Lunatics Act Amendment Act)が成立した[5]。そして同法は、翌年に一八九〇年法として一八四五年狂人法と統合され、その後四〇年間、イングランドの精神医療を規定する枠組みとなった[6]。

一八九〇年法の最大の目的は、精神病院への私費入院の手続きに対して司法当局の監視体制を築くことにあった。一八四五年狂人法のもとでの私費入院の手続きは、精神病院への入院申請書と医師の診断書二通によって成り立っていた。しかし、一八九〇年以後は、これに加えて治安判事の命令が必要となった。この命令は、「法的証明書」(Legal certification)と呼ばれる。なお、治安判事とは、治安の維持を主たる目的として任命される下級裁判官のことである。彼らは救貧などの地方行政にも権限をもっており、主に地域の名望家層から選ばれる。一八九〇年法第五~八条によると、法的証明書を得るためにはまず、精神疾患を疑われている患者の「夫もしくは妻または親類」が医師の診断書二通を添えた入院申請書を治安判事に提出しなければならなかった。これを受け

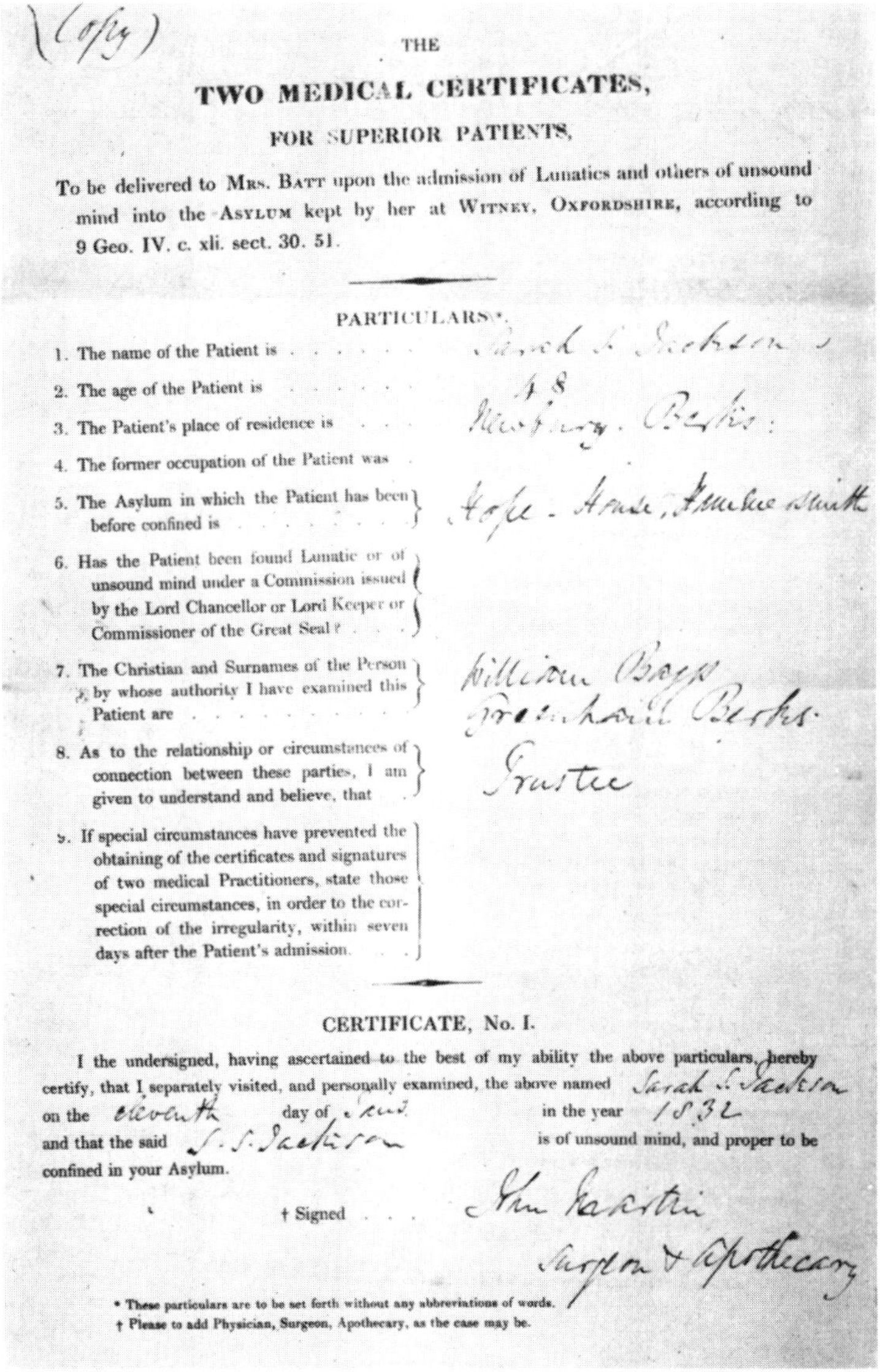
(Copy)

THE

TWO MEDICAL CERTIFICATES,

FOR SUPERIOR PATIENTS,

To be delivered to Mrs. Batt upon the admission of Lunatics and others of unsound mind into the Asylum kept by her at Witney, Oxfordshire, according to 9 Geo. IV. c. xli. sect. 30. 51.

PARTICULARS*.

1. The name of the Patient is . . . . . . Sarah S. Jackson
2. The age of the Patient is 48
3. The Patient's place of residence is . . . . Newbury. Berks:
4. The former occupation of the Patient was .
5. The Asylum in which the Patient has been before confined is . . . . Hope - House, Hammersmith
6. Has the Patient been found Lunatic or of unsound mind under a Commission issued by the Lord Chancellor or Lord Keeper or Commissioner of the Great Seal? . . .
7. The Christian and Surnames of the Person by whose authority I have examined this Patient are . . . . William Boys Greenham Berks.
8. As to the relationship or circumstances of connection between these parties, I am given to understand and believe, that . Trustee
9. If special circumstances have prevented the obtaining of the certificates and signatures of two medical Practitioners, state those special circumstances, in order to the correction of the irregularity, within seven days after the Patient's admission. . .

CERTIFICATE, No. I.

I the undersigned, having ascertained to the best of my ability the above particulars, hereby certify, that I separately visited, and personally examined, the above named Sarah S. Jackson on the eleventh day of June in the year 1832 and that the said S. S. Jackson is of unsound mind, and proper to be confined in your Asylum.

† Signed . . . John Jackson
Surgeon & Apothecary

* These particulars are to be set forth without any abbreviations of words.
† Please to add Physician, Surgeon, Apothecary, as the case may be.

図版2－1　狂気の診断証明書（タイスハースト私立精神病院）［W. Ll. Parry-Jones, *The trade in lunacy*, London: Routledge and K. Paul, 1971, Plate VII］　患者の氏名と年齢にはじまり，症状などが記され，診断した医師の署名で締められている。19世紀の精神保健行政の発展とともに，診断書はこのようにフォーマット化された。

て、治安判事が精神病院への私費入院を許可する。この手続きを踏まず、精神病院ないしはそれに準じる施設に精神疾患の患者を入院させた場合は、第三一五条により五〇ポンドを最高額とする罰金刑が適用されることになっていた。以上のようなかたちで、不法監禁の防止が図られたのである。

一八九〇年法のもうひとつの重要な規定は、私立精神病院の新規設立を禁止したことであった。一八四五年狂人法のもとでは、私立精神病院の新設にあたって、狂気法委員か当該地域を監督する治安判事のいずれかから開業認可証を取得する必要があった。それに対して、一八九〇年法は、第二〇七条によって開業認可証の供与を以後おこなわないことを定めた。

こうして一八九〇年法によって、イングランドの精神医療は、通常の医事に対しては存在しない司法による規制を受けることになった。その直接的な目的は、不法監禁の撲滅、つまり商業的な精神医療を防止することであった。問題は、すでに述べたように、一八九〇年法が精神医療にとって危機的な状況のもとに生まれたことである。医療一般に関していえば、一九世紀末は、各種検査技術が確立しつつあった臨床医学、細菌学を中心とした実験室医学、ますます拡大する公衆衛生制度、専門分化され乱立する各種病院施設など、不断の革新を経験していた。このような時代にあって、精神科医はその治療能力を疑われ、精神疾患は遺伝性の不治の病とみなされつつあった。精神科医は不治の患者の看護人という役回りに堕そうとしており、そのような状況下に成立した一八九〇年法は精神科医の危機をますます増幅するものであった。

狂気法と専門職の危機

前記のように、一八九〇年法の特徴は、精神科医の支配的業域だけに特別な規制を設けた点にある。法的証明書制度の導入による私費入院への監督強化と、私立精神病院の新規設立禁止を通じて、商業的な精神医療の可能性は大きく減じられた。その結果、(一)私立精神病院事業の衰退、(二)精神病院間の患者獲得競争の激化といった影響が顕著となっていった。以下で順に説明してゆきたい。

まず、私立精神病院事業がいかにして高収益を上げていたかを確認するところから始めたい。一八九〇年当時のデータがないため、ここでは一九二六年に刊行された「狂気と精神障害に関するロイヤル・コミッション」の報告書を参考にした。(7) ロイヤル・コミッションとは、重要な政治的問題を特別に審議するために設けられた公的な調査委員会のことである。この報告書には、ロンドン首都圏以外の私立精神病院の財政状態が示されている(詳細は表2‐1を参照)。これによると、首都圏外の私立精神病院は約四〇万ポンドの市場規模をもち、その利益は、約四〇人の医師経営者と八〇人の非医師経営者によって分配されていたことが確認できる。また、各施設の平均の年間利益は二八〇〇ポンド相当であった。これは、医師個人が経営する施設の利益としては破格の水準である。さらに、医師個人の手に渡る金額も相当なものであった。この報告書によると、一九二一年から一九二三年にかけての私立精神病院の経営者収入はおよそ二〇〇〇ポンドだが、これは公立精神病院院長職のおよそ二倍から五倍程度の金額である。ちなみに、私立精神病院経営者の三分の二は精神科医を含む医師である。この点からは、一八九〇年以前、私立精神病院の経営資格を取得することが精神科医の立身出世にとって重要な手段だったことが明確に理解できるだろう。

私立精神病院の収益源について補足しておくと、その多くは入院費と各種アメニティの売上げであった。入院費は、平均して週あたり約五ポンドと非常に高額であった(公立精神病院への私費入院は週一ポンド前後)。この高額な入院費に加えて、各施設は各種アメニティの提供によって利ざやを稼いでいた。(8) たとえば、調度品、リネン、専属の看護人などは、入院費とは別にオプションとして購買しなければならなかった。これらのアメニティの売上げは、患者の支払い額全体の約二割を占めていた。一九二〇年代にいたっても、私立精神病院は高収益の施設だった。

一八九〇年法は、精神科医にとって魅力的な私立精神病院の新規設立を禁じ、その衰退を導いた。一八九〇年以後、私立精神病院の数はしだいに減少した。一八八九年には八二あった私立精神病院は、一九一四年には六七、一九三〇年には五四へと減少した[9]。患者数も漸減し、一八九〇年の時点で二五六八名だったのが、一九三〇年には一一〇六名となった[10]。一八九〇年法のもとでの私立精神病院の退潮は明らかであり、精神科医たちは私立精神病院という有力な職域を失おうとしていた。

さらに、一八九〇年法により私費入院に対して司法監督制度が設けられたことも、精神医療の危機を増幅する

（単位：ポンド）

総支出	医療看護支出額（週／人）	利益	利益（週／人）
48,817	1.9	27,128	1.1
55,797	12.3	8,680	1.9
10,845	3.4	6,756	2.1
3,588	1.8	5,787	2.9
10,937	3.6	5,484	1.8
5,000	2.9	4,066	2.4
27,136	3.6	3,283	0.4
5,249	2.2	2,752	1.2
4,056	3.7	2,346	2.1
5,765	4.8	2,159	1.8
28,419	6.4	2,072	0.5
6,254	2.4	1,950	0.8
8,508	5.0	1,817	1.1
6,690	3.5	1,582	0.8
9,195	7.1	1,427	1.1
5,663	5.4	1,332	1.3
9,867	5.4	1,156	0.6
2,900	5.6	1,039	2.0
5,391	4.1	964	0.7
6,501	3.6	943	0.5
5,843	3.5	705	0.4
4,451	3.6	691	0.6
27,164	5.8	667	0.1
1,905	6.1	591	1.9
1,466	4.7	472	1.5
3,326	3.8	464	0.5
2,196	1.4	427	0.3
1,587	6.1	221	0.9
1,881	3.6	142	0.3
3,469	9.5	97	0.3
5,190	5.9	94	0.1
10,486	4.6	2,816	1.1

表2－1　私立精神病院の財政（1924年）

施設名	患者数（人）	総収入	患者支払額	患者支払額（週／人）
オールド・マナー	493	76,091	75,817	3.0
タイスハースト・ハウス	87	64,477	64,477	14.3
レイヴァーストック・ハウス	61	17,602	17,529	5.5
メリング・プレイス	38	9,376	9,376	4.7
ヘイガム・ホール	59	15,882	15,882	5.2
グレンドッシル	33	9,066	9,031	5.3
ヘイドック・ロッジ	146	30,419	30,407	4.0
トゥー・ブルック・ヴィラ	46	8,624	8,624	3.6
プリンプトン	21	6,402	6,341	5.8
リトルトン・ホール	23	7,925	6,766	5.7
ブリスリングトン・ハウス	85	34,031	29,598	6.7
ヨーク・リトリート	50	8,205	7,696	3.0
ノースウッズ・ハウス	33	10,335	10,009	5.8
シャフツベリー・ハウス	37	8,272	8,272	4.3
ベイルブルック・ハウス	25	10,622	10,502	8.1
グローブ	20	6,995	6,961	6.7
グローブ・ハウス	35	11,024	11,013	6.1
ビショップストーン	10	4,235	4,186	8.1
アシュウッド・ハウス	25	6,355	6,281	4.8
キングスダウン・ハウス	35	7,444	7,444	4.1
ミドルトン・ホール	32	6,549	6,529	3.9
フィディングトン・ハウス	24	5,143	5,128	4.1
聖ジョージ・リトリート	90	27,831	25,099	5.4
アシュブルック・ホール	6	2,496	2,496	8.0
モート・ハウス	6	1,938	1,763	5.7
グランジ	17	3,790	3,781	4.3
ストレットン・ハウス	31	2,623	2,623	1.6
ペリトー	5	1,808	1,808	7.0
オークランズ	10	2,023	2,018	3.9
シルヴァー・バーチェス	7	3,564	3,564	9.8
ワイ・ハウス	17	5,287	5,282	6.0
平　均	51.84	13,433	13,107	5.6

出典：MH51/829: Royal Commission on Lunacy and Mental Disorders: replies to questionnaire; provincial licensed houses, National Archives, Kew より筆者作成。

表2-2　私立保養所の患者一覧（於メイトロック，1902年）

患者名（イニシャル）	入院前の居住地	1週あたりの入院費（ポンド）	滞在月数
H. G. W.	リヴァプール	3.65	123
W. J. H.	ロンドン	3.25	116
A. S.	ノッティンガム	5.42	64
F. C. D.	マンチェスター	3.25	62
C. E. S. S.	サルフォード	5.00	26
W. K.	ロンドン	3.79	26
E. S.	リーズ	3.25	25
F. C.	リーズ	1.63	12
J. F.	不明	4.55	10
J. B.	サウスポート	4.55	7
P. K. B.	ロンドン	4.33	5
平均値		3.88	43.3

出典：MH51/71: Correspondence relating to alleged lunatics detained at R. D. Hurd's private asylum Portland Grange, Matlock, No. 27206, National Archives, Kew より筆者作成。

ものであった。治安判事の本来の任は刑事司法にあったため、患者とその家族（とくに富裕層）は精神病院への入院を疎ましく思うようになった。その結果、精神病院は患者獲得競争に身を投じなければならなくなった。私立精神病院が従来抱えていた私費患者をめぐって、篤志精神病院と公立精神病院、さらに非正規の施設が熾烈な競争を繰り広げた。

たとえば、篤志精神病院は施設数自体は増えず、認可された病床数が限られていた。しかし、第五章で論じるように、私費入院患者一人あたりの入院収入を増やし、私立精神病院を忌避する富裕な患者層を囲い込んでいった。公立精神病院は一八九〇年時点では一〇〇〇人弱の私費患者を収容していたが、一九三〇年には約九五〇〇人にまで増加させた(11)。さらに、私立保養所や開業医、大陸の宿泊施設、水治療施設が、精神疾患患者に対して医療サービスを提供していた(12)。これらの施設は、精神疾患ではない軽度の症例に治療を提供するという名目で、一八九〇年法の規制をすり抜けていた。いわば脱法施設である。

脱法行為に徹していれば告発はされない。しかし、施設に預けようと患者の家族が考えるということは、家族の手に負えなくなっているということであり、患者の症状は重篤な場合が多かった。そのため、こうした脱法施設は頻繁に告発の対象となった。たとえば、法曹誌『治安判事』の一八九八年の記事には、サリ州ユーウェルで開業医を営んでいたアーネスト・ノエル・ライカールトが、法的証明書を得ずに精神疾患患者を治療したとの罪状で告発されたことが記されている(13)。また、一九〇二年の狂気法委員の内部文書からは、ケント州メイトロックの私立保養所の告発事例が確認できる(14)。この内部文書には、貴重なことに、入所者の一覧が資料として採録されており、一九〇二年の入院者と入院費が確認できる。それをまとめたものが表2－2である。この表によると、同施設の経営者が患者一人あたりから週三・八ポンド相当の入院費を得ていたことがわかる。これは精神病院の入院費としては高額な部類に入る。

こうした脱法・違法施設の横行は、一八九〇年法のもとで司法監督が強化された結果だと思われる。前述の狂気法委員の内部文書には、ロンドンのアッパー・ホロウェイに所在した私立保養所へ精神疾患の患者を入院させた、ある親族の証言が収録されている。そこでは、「法的に狂人として証明されることが社会的な汚辱である」ことが入院の背景であった、と述べられている(15)。さらにその親族は、その患者を法的に狂気と認定させでもすれば、家族中から非難される、だからこそ法的に狂気と証明されない場所へと連れていったのだ、と証言した。

一八九〇年法は明らかに、アボットがいうところの「専門職支配的業域の混乱」であった。同法は精神科医のキャリア・アップを阻み、精神病院の経営を圧迫した。精神科医たちはこの混乱に直面し、対策を講じていかねばならなかった。彼らは自集団の正統性を主張するために、また支配的業域を守るために、一八九〇年法の論理を覆す、新たな正当化の論理（新たな支配的業域に関する主張）をつくり出さざるをえなかったのである。

二　早期治療言説の形成

一八九〇年狂気法批判の芽

一八九〇年狂気法の成立後すぐに、精神科医たちは同法に対する批判を展開していった。しかしそれは、単純な法改正の要求にはなりがたかった。一八九〇年法は、精神病院における不法監禁スキャンダルを背景とするものであり、私立精神病院に課せられた規制の撤廃を主張することはきわめて難しかった。そこで精神科医たちがとった戦略は、一八九〇年法の前提となった諸問題をできる限り捨象し、その代わりに一八九〇年法が生じさせた諸問題を列挙することであった。一八九〇年法の価値を逆転させ、社会的な問題をはらむ法制度であることを印象づけようとしたのである。

一八九〇年狂気法批判の口火を切ったのは、ベスレム精神病院の精神科医ロバート・パーシー・スミスであった。(16)スミスは、後にイングランド精神科医の専門職団体である医学心理学協会の会長や、英国医学協会の神経精神医学部門の長を務めた指導的精神科医だった。彼は、一八八八年から一八九八年まで、伝統あるベスレム精神病院における医師の長を務めていた。

スミスは、一八九〇年法が成立した直後の一八九一年、『英国医学雑誌』と『精神科学雑誌』へ投書をしたため、(17)法的証明書への批判を繰り広げた。そこでは、法的証明書が患者への不利益しか生まないものとして表現された。この証明書取得手続きが導入されることによって、入院と治療の時期は遅れてしまう。また、入院手続き上必要であったとしても、治安判事という刑事司法の関係者に面会することは、患者とその家族にとっては非常に不名誉なことである。一八九〇年法が導入した不法監禁防止のための制度は、スミスによれば患者の治療を遅らせ汚辱にまみれさせるものであった。

具体的な根拠としてスミスは、ピアノの調律を職業とするベスレム精神病院の男性患者に言及した。[18] この患者は、神学書を読みすぎたことによって急性の精神疾患を患っており、一刻も早い専門職による治療が必要であった。しかし、一八九〇年法にしたがって法的証明書を得ることは簡単ではなかった。患者の母は、ロンドンの治安判事一覧に眼を通し、やっとのことで法的証明書を発行することができる治安判事のもとを訪れた。だが、その治安判事は法的証明書への署名を拒否し、メリルボン警察法廷へと出頭するようにと、かの女に命じた。ところがこの法廷では、精神病院への入院に関する一切の権限がないことが告げられ、メリルボン地区で法的証明書を発行することができる治安判事四名の一覧が手渡された。患者の母親はこれを手に、これらの治安判事たちのもとを訪問した。しかし、四名のうち三名は休暇中であり、もう一名はまたしても署名を拒否した。最終的にかの女は、ランベス地区の治安判事から署名を得て息子をベスレム精神病院へと入院させた。

このピアノ調律師の経験について、スミスは、法的証明書制度による治療の遅れ、治安判事のもとを駆け回るという心理的な負担を問題視した。彼はとくに、後者の害を強調した。品行方正な市民であれば、司法関係者と接触することはほとんどない。彼らと接触することは社会的な評価を貶めるものだった。[19] スミスによれば、このような感情はベスレム精神病院の患者たちに共有されるものであった。彼らは治安判事の前に引き出されたとき、「何か判決でも受けたか」、そして「貧民狂人にでもされようとしているのか」と思ったというのである。[20]

以上の主張において、スミスの目的は一貫していた。一八九〇年法は本来、不法監禁を防止することが目的であり、治安判事による法的証明書の発行はこの目的のための重要な手段だった。不法監禁の防止とは、いうまでもなく患者の人権保護を目指すものである。それに対してスミスの論法は、不法監禁の防止には一切触れずに法的証明書の非人道性だけを強調した。人道性の在り処を、一八九〇年法と法的証明書から引きはがそうとしたのである。こうしたスミスの主張は、精神科医たちから多くの賛同を集めた。『精神科学雑誌』へのスミスの投書に対して、二一名の精神科医が彼に好意的な意見を寄せたことが、その証左となる。[21] とはいえ、スミスをはじめとした精神科医たちは即時の法改正は難しいと考えていた。そのため、これ以上の議論は展開されなかった。

早期治療言説の形成

スミスの議論は、一八九六年以降、ロンドン州議会所管のハンウェル精神病院院長ヘンリ・レイナーに受け継がれた。[22] ハンウェル精神病院は、非拘束療法の生みの親であるコノリーが院長職を務めた、公立精神病院のはしりであり、その院長職は指導的精神科医の指定席だった。レイナーは明らかにエリート精神科医のひとりであった。そのことは、彼が聖トマス病院の精神医学講師を務めていたことからも確認できる。

一八九六年九月、英国医師会の心理学部門で、レイナーは「医業専門職との関連における狂気の証明書」と題された講演をおこなった。[23] ここでも議論の出発点は法的証明書だった。レイナーはスミスに倣い、法的証明書は治療の遅れをもたらし、患者の社会的評価を貶めるものだと主張して、人道主義的な見地からそれを批判したのである。スミスがその実例としてピアノ調律師の患者を挙げたのに対して、レイナーは、統計的な見地から一八九〇年法の非人道性を説いた。彼は、一八九〇年法のもとで自殺願望を示す症例が増加していることを挙げ、これは法的証明書がもたらした心理的な負担がゆえのこととした。具体的な数字としては、一八九二年に二三四六例だった自殺念慮の症例が一八九五年には二六一九例になった、と述べている。[24] これは、当時の人口増加のペースを超えていた。

ここまでのレイナーの主張はスミスとそれほど変わらない。その目的は、一八九〇年法の社会的意味を転倒させることであった。しかし、レイナーは、既存の法制度への単なる抗議にはとどまらず、一八九〇年法に代わる新たな精神医療の仕組みを提案してみせた。この新たな仕組みは、法的証明書制度の問題点から導かれたものである。レイナーによると、一八九〇年法のもとで精神病院へ家族を入院させることは社会的評価の低下をともなうものであった。精神病院への入院には、そもそも一定の不安がともなう。それにもかかわらず、法的証明書はこの不安を増幅し、彼らから精神病院を遠ざける。これは彼らにとって最も不幸なことである。できるだけ早い段階で精神科医の治療を受療することが確実な治癒への道であるにもかかわらず、法的証明書は患者を精神病院から遠ざけてしまう。専門的な治療を病の初期段階で忌避した場合、治療時期を致命的に遅れさせることになり、患者は不治の症例となってしまう。つまり、法的証明書制度は不治の患者を増やすことになる。このようにレイナーは論じる。

ここでレイナーは、法的証明書制度が一九世紀末の精神病院の過剰収容問題、つまり不治の患者の滞留を促進すると論じている。ここに、スミスになかった論法が認められる。すでに述べたように、精神病院の過剰収容問題は、当時、精神科医の治癒能力に帰せられるか、遺伝性疾患のためという説明が施されていた。いずれにしても、それは精神科医の専門職としてのアイデンティティにかかわるものであり、看過できない問題であった。しかし、レイナーは、この過剰収容問題について、その原因を一八九〇年法にすり替えている。いわば、一八九〇年法がもたらした危機的状況を逆手に取ろうとしたのである。

話をレイナーの主張に戻そう。レイナーは、法的証明書が不治の患者を増やすものだと断じたうえで、新たな精神医療の仕組みを提案した。それは、法的証明書制度を廃することで早期の患者を精神病院へアクセスしやすいものに改め、早期治療を目指すというものだった。[25] あらためて順を追って説明しよう。レイナーは、法的証明書制度の最大の犠牲者は早期の患者であると論じた。早期患者は本来、専門職による適切な治療を受ければ短い期間で治癒可能である。しかし、一八九〇年法によって、精神病院への入院意欲は損われ、患者は症状がすすんだ段階にならなければ精神病院を利用しなくなった。つまり、一八九〇年法のもとで患者は正当な治療機会を失っている。それを改善するには、法的証明書を廃止するか、あるいは法的証明書を必要としない入院施設や診療機会を増やすことが必要である。それによって、精神障害の早期治療が可能となり、過剰収容の問題もまた解決に向かう。最終的に、レイナーはこのような提案にたどり着いた。

レイナーの主張は、広義には、精神衛生と呼ばれる思潮に属するものである。精神衛生とは、発病後の治療ではなく、環境改善や大衆教育に重点をおいた予防的な対策によって、国民の精神的な健康を増進することを目的とする思想である。この思想は、次世代の公衆衛生の一翼を担うものとして一九〇〇年代から一九三〇年代にかけて広がりをみせた。アメリカではアドルフ・マイヤーの影響を受けたクリフォード・ビアスによる「精神衛生運動」(Mental hygiene movement)、また、フランスやソヴィエト連邦での「精神予防」(Mental prophylaxis)を標榜する思想、ドイツではナチス期の民族衛生運動における精神疾患患者の安楽死政策が、代表的な事例として知られている。(26)

イングランドの精神衛生思想は、一八九〇年法を批判する文脈に起源をもつ点が特徴といえる。イングランドにおいてそれは、一八九〇年法のレジームに代わる新たなレジームとして、「精神障害の早期治療」(Early treatment of mental disorder)を提唱する言説(以下、「早期治療言説」と略記)として、登場したのである。

レイナーの提言を受けて、イングランド精神科医の専門職団体である医学心理学協会は、一八九〇年法改正に向けたキャンペーンを開始した(同協会の成り立ちについては第四章で詳述する)。同協会は、精神医療へのアクセシビリティを高めることを目的として、早期患者を法的証明書の適用外とし、一般病院に早期患者を対象とした精神科外来を設けることを求めた。(27)また、一八九〇年狂気法改正法案を自ら起草し、当時精神医療を管轄していた大法官に請願した。大法官はこの請願に応じ、一八九七年から一九〇〇年までの四年間、精神科医お手製の一八九〇年法改正法案を議会上院に提出した[28]。

このときの大法官側の意図は不明であるが、そもそも一八九〇年法改正法案が成立することは想定せず、法案提出という精神科医の要求に最低限応えていただけだと思われる。それは、一八九七年以後に毎年提出された四点の改正法案が最終的に廃案となっているためである。いずれの法案も上院は問題なく通過したが、下院の第二読会ではまったく議論されることなく、審議延期を繰り返し、最終的に廃案となった。懸案の多かった下院の議事において、これらの法案の優先順位はきわめて低かった。その結果、一八九〇年法改正法案は、「時間の欠乏」や「審議日程の多忙さ」を理由として、たびたび審議対象から外された[29]。

一九世紀末における一八九〇年法改正運動の失敗は明らかに、この問題が国家の枢要な課題としては認知されなかったためであった。この問題は、きわめて狭い範囲でしか認知されておらず、精神科医の主張を政治の世界で代弁する者も存在しなかった。そのため、レイナー以後の精神科医たちは、一八九〇年法批判の論理に新たな根拠や社会的価値を付与するという課題に向き合わざるをえなくなっていった。彼らは、一八九〇年法批判の論理をより精緻なものとして、精神医療だけではなく国家にとって有益なものとして、つまり内容を一般向けに抽象化しなければならなかったのである。

三　早期治療言説のレトリック

スティグマ概念の援用

前節で述べたように、一九世紀末における一八九〇年狂気法改正の試みは失敗に終わった。失敗の原因は、精神科医以外の諸勢力に主張が届かなかったためであった。そのため、二〇世紀初頭以降、イングランドの精神科医たちは、一八九〇年法批判の論理を訴求力のある政治的言説としてつくり直してゆくことに注力していった。

ここでアボットの議論を振り返れば、本章はこれまで、一八九〇年法が「専門職支配的業域の混乱」をもたらしたこと、一八九〇年法批判の論理が新たな支配的業域に関する主張であるということを示してきた。それに対して、この節でみてゆくのは、新たな支配的業域に関する主張が形成される際に欠かせない、専門的知識を抽象化する局面である。二〇世紀初頭以降、イングランドの精神科医たちは、一八九〇年法批判をする際に二〇世紀初頭に影響力をもっていた政治的な言語を積極的に採り入れていった。彼らは、本来は専門的な問題である精神医療の臨床ないしは法制度に関する問題について、政治的な訴求力を有する流行の修辞を用いて論じた。

精神障害の早期治療に関する議論は、一九〇二年、スコットランドの精神科医であるジョン・シーボルドによって息を吹き返した。シーボルドは、エディンバラ精神病院で長年勤務し、その後スコットランド狂気法委員を務めた指導的精神科医である[30]。この年のエディンバラ外科協会での特別会合において、シーボルドは、「一般病院の病棟における早期精神障害の治療とその臨床的教育」と題された講演をおこない、一八九〇年法批判を展開した[31]。

シーボルドがイングランドの法制度を批判したのは、スコットランドでも精神病院への入院手続きに州長官の裁可が必要だったためである。同地においても精神医療に対する行政権力の介入があった。シーボルドは、精神医療への介入に反対するという動機から精神障害の早期治療を提起したのである。

シーボルド講演の具体的な内容は、そのタイトルにもあるように、精神病院以外の医療施設に精神科病棟を設け、精神医療へのアクセシビリティを高めることによって、早期治療を目指すものであった。この点に関して、シーボルドの主張はレイナーのそれとさほどの違いはなかった。そのような焼き直しの講演が、彼の講演に対するスコットランドの精神科医たちの反応から、途端に重要な転換点となっていった。早期治療の正当化のしかたが変化するのである。シーボルドまでの早期治療言説では、その正当化の方法は、患者とその家族の尊厳を貶め治癒の可能性が減じられるという、法的証明書制度がもたらす害を強調することであった。それに対して、シーボルドの講演を聴いたスコットランドの精神科医たちは、法的証明書によって患者と家族に社会的悪評がもたらされるという事象を、「スティグマ」(Stigma)という言葉で表現した。これは、一八九〇年法批判の言説に新たな表現が加えられたことを意味していた。

「スティグマ」は、一般的には、刑罰のため人間の皮膚に刻まれた鉄の烙印を意味する言葉として理解される。ただし、学術的にはこの意味で用いられることはほとんどない。アメリカの社会学者アーヴィング・ゴフマンの主著『スティグマの社会学――傷つけられたアイデンティティ』を通じて、社会の規範に反する個人の行動や信念への社会的否認を指し示す概念として知られているためである。[32]

注意しなければならないのは、二〇世紀初頭のイングランドにおける「スティグマ」の用法は、二〇世紀初頭の救貧法改革をめぐる議論に範が求められるということである。社会政策学者ポール・スピッカーによると、「救貧法のスティグマ」という表現が政治的語彙において常套句になったのは一八七〇年代以降のことである。[33]

たとえば、一八七〇年教育法の審議において、教育費を捻出する余裕のない家族に対して教育無料券の支給が議論された際のことである。この無料券の支給をめぐって、「救貧法のスティグマ」をともなわせるべきではないという議論が盛り上がりをみせた。そして、世紀転換期の救貧法改革の議論では「救貧法のスティグマ」という表現が頻繁に用いられるようになっていた[34]。

この点については補足的な説明をしておきたい。救貧法のもとで給付を受けることは、一八三四年新救貧法でそう図られたとおり、社会的に望ましくない行動として受け止められた[35]。一八三四年法は、救貧法のもとでの受給行為をなるべく避けさせるために劣等処遇原則を確立し、受給者への社会的否認を後押しした。そして、救貧法の世話になることは、社会の最貧困層以下の存在であるという烙印を受けることだと広く理解された。しかし、一九世紀末になって、貧困を個人の道徳的原因ではなく経済的、環境的な要因などのより合理的な原因に還元する思想が登場したとき、救貧法受給者への社会的否認は非合理的な障壁と認識されるようになっていった[36]。

一八七〇年教育法の話に戻すと、貧困階層の教育機会を国が保証しようというとき、彼らを救貧法のもとで給付を受けさせるという前提がともなうのであれば、結果として彼らはその機会を利用しないのではないかと考えられた。その後「スティグマ」は、ウェッブ夫妻などフェビアン協会の主要な論客のあいだでも、救貧法批判の際に用いられる表現となっていった[37]。つまり、二〇世紀初頭にスティグマという言葉を用いることは、社会福祉政策において受給者に課された非合理的な社会的否認に抗うことを意味していたのである。

スコットランドの精神科医たちは、このような歴史的意味をもつ言葉を法的証明書批判のために用いた。シーボルドの講演に対して、エディンバラ施療院の内科医アレクサンダー・ブルース、グラスゴウのガートナヴァル精神病院院長のデヴィッド・イエロウリースといったスコットランド精神医療を代表する医師たちが、法的証明書が「不当なスティグマ」を患者にもたらしていると述べたのである[38]。救貧法改革の議論におけるスティグマ概念の用いられ方を参照すれば、ここでの意図は明白である。スコットランドの精神科医たちは、一八九〇年狂気法という精神医療政策に導入されている法的証明書は入院患者に非合理的な社会的否認をもたらすものであり、救貧法改革の議論と同系の問題だと示唆したのである。つまり、スコットランドの精神科医たちがシーボルドの講演に際して「スティグマ」という言葉を用いたことは、一八九〇年法批判を流行の政治言語に結びつけるものであった。

シーボルドの講演は『精神科学雑誌』に採録され、イングランドの精神科医の知るところとなった。そして、彼らはこの正当化の方法にすぐさま飛びついた。たとえば、同年の英国医師会の会合において、ある精神科医は、「すべての精神病院に付随しており、ぬぐいさることが容易ではないスティグマ」を除去する必要性があると述べている。[39] またシーボルド以後、法的証明書制度の批判をする際には、必ずといってよいほど「スティグマ」という言葉が用いられるようになった。イングランドの精神科医たちは、スコットランドの精神科医の意図を正確に汲み取った。救貧法批判という当時の政治的言説の論法を戦略的に取り込み、精神医療という専門的な分野にかかわる問題を非専門化（政治向けに抽象化）していったのである。ここに、早期治療言説は、スミスやレイナーのそれとは明確に異なる段階へとすすむこととなった。

医師倫理の再定義

シーボルドの講演と時を同じくして、ユニヴァーシティ・カレッジ病院の臨床医学教授ウィリアム・ガワースが、イングランド側での早期治療の議論を再燃させていった。スコットランドで発せられた、新たな一八九〇年法批判のしかたにイングランド側は飛びついたのである。ちなみに、精神病院に勤務した経験のない内科医であるガワースが、一八九〇年法という問題に対して発言したのには理由があった。彼の医学上の関心は精神医学の隣接学問である神経学にあり、ロンドンのブルームズベリーの一角にある英国麻痺癲癇病院で職責を保有していた。[40] 少し立ち入った説明になるが、神経学は神経系統の器質的な疾患を対象とするほかに、神経障害（あるいは神経症）と呼ばれる機能性疾患も対象としていた。前者が解剖学や生理学的実験で観察可能な器質性の疾患であるのに対して、機能性神経障害は原因不明の身体的不調を漠然と指すものであった。すなわち、広範囲に及ぶ精神的不調もまた神経学の対象であり、精神医学の隣接領域であった。[41] ガワースにとっては、一八九〇年法はまったく関係のない問題ではなかった。

一九〇二年、一八九〇年法批判はガワースの講演によってあらためて注目を集めた。彼は、医学心理学協会の年次総会で「狂気と法」と題された講演をおこない、一八九〇年法批判を展開した。[42] まず彼が念頭においたのは、法的証明書の社会的悪評は患者の社会生活を破綻させるものだというスミス以来の認識である。法的証明書のもとで狂気と認定されることは、家族のなかで秘匿されていた狂気の存在を治安判事という地域の顔役に知らしめることを意味する。一八九〇年法下においては、狂気はもはや秘密ではなく、入院行為は公的な事実となる。このことは、患者と家族を社会的没落のダウンスパイラルに導いてゆく。最大の被害者は回復可能な早期の患者である。回復可能な患者さえも「不治の患者や救貧患者と同様のスティグマと貧困のプロセス」を経験することになるからである。[43] かりに運よく精神病院から患者が退院したとしても、「入院前の生活は完全には戻ってこない」。なぜならば、患者は「法的に狂人として烙印を押されてしまっている」。[44] すなわち、一八九〇年法は、患者とその家族に社会的下降線をたどらせる悪法なのである。

以上の論理展開では、スミス、レイナー以来の一八九〇年法批判の論理にスティグマ批判の修辞法が接合されていることが確認できる。その接合のしかたは、「法的証明書」を「救貧法」にそのまま置き換えることができるほどである。一度でも救貧院の世話になればその後の職は見つからないという言説、疾病という不運な出来事によって貧困のダウンスパイラルへとはまり込むという言説が、そのまま精神医療の問題に援用されている。

ガワースの主張にはもうひとつ興味深い論法が確認できる。レイナーらとは異なり、一八九〇年法改正を主張するのではなく、医師の英雄的な行動によって患者を救うべきと論じたことである。英雄的な行動とは、法的証明書を得ずに医師の自宅で精神疾患の患者を治療することであった。これは明らかに一八九〇年法第三一五条の罰則に該当する行為である。ガワースは、法的証明書の問題を解決するために違法な手段を幇助したことを、この会合で誇らしげに述べた。

私は明らかに、法に反する手続きをとった。精神疾患の男性患者を、彼の妻を同伴させたうえで、ある医師の自宅へと送り、治療を受けさせたのである。法〔一八九〇年狂気法〕を破った結果はどうであったか？ 一夜のうちに彼は回復し、彼の妄想は消え去った。〔中略〕この症例に法的証明書を適用することは、純粋に害をなすだけであり、回復の見込みをくだき、確実に症状の改善を遅らせただけであっただろう。(45)

ガワースは、治安判事の法的証明書を得ずに精神疾患患者をある医師のもとへ送り、治療を受けさせたことを公の場で告白したのである。

この危険な告白には、当然のことながらからくりがあった。まず、ガワースの行為には直接的な違法性は認められない。一八九〇年法第三一五条は、治安判事の法的証明書を得ずに精神疾患患者を受け入れ、かつ治療した医師や医療サービス提供者を罰するものであった。ガワースに認められるのは斡旋行為であり、告発の対象ではなかった。もちろん、そのようにして患者を受け入れた側には責任が生じる。しかし、この患者は受け入れた医師のもとをすでに離れており、違法状態は解消されている。一八九〇年法下での違法施設の告発は、そのほとんどが抜き打ちの査察によるものであり、実際に患者を収容している場合だけが対象であった。また、医師が患者の臨床記録を開示することは、患者の個人情報を売り渡すこと、つまり医師の規範に反するものとされており、事後的な告発の可能性はまずなかった。

ここでは、違法かどうかよりも、ガワースが自らを患者の側に立つ存在、人道性の体現者、あるいは医師倫理の体現者として表現したことが重要である。前述の告白に関して、ガワースは、患者の治癒が見込まれる場合には法を犯すことを躊躇わないと述べた[46]。一八九〇年法は本来、不法監禁の防止という観点から、精神医療にかかわる医師の倫理を問うものであった。しかし、ガワースの論理では、一八九〇年法自体が医師倫理に反するものとなる。彼はそう述べることで、早期治療言説を正当化しようと試みているのである。

ガワースの講演は、精神科医だけではなく他の医師へも訴えかけるものがあった。会合の質疑応答では、ガワースの告白に対する非難は一切なかったうえに、彼の英雄的な行動へ賛辞の声が相次いだ。たとえば、女王ヴィクトリアの侍医ウィリアム・ブロードベントは、ガワースの主張にほぼ全面的に同意し、法的証明書制度を痛烈に批判した。医師コミュニティの頂点にある医師が、法的証明書は「最悪の犯罪者が晒されるよりも厳しい禁固刑の判決」であり、精神病院への「監禁」は患者個人に対して「スティグマ」をもたらすものであると、ガワースを擁護した[47]。この反応からすると、ガワースの目的はほぼ成就されたと理解することができるだろう。救貧法批判の論理を早期治療言説と接合し、非人道性というレッテルを不法監禁に対してではなく、それを防止するはずの一八九〇年法に向けること、つまり医師倫理の再定義に彼は成功したのである。

注目すべきは、ガワースの議論によって、早期治療言説に広く一般に訴求力のある修辞が組み込まれた点である。ガワース後、早期治療言説は精神科医の世界を出て社会政策の言説と接合され、医師コミュニティへと影響力を拡大していった。

身体医学との接合

シーボルドとガワースの講演の二年後となる一九〇四年、精神科医たちは、早期治療言説にさらなる正当化の論理を付与していった。救貧法批判と医師倫理という観点に加えて、身体医学、すなわち内科という観点から早期治療言説の正当性が論じられた。この役回りを担ったのは、またしてもいわゆる精神科医ではなかった。リヴァプールのミルロード施療院院長ネイサン・ロウである[48]。ロウの経歴について補足しておくと、彼の本分は内科医であり、精神病院に勤務した経験をもたなかった。ガワース同様、精神科医と呼ぶことには難がある。しかし、研究においては、精神疾患と身体的疾患の関係についての論考が複数あり、リヴァプール近郊の精神病院の非常勤医（Visiting doctor）を務めるなど、精神医療に深いかかわりをもっていた。また、医学心理学協会の会長、協会内の議会委員会のチェアマンを務めるなど、精神科医の団体においても活発に活動していた。ちなみに彼は、一九一八年から一九二二年にかけて、リヴァプールのウェイバートゥリー選挙区選出の下院議員を務め、一八九〇年法改正運動を議会内で主導した。つまり、彼は、医師一般のコミュニティ、精神科医の世界、政界に通じた稀有な存在であった。

ロウは、その多領域にわたる能力を、早期治療言説の主張においても存分に発揮した。彼は、一九〇四年、医学心理学協会において、「精神症状と身体疾患の関係——精神病院外での治療を中心として」と題された講演をおこなった[49]。ここでロウは、身体医学の観点から一八九〇年法を批判し、精神障害の早期治療を正当化していった。もう少し具体的にいえば、法的証明書制度は、精神疾患の多くが身体疾患の過程で合併症的に起こるものだという臨床上の実態を無視していると批判したのである。

ロウのいう「臨床上の実態」とは、精神疾患の症状が身体的な疾患に付随して発生することであった。彼の診療の場であるミルロード施療院は一般病院であり、精神病院ではない。内科医と身体医学が支配する診療空間である。ロウが主張したのは、この診療空間では、精神疾患の多くは身体的な症状に付随するものであり、一八九〇年法が示すような特別な規制が必要なものではないということであった。

ロウによると、ミルロード施療院の実際の臨床でみられる精神疾患の多くは、肺炎、腸チフス、アルコールやベラドンナによる中毒、出産後に起きる敗血症など、身体的な疾患に付随して発生するものであった。その場合、精神疾患の症状は一時的なものであり、精神病院へ入院させるべき深刻さは認められない。それにもかかわらず、一八九〇年法は、精神疾患は他の病とは異なり（肺炎の入院に治安判事の許可はいらないのに）、治安判事という刑事司法に携わるものの裁可を必要とする。この点をロウは問題化した。

精神疾患と身体疾患の親近性を強調したうえでロウは、精神疾患は早期のうちに精神病院ではない場、法的証明書の適用外となる病院施設で治療されるべきであると論じた。その理由は、スコットランドの精神科医ガワースらに倣ったものであった。法的証明書の発行を経ずに、早期患者がすぐに病院施設に入院できるならば、その患者はただちに治癒する。その結果、「狂人として法的に証明されるというスティグマを逃れることができる」はずである。(50)それにもかかわらず、現行の法制下では、非常に多くの人々が精神病院へと送られている。そして、「精神病院の患者であった労働者やその他の被雇用者が、もし雇用主に入院の事実を知られたならば、職を得ることは困難となる」。(51)ロウにとって、一八九〇年法は明らかに不当な法制度であった。

ここで、身体医学の観点から精神疾患を論じることについて補足しておきたい。このような主張は一九〇四年にはじめて唱えられたものではなかった。身体的疾患に付随する精神疾患的症状の存在は、一九世紀後半から精神科医によってたびたび主張されてきた。(52)その点においては、ロウの主張は精神科医の伝統的な主張の焼き直しにすぎない。注意しなければならないのは、この焼き直しが、早期治療言説を一般化するうえでは十分に機能したということである。一九世紀に精神疾患と身体疾患の親近性を指摘することは、精神医学の重要性や包括的性格を主張するうえでは意味があった。しかし、それは精神科医の支配的業域をめぐる言語的な闘争とは無縁であり、実に散発的に触れられるだけであった。つまり、政治的なレトリックとしての価値は認められていなかった。これに対して、ロウが身体医学の観点を持ち出したのは、一八九〇年法を批判し、早期治療の正当性を主張する文脈においてであった。そこでは、早期治療言説は、狭義の精神医療をめぐる議論にとどまらず、より広い医師コミュニティと社会政策の思想家や実務者、政治家たちに訴えかけるものとして構築される必要性があった。ロウの議論自体は新しくない。だが、それに耳を傾ける精神科医たちと彼らを取り巻く政治経済的状況は、ロウの正当化の方法を必要としていたのである。

ロウの講演を聞いた精神科医たち、その抄録を見た医師たちは、彼の議論を肯定的に受け止めた。そして、一八九〇年法改正の機運はふたたび高まっていった。同年、医学心理学協会は、司法長官（Attorney-General）へのロビイング活動を展開し、一八九〇年法改正法案を下院へ提出することに成功した[53]。法案の主旨は、それ以前とほとんど変わらず、精神病院以外の医療施設での法的証明書を必要としない早期患者の治療方法を提案することであった。しかしながら、同法案はそれまでに廃案となった法案と同様の結末をたどった。第二読会で連続して流会となった後、廃案となったのである。ここでも失敗の原因は変わらなかった。依然として、社会政策の実務者や政治家たちのあいだでは、早期治療言説に対する十分な理解が得られていなかった。

精神科医たちはこの失敗にひどく失望し、一八九〇年法改正の動きは鳴りを潜めた。医学心理学協会内部でも、この問題を議論する動きはなくなってしまった[54]。一九〇九年の『精神科学雑誌』には、当時の精神科医の悲観的な見方を伝える記事が残されている。同誌の編集主幹は、「狂気法改正の見込みは現時点ではまったく希望がない」と述べている[55]。早期治療言説はいまだ、政治的な訴求力を欠いていたのである。

四　早期治療言説の政治的共有に向けて

国家効率の理念のもとに

一九一三年になると、早期治療の問題はふたたび注目を集めた。このときの中心人物は、ロンドン州議会所管のクライバリ精神病院の院長を務めていたロバート・アームストロング－ジョーンズである[56]。同病院は、一八九四年に設立された国内トップクラスの病理学実験室を備える先進的な公立精神病院だった。アームストロング－ジョーンズは、設立時から一九一六年まで院長を務めたエリート精神科医であり、この施設ではスポークスマン的な役割を担い、専門職向け、一般向けを問わずに多くの記事や論文を発表していた。

そのような広報的な活動において、アームストロング－ジョーンズは、早期治療言説を社会的な訴求力のあるものに仕立て上げていった。彼は、二〇世紀初頭の社会政策をめぐる議論において最も重要なレトリックである、「国家効率」（National efficiency）を早期治療言説に組み込んだ。「国家効率」とは、一八七〇年代になってドイツとアメリカが経済生産力を高め、列強諸国のあいだで存在感を高めつつあった事態に対して、より迅速で、より効果的、そしてより費用を抑えた国家行政によって国力増強を図ることを表わす政治的概念だった[57]。もう少し簡便にいえば、ドイツとアメリカとの経済的・軍事的な競争に備えて、国家と社会の機能性を高めてゆくことを意味するスローガンである。具体的な政策としては、給食改善、母親教育、ミルクの品質改善などの出産奨励主義的な政策、失業保険、健康保険などの政策が含まれる。それは、健康な人体の確保は国家資本の増大であり、国家の生産性と軍事的な能力を下支えするものだとみなされたからである。アームストロング－ジョーンズは、

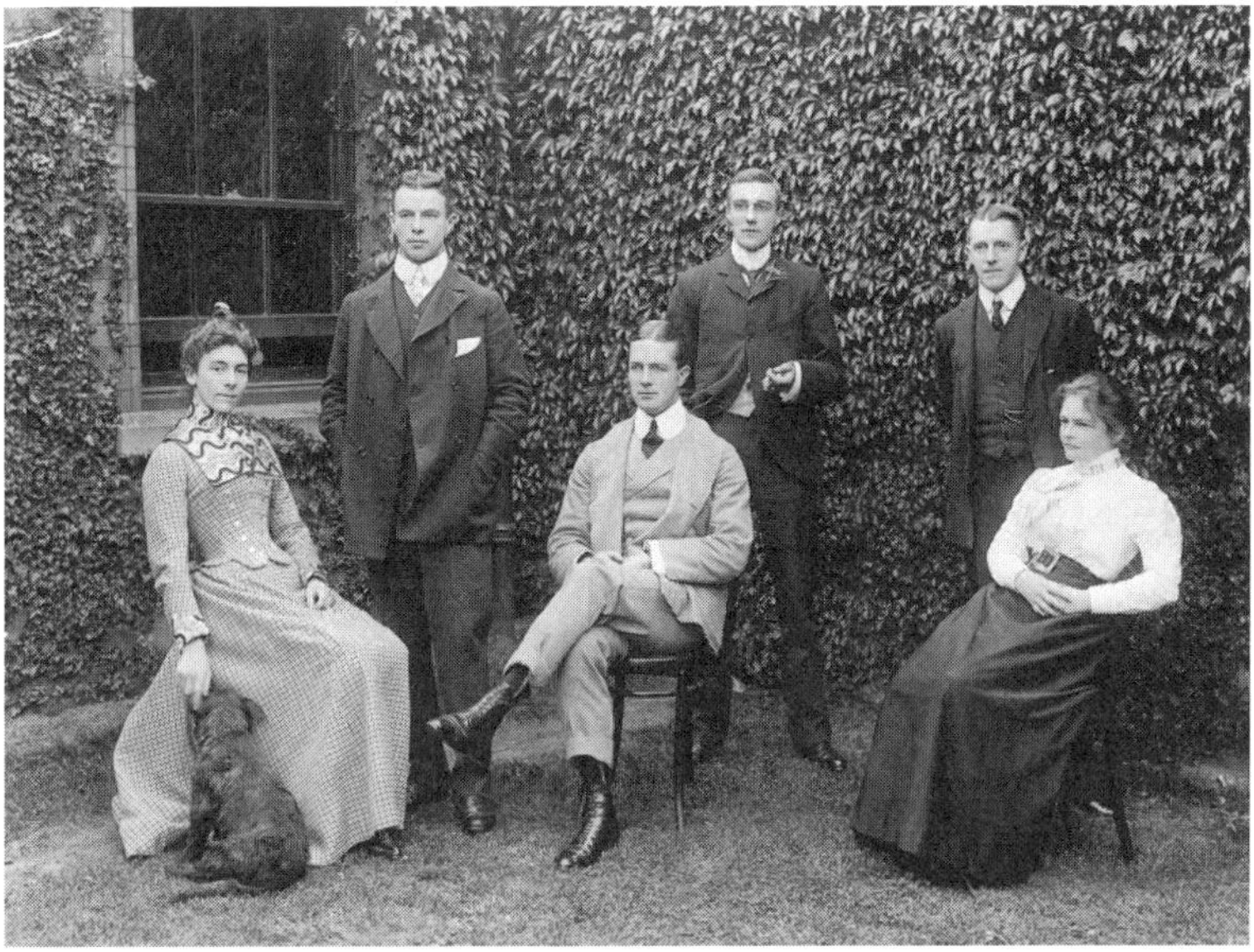

図版２－２　クライバリ公立精神病院の精神科医たち（1893年）［ICV No 51428, Wellcome Library, London］　女性医師が２名含まれているが，これは当時としては珍しいことであった。クライバリが先進的な施設であることを示す目的もあったと思われる。

この政治的トレンドに早期治療言説を位置づけようとした。

一九一三年の末、アームストロング－ジョーンズは、法曹専門職と医師がともに集う医事法協会（Medico-Legal Society）の会合で、「早期狂気症例の合理的な治療と法制の緊急の必要性」と題する講演をおこなった[58]。題目にもあるとおり、彼の目的は早期治療の必要性を主張することであった。まず、彼はきわめて忠実に早期治療言説をなぞってみせた。講演の前半部分では、狂気は身体的な疾患となんら変わらないひとつの病であることに触れたうえで、この医師にとっての常識が一八九〇年狂気法のもとでは通用せず、患者は治安判事の下へ連れてゆかれ、法的証明書によって社会的な汚名に満ちた境遇に追いやられていると論じた。ここでは、身体医学の観点を重要視するロウの論法がそのまま引き継がれている。

ロウと異なるのは、アームストロング－ジョーンズは、身体疾患から派生する精神疾患の例として産褥精神病に触れ、新たな政治的なレトリックを早期治療言説に導入したことである。産褥精神病は、出産時に女性生殖器の損傷部に雑菌が入ることで生じる感染症によって合併症的に引き起こされる精神疾患症状を指す。彼によると、この疾患は、精神疾患の一種ではあるが、同時に身体疾患でもある。しかし、法的証明書制度のもとでは狂気という烙印が押され、「家族内で社会的落伍者の扱いを受ける」ことになる。[59] その結果、産褥精神病の患者たちは、法的証明書の「スティグマ」を恐れるあまり、回復が容易な早期段階での受療を避け、不治の状態となってから精神科医のもとを訪れる。この点からアームストロング＝ジョーンズは、一八九〇年法は身体疾患の患者に不当なスティグマを与えるものだと批判する。

ここまでは、ロウの議論とさほど変わりはない。ロウが挙げた「肺炎、腸チフス、アルコールやベラドンナによる中毒、出産後などに起きる敗血症」が産褥精神病になっただけのことである。しかし、アームストロング＝ジョーンズが産褥精神病に言及したことには理由があった。この病にかかったのは「母親」である。彼は、一八九〇年法の最たる被害者は「母親であり、家族を護る者」だとしたうえで、母親の保護を理由として早期治療の必要性を主張した。[60] 彼は、早期治療がもし「権利」でないならばキリスト教的な義務以上の何かであると、ほとんど扇動に近い調子で、その必要性を訴えた。一八九〇年法の被害者として「母親」を挙げたことは、ヴィクトリア期に特徴的な家族観へ訴えようというものではない。二〇世紀初頭の社会政策の言語的トレンドを意識したものであった。

二〇世紀初頭の社会政策において、母親の健康という問題は注目を集めていた。乳幼児死亡率の改善のため、ひいてはボーア戦争後に問題となった国民の身体的虚弱さの問題のために、母親の健康は政治的関心を集めていた。たとえば、二〇世紀初頭に、助産婦やミルクの質の改善のための政策が展開されたことは、将来の健康な国民（健康な労働者と兵士）を生み出すうえで母体の健康が重要視されたことを示している。[61] 社会政策における

「母親」への関心は、国の経済的生産と軍事的能力の強化を目指す「国家効率」の概念にもとづくものであった。アームストロング－ジョーンズの「母親を護れ」という主張は、当時の社会政策の言説をうまく採り入れたものだったのである。

公衆衛生の名のもとに

アームストロング－ジョーンズが採り入れたレトリックは、「母親の健康」だけではなかった。早期治療言説に公衆衛生の論理を導入した点もまた特徴的だった。「公衆衛生」（Public health）について補足しておくと、これは、主として生活環境や生活習慣の改善によって、マス・レベルで疾病の予防を目指す医療の一形態である。(62) すでにみてきたように、レイナーによって一八九〇年法への改正案が唱えられた時点から、早期治療言説は予防的手段を強調するものだった。法的証明書制度を緩和し、精神病院の外に治療拠点を設けることによって、精神疾患の重症化を予防できると主張してきたのである。しかし、アームストロング－ジョーンズ以前は、この予防的側面は十分には強調されていなかった。

アームストロング－ジョーンズは、早期治療言説における予防的側面を強調し、この新たな思潮が公衆衛生の一部だと主張した。それは、二〇世紀初頭においては、公衆衛生が、「国家効率」概念のもとで社会的な意義を主張することに成功していたからである。二〇世紀初頭に地方行政局の主任医療検査官（Chief Medical Inspector）であったアーサー・ニューズホームは、一九〇九年に『公衆衛生』誌において、「病は常にその予防対策よりも高価である」と述べている。(63) こう主張することで、公衆衛生は「国家効率」を達成するための手段として表象されえたのである。

アームストロング－ジョーンズは抜け目なく、精神障害の早期治療にも同様の価値があることを主張した。一九一三年の講演において、早期治療によってもたらされる利益を患者個人だけのものではなく「予防と財政の観点からみて、コミュニティにとって著しく重大なもの」と表現し、政治的な正当化を図った[64]。ここでいう「予防」とは精神疾患の予防であり、「財政」とは、予防の結果削減されうる国家ないしは地方自治体の保健支出のことであった。また、彼はこうも述べている。

われわれがいま緊急に必要としているのは、患者のためだけではなく、患者の家族たちのためだけでもなく、人道性の追求のためであり、そして、真の節約を目的とする、精神疾患の早期症状を治療するための柔軟な体制、それらを正確に診断することが難しい段階、そして不治の状態になる前の段階において治療するためのより柔軟な体制である[65]。

人道性の追求はスミスやガワース以来のレトリックであるが、ここで新しいのは、「真の節約」(True economy)という表現である。この節約とはもちろん、精神科医の生計上のことでも、患者家族の家計上のことでもない。国家財政に利をもたらすものとして、早期治療言説を表象したのである。

プロパガンダとしての早期治療言説

ここまでで、アームストロング-ジョーンズの広報センスが卓越したものだったことが理解されただろう。そのためか、彼の講演は、前出の医事法協会、つまり精神科医だけでなく、医師や法曹家が集う場において広く受け入れられた。ただし、一部の医師や弁護士は、彼の主張が修辞的効果によるものだと理解していたようである。法廷弁護士のローランド・バロウズは、アームストロング-ジョーンズの講演に際して、精神科医たちは依然として狂気の診断基準について一致した見解をもっていないと述べ、科学的な根拠の薄弱さを指摘している[66]。たしかに、当時の精神医学は単一の病理学も治療法ももっていなかった。また、ハムステッド一般病院の外科医C・ウッドワードは、産褥精神病という事例は例外的だと指摘している。[67] 統計的にみれば、そのとおりである。アームストロング－ジョーンズの勧めるクライバリ精神病院においても、産褥精神病の割合はきわめて少なかった。それでも、反対意見は相対的にいって少なかった。

これ以後、アームストロング－ジョーンズの弁舌はさらに冴えわたった。彼の手にかかると、早期治療言説は、まるで扇動的なプロパガンダであった。医事法協会での講演で彼は、精神障害の早期治療は「神経ストレスと神経衰弱に苦しむすべての人のマグナ・カルタである」と宣言し、この憲章がなければ「人口の八〇パーセントの人たちが法的証明書を交付されるであろう」とまで述べている。[68] 当時のイングランドにおける精神病院入院者数は一三万人程度であり、当時のイングランドの総人口約三六〇〇万人の八〇パーセントなど、大風呂敷もいいところである。それにもかかわらず、彼の主張は受け入れられていった。一九一四年、『ランセット』はその巻頭言において、彼の議論に賛同する論説を掲載した。[69] 精神科医の主張に対して、一般の医師たちが賛意を表したのである。こうした動きは政治の世界へも波及していった。アームストロング－ジョーンズの講演以後、精神科医たちは、医事法協会のメンバーであり上院議員であったラッセル伯ジョン・フランシス・スタンリー・ラッセルの協力を得るようになった。

ここでラッセル伯について説明しておきたい。[70] 彼は、一九世紀中葉に首相を務めたジョン・ラッセルを祖父に、著名な哲学者であるバートランド・ラッセルを弟にもつ、自由党期待の政治家であった。だが、二〇世紀初頭に重婚の嫌疑によって上院を一〇年間追放されると、彼は政界の傍流に追いやられた。上院を追放されているあいだ、彼はロンドン州議会の議員を務め、そこで労働党へ接近し、同党初の上院議員となった。このような異色の上院議員が精神科医に協力した理由は不明である。しかし、アームストロング－ジョーンズが用いたレトリックがラッセル伯の思想と共鳴したことは推測するに難くない。というのも、ラッセルは、自由党を出自とし労働党で活躍した政治家であり、二〇世紀初頭に国家効率の名のもとに社会政策を推しすすめた政治勢力に非常に近かった。

いずれにしても、ラッセル伯は、精神科医にとっては余人をもって代えがたい政治家であった。彼は、一九一四年の第一次世界大戦開戦直前に、一八九〇年狂気法改正法案を上院に提出した。この法案は医事法協会において起草されたものだが、アームストロング＝ジョーンズの論理がそのまま採り入れられていた[71]。また、ラッセル伯は、上院の審議過程において「法的証明書のスティグマ」を批判し、法的証明書制度の廃止と「精神障害早期治療」の法制度化を、精神科医さながらに主張した。以下は、上院における彼の演説の一部である。

> 私が思うに、ほとんどすべての医師たちは、精神疾患症例の多くは、早期のうちに適切な助言と看護を受けたならば、法的証明書を要する狂気にはけっして陥らないと考えている。早期治療が始まれば、そして早期治療によって［軽症段階にある患者が］狂人と化す前に治癒させることができたならば、また、法的証明書のもとで狂人となるというスティグマからその患者を守ることができ、その結果となる支出を抑えられたならば、非常に好ましいことだという点には、もちろん上院議員の皆さまは同意なさってくださるだろう[72]。

ここで述べられている論理は、精神科医たちが一八九〇年以後積み上げてきた早期治療言説のそれとほとんど相違ない。一八九〇年法は患者に不当なスティグマを課すものであり、早期治療はそのような人道的な問題を解決するだけでなく、国家の福祉支出を抑制する効果があると、ラッセル伯は述べている。

一九一四年初頭、早期治療言説は政治家の語彙の一部となろうとしていた。ただし、一九一四年の改正法案がたどった末路は、精神科医たちにとっては実に不運なものであった。法案は同年七月に提出されたのだが、八月には未曾有の近代戦争である第一次世界大戦が開戦した。そのため、同法案は上院の第一読会で廃案となってしまう(73)。大戦の混乱が精神科医たちとラッセル伯の試みに終わりを告げたのである。

五　小　括

本章では、一八九〇年狂気法がいかにして精神科医の診療実践を妨げるものであったのか、そして、いかにして新たな法改正の論理(早期治療言説)を編み上げていったのかを検討してきた。一八九〇年法は、それまで精神科医たちが経済的・社会的な上昇の源泉としていた私立精神病院業を衰退させ、また間接的にではあるが非正規医療の成長を促進することで、その他の精神病院施設の権益もまた掘り崩すものであった。そこには、精神科医にとってひとつの危機が現出し、法改正の必要性が強く認識されていった。しかし、一八九〇年法の改正をただちに求めることは難しかった。そのため精神科医たちは、二〇世紀初頭において政治的なファッションとなっていた救貧法批判(スティグマ批判)や国家効率といった一般向けの抽象化された論理を一八九〇年法批判の根拠としてつぎつぎと導入し、新たなレジームである早期治療言説がもつ政治的訴求力を高めていった。

しかし、早期治療言説は、一九一四年の時点においては、まだ法改正という結果を得ることができなかった。アボットの枠組みで言い直すならば、法制度改革による専門職支配的業域の再定義(すなわち、早期治療言説にのっとった一八九〇年法の改正)は、この時点では達成されなかった。それは、一八九〇年法の改正は、精神科医が一般向けの論理を講じただけでは達成されえなかったということを示している。必要であったのは、早期治療の必要性をより多くの人々、とくに政治的共同体の中心にある人たちが感得し共有することであった。そしてその契機は、第一次世界大戦によって提供されてゆく。大戦を経なければ、イングランド精神医療は新たな支配的業域の再編にいたらなかったのである。

第3章　戦争神経症の多発と早期治療言説

一　戦争と精神医療

第一次世界大戦は、精神科医たちが唱えた「精神障害の早期治療」の必要性を、より広範囲に及ぶ人口が経験し共有してゆく機会を提供した。具体的にいえば、第一次世界大戦期における戦争神経症の多発である。この事象を通じて、それまで狂気にも精神病院にも無縁であった多くの人々が精神疾患を患い、周囲の人たちもこれを目撃した。これにより、理性の側にある者が狂気あるいは精神疾患を想像するときの距離感は以前よりも縮まることとなった。つまり、自分自身や家族、友人に狂気を発見したとき、狂気の異常性をことさらに強調することはもはや容易ではなく、むしろ狂気を許容し包摂せざるをえなかった。

そして最も重要なことは、このような文化的変容が政治的共同体全体にも及ぶものであった点である。戦時中の議会やメディアでは、戦争神経症患者を精神病院に送致すべきではないとする議論が噴出した。つまり、狂気と正気を二分し、精神病院に監禁するという従来の狂気への対処法への疑念がでてきた。その結果、精神障害の早期治療をめぐる議論もまた、新たな正当化の論理を得ることになった。

この章ではまず、戦争神経症の多発に関する歴史的経過を紹介する。つぎに、戦争神経症の多発による狂気表象の変化を議会下院の質疑応答から検討し、狂気をめぐる新たな文化が現われたことを説明する。さらに、この文化変容をみた精神科医たちが早期治療言説を再度主張した過程、それが戦間期の国政における早期治療言説の展開へとつながり、最終的に一九三〇年精神治療法（Mental Treatment Act. 以下、「一九三〇年法」と略記）へと結実してゆく過程をみてゆきたい。

二　戦争神経症と英国

戦争神経症の多発

一九一四年末、西部戦線に参戦した各国の兵士たちに奇妙な症状が観察された。それは、身体に目立った外傷がないにもかかわらず、麻痺や筋萎縮などの症状を呈し戦闘不能になるというものであった[1]。彼らは、放心状態となり、話しかけても沈黙をもって応え、返答にならない言葉を口から漏らした。勇猛さを規範とする軍隊にふさわしくない症状が多くの兵士に認められたのである。

この報に接して、英国陸軍は未知の病と遭遇したかのような驚きをみせた。実際には、アメリカ南北戦争、普仏戦争、日露戦争などの戦争を通じて、兵士に精神的な失調状態が起こることは知られていた[2]。しかし、それはあくまで散発的な臨床経験であり、その記録も多くはなかった。つまり、珍しい症例として一部の医師に知られていただけであった[3]。そのため、西部戦線からの報を受けた英国本土の陸軍首脳部は、この問題を精神医学、神経学、心理学に通じた医師たちに丸投げした。彼らに軍階を与え、対策にあたらせたのである。

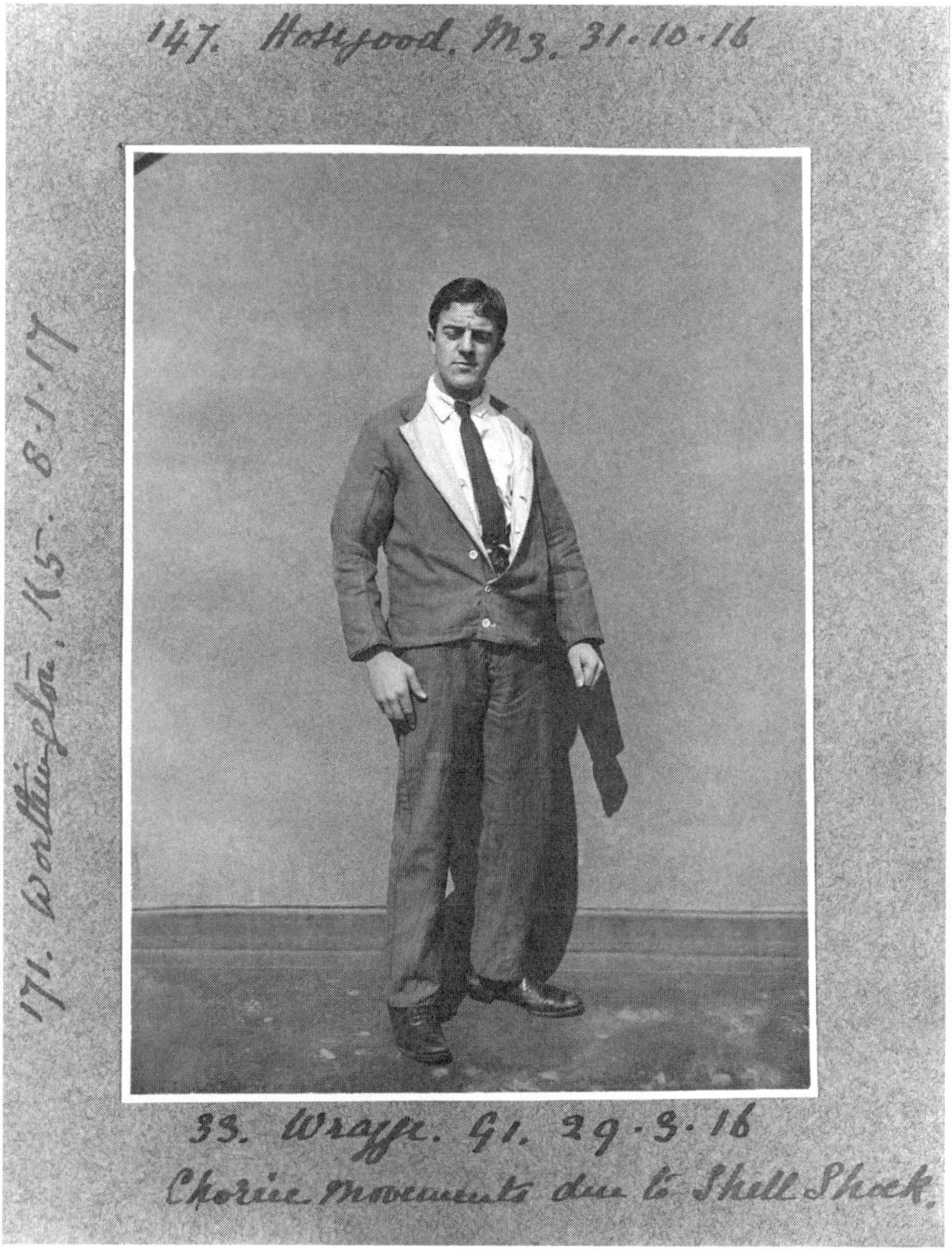

図版 3－1　戦争神経症の患者［CMAC RAMC 760, Wellcome Library, London］　不随意かつ慢性的に体が動く症例。写真からは，姿勢を一定に保つことができず，緊張感が体に走っている様子がうかがえる。

戦争神経症の発生が驚きをもって受け止められたのは、患者の数が予想以上に多かったためだろう。一九一四年八月から一二月の間に西部戦線で戦争神経症として入院した患者は一九〇六名、一九一五年には二万三二七名であった。(4) これは、死傷者全体の数パーセント程度であり、一見少なくみえるかもしれない。しかし、一九一四年時点でのイングランド全体の精神病院入院者数が約一三万八〇〇〇名だったことを考えるとどうだろうか。戦争が始まって一年数か月のあいだに、この国の精神疾患患者は約一五パーセント増えたことになるのである。

戦争神経症の発症者数については、はっきりとした数字を伝えない印象的証言も複数存在した。それらは、前述の統計よりも多い数を指し示している。西部戦線の精神医療施設を視察したアメリカの軍医トマス・W・サモンによると、英国の陸軍軍医総監（Director-General of Army Medical Services）は、戦争神経症が除隊理由の約七分の一、非戦闘死傷者の除隊理由の約三分の一を占めていると述べたそうである。(5) さらに、一九二二年に開かれた陸軍省による戦争神経症に関する諮問委員会の報告書には、約六万五〇〇〇人の退役兵が、戦争神経症のために年金受給を受けていたことが記録されている。(6) いずれにしても、戦争神経症の衝撃の強さ、「多発」というべき事態を表わしているといえるだろう。

戦争神経症の多発に対して、陸軍当局は、精神医学や神経学に通じた医師たちを登用し、対策にあたらせた。開戦当初にこの問題にあたったのは、英国麻痺癲癇病院の神経科医ウィリアム・オルドレン・ターナーであった。ターナーは、本土の陸軍軍医総監からの要請に応じて、原因不明の戦闘不能状態に関する現地調査をおこなった。そして、この症状を「神経ないし精神の病」だと診断し、英国本土の専門医による治療が必要だと提言した。(7) その結果、戦争神経症が疑われる症例はすべて本土へ移送するという対策がとられることとなった。

ターナーの提言にしたがって、英国本土には、窓口となる一次入院施設としてドーヴァー海峡に面したサウサンプトン州ネットリーのヴィクトリア陸軍病院のD病棟、モーズリー神経学選別病院が設置された。(8) これらの施設では、患者を休息させることに主眼がおかれた。休息の結果、約四割の患者が軍務に復帰したとされる。残りの六割の患者たちは、各地の戦時精神病院へ転院となるか、あるいは除隊となった。転院先となった戦時精神病院は既存の精神病院を徴用したものであった。一九一四年一二月には精神病院の徴用に関する最初の命令が出され、その後の患者の増加に合わせて、一九一六年八月までに二八か所の精神病院、約二万四〇〇〇床が徴用された。(9) その後、陸軍の一般病院すべてに神経科病棟を設置することが決定された。(10)

本土での戦時精神医療の展開は平時の精神医療の光景を一変させるものであった。まず精神病院の徴用についていえば、これはイングランドの精神科病床の約一五パーセント相当にあたり、その病床にいた数万人に及ぶ精神疾患患者は戦時下のさなかに家族のもとへと帰されるか、救貧院に送られた。大戦は、戦争神経症という精神疾患の患者数を増やし、すでに入院させられていた患者たちを社会に戻した。精神病院を用いて狂気と正気を分離するという従来の方法は、ここに限界を迎えようとしていた。

いったん、西部戦線に話を戻そう。本土移送の方針が定められた後も、西部戦線では患者が増え続けた。戦況は一進一退を繰り返し、多くの兵士が精神状態を害していった。その結果、本土への移送の手間を省く目的から、西部戦線に治療拠点が設けられていった。この役割を担ったのは、ケンブリッジ大学の実験心理学者であり、医師であるチャールズ・サミュエル・マイヤーズであった。西部戦線での原因不明の精神的失調状態を、砲弾によるショック状態を意味する「シェル・ショック」(Shell shock)と名付けたのは彼である。(11)

マイヤーズも、ターナーと同様に、陸軍軍医総監が特別に任命した戦争神経症治療の専門医であった。(12) 彼の監督のもと、一九一六年八月までにブローニュやルーアンなどの後方基地五か所に精神病棟が設置された。一方、西部戦線を担当する陸軍軍医総監であったアーサー・スロゲットは、精神病棟は軍規のうえで戦場にふさわしくないと抵抗を示していた。(13) 実際は「抵抗」ではすまなかった。戦場で原因不明の戦闘不能の症状を発した兵士の

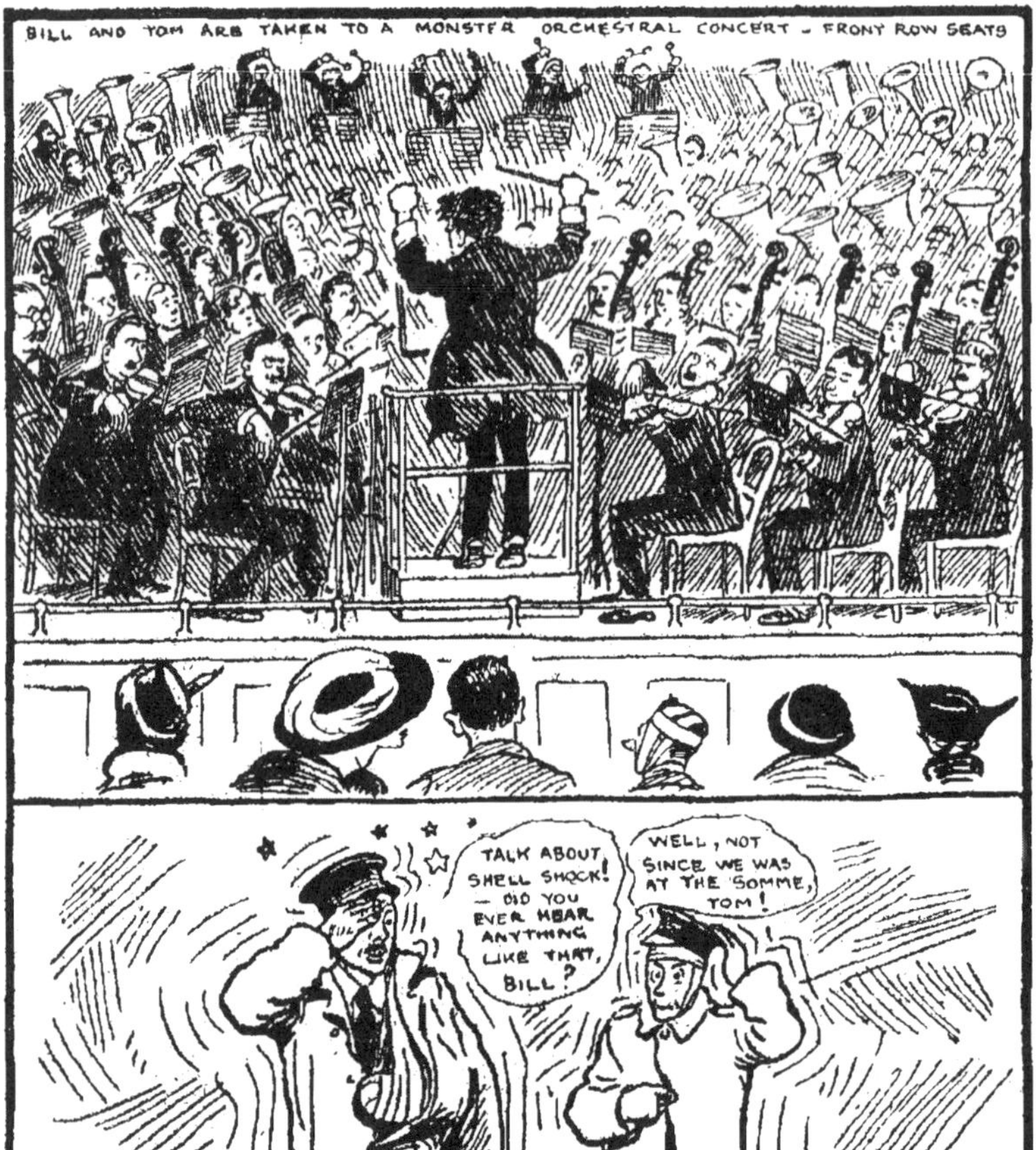
BILL AND TOM ARE TAKEN TO A MONSTER ORCHESTRAL CONCERT - FRONT ROW SEATS
TALK ABOUT SHELL SHOCK! — DID YOU EVER HEAR ANYTHING LIKE THAT, BILL?
WELL, NOT SINCE WE WAS AT THE SOMME, TOM!
W. K. HASELDEN.

図版3－2　諷刺画にみる戦争神経症［W. K. Haselden, "Trials of a wounded Tommy No. 9", *Daily Mirror*, 21 Nov. 1916（©Mirrorpix）］　上段のキャプションには「ビルとトムはある大規模なオーケストラのコンサートに連れてゆかれ，前列の席に座った」とある。そして，下段左手の兵士トムが「シェルショック（戦争神経症）について語ろう。ビルよ，こんなに大きな音を聞いたことがあるかい？」と言うと，下段右手の兵士ビルは「そうだな，ソンムの戦いにいたとき以来なかったね」と返している。ここからは，西部戦線の戦いでの砲弾の爆発音が人間の精神を乱すものだということが示されている。

一部は、臆病者だとして軍法のもとで裁かれた(14)。

しかし、一九一六年七月のソンムの戦い以後、戦争神経症問題は新たな局面を迎えていった。この大戦期に最も激しかった戦いでは、さらに多くの戦争神経症患者が生み出された。そのため、もはや軍規の問題などとはいうことはできなくなった。西部戦線では、兵士をより効率的に戦線復帰させるために、前線に近い陸軍エリアに四か所の特別受入所（Special Reception Centre）が建設された(15)。また、本土では、各種メディアの報道によって、戦争神経症は広く認知されることになった。医学メディアでは戦争神経症の治療法や病理学が広く議論され、新聞紙上でも種々の報道が続いた(16)。

その結果、陸軍当局は、戦争神経症は些事ではなく戦争遂行上の重要な問題だと認識するにいたった。そして、民間に留まっていた専門医たちを戦時精神医療施設に動員した(17)。たとえば、心理学および人類学で名高いW・H・R・リヴァーズ、社会心理学の祖といわれるウィリアム・マクドゥガル、近代医学の父とも呼ばれるウィリアム・オスラー、英国神経学の権威であるゴードン・モルガン・ホームズやフレデリック・ウォーカー・モットらが、戦争神経症の治療にあたることとなった(18)。戦争神経症との闘いは、英国にとってもうひとつの総力戦とでもいうべき現象となった。

以上の歴史的展開に関して重要な点は、戦争神経症という精神疾患が人口に広まったこと、そして治療のための特別な戦時医療施設が英国全土に設けられたことである。第一次世界大戦を通じて、精神疾患は、それまでよりも可視的な存在、より身近な存在となった。前章までで論じてきたことと すり合わせていうならば、一八九〇年法という患者にスティグマを与える法制度が継続するなかで精神疾患が親近化したのである。となると、戦前は精神医療とは無縁の世界で生きてきた人たちが、その社会的排除の網の目にかかってしまう。この事態は到底、容認されるものではなかった。その結果、社会的排除を旨とするイングランド精神医療の原理が根本から問い直されてゆくのである。

議会下院における戦争神経症

戦争神経症の多発は、その発症規模の大きさゆえに、既存の精神医療の仕組みに対する疑念を呼び起こしていった。前項で述べたように、戦争神経症を患った兵士たちの多くは、精神病院を転用した陸軍病院である戦時精神病院で治療を受けていた。戦時精神病院は陸軍法のもとにある施設であり、そこで回復した場合は戦線への復帰が義務づけられていた。しかし、回復しなかった場合は退役となり、一八九〇年狂気法のもとで治療されることとなる。実は、このような経路をたどった戦争神経症患者は少なくなかった。彼らの多くは、一般の精神病院に「狂人」として入院していたのである。

精神を病んだ者を精神病院に入院させることは、戦前の法制度と狂気の文化にしたがう限りは標準的なことであった。しかし、戦争神経症に関してはそう受け止められなかった。戦争で傷ついた傷病兵は、臆病者とされることがあったとしても、やはり英雄である。その英雄の行き着く先が精神病院というのは、患者はおろか、彼らの家族や友人は承服できなかった。英雄に狂気の烙印を押すことに大きな抵抗があったのである。そのため、戦争神経症を患った兵士たちを精神病院に監禁することへの反対の声、続いて一八九〇年法批判の声が議会下院で上がっていった。

議会下院でこの問題の口火を切ったのは、ジェイムズ・ダンカン・ミラーという北東ラナークシャ選出の自由党議員であった。一九一五年二月、ミラーは、陸軍省国会担当次官に対して、戦争神経症にかかった兵士が精神病院で治療されているのかと質問した(19)。そして、法的証明書を必要とするような重度の症状でないならば、精神病院へは送致せずに精神病院以外の医療施設での治療が図られるべきではないかと述べた。戦場の英雄に狂気のスティグマはふさわしくないと、彼は考えた。

ミラーはおそらく、戦争神経症患者が精神病院に入院している事実をつかんでいたのであろう。ミラーの質問に対して、陸軍省次官は、省を挙げて民間の一般病院で治療できるよう努力していると述べ、戦争神経症患者が精神病院で治療を受けていることを事実上認めた[20]。これにより、大戦で心を病んだ兵士たちが治安判事によって狂人と法的に認定され、精神病院に入院していることが公になった。陸軍省次官は一般病院での治療を提供できるよう努力しているとは述べたものの、実際には精神病院への入院を防ぐことは難しかった。一般病院自体も戦時下にあり、戦争神経症以外の戦傷・疾病への対応に追われており、その医師の多くも西部戦線へと駆り出されていた。また、一八九〇年狂気法は精神疾患の治療を精神病院に限定するものであり、政府が違法・脱法行為に手を貸すわけにもいかなかった。

こうした事情から、問題はすぐには解決されなかった。そのため、ミラー以外の下院議員たちも政府への圧力を強めていった。一九一五年二月以降、三八人の下院議員が七二回にわたって彼と同様の質問を陸軍省に投げかけた。この七二回という質問回数は、大戦以前と比べると非常に多い。大戦以前の下院では、精神疾患関連の話題は平均して一年に数回しか取り上げられなかった。それが、戦争神経症の多発によって前例のない盛り上がりをみせたのである。

ミラーたち下院議員の質問の背景にあったのは、精神病院での監禁によって戦争神経症にかかった兵士たちの社会的尊厳が傷つけられるのではないかという危惧であった。最初の質問から五日後、ミラーは陸軍予算委員会でふたたび発言している[21]。そこで彼は、戦争神経症患者はいかなる「スティグマ」も課せられるべきではないと、精神病院への強い嫌悪感を表明した。彼にとって、精神病院は治療の場ではなく社会的な汚辱の場であった。ここで用いられた言葉には注意が必要である。戦争神経症の多発を契機として、議会下院において精神病院が問題となったとき、早期治療言説と同様に、「スティグマ」という言葉が用いられたのである。ミラーの発言は、精神科医の言説と非常に親和的であった。

この親和性は、ミラーが精神医療行政に言及した際にも確認できる。同日の下院での発言において彼は、一八九〇年法のもとで精神病院の入院患者に対してなされる行政監督を否定的に評した[22]。一八九〇年法は、不法監禁防止のため、狂気法監督局という行政当局による精神病院の査察を定めている（一九一三年までは狂気法委員の業務）。その目的は、患者の保護であり、精神病院の運営状態を検査することである。しかしミラーは、「狂気」だという印象を与えかねないことを理由に、戦争神経症の兵士たちに対する査察はおこなわれるべきではないと主張した。ここでは、一八九〇年法が本来もつ意義が転倒していることがみてとれる。大戦以前の精神科医たちが主張したのと同じく、一八九〇年法は、患者の保護ではなく彼らを貶めるものとして表象されているのである。

先述したように、ミラーの主張は他の議員にも共有された。グロスタ選出の自由党議員エセルスタン・レンダルの発言をみてみたい[23]。一九一五年六月、彼もまた、精神病院への入院には社会的汚名がともなうと議会下院で発言し、戦争神経症の患者が精神病院に入院していることを批判した。さらに彼は、一般病院での戦争神経症治療はすすめられているのかと陸軍省側に問いただした。陸軍省の返答は、その意図こそ不明であるが、まったく不正確なものであった。陸軍省の議会担当次官は、戦争神経症患者は精神科医ではなく「神経疾患の専門職」によって治療されていると述べたのである。しかし、実際のところは、陸軍省は精神科医を軍医に登用することはあっても、彼らを戦時医療体制から締め出したことなど一度としてなかった。また、依然として、少なくない戦争神経症患者が精神病院に留まっていた。

ミラーとレンデルに続いて、その他の下院議員たちも同様の批判を展開し、法的証明書を適用せずに精神病院以外の施設で治療することを提起していった。興味深い点は、彼らが早期治療言説の主張に近い対策を求めたことである。イズリントン選出の自由統一党議員ジョージ・アレクサンダー・トゥーシは、一般病院での戦争神経症患者の治療を陸軍省に求めた。[24] また、デプトフォード選出労働党議員チャールズ・ウィリアム・バウアマンは、州やバラ（行政区）の議会による特別保養所の建設を提起している。[25] いずれも、精神病院以外の施設での治療を提起している点で、早期治療言説ときわめて親和的であった。

ここで、下院議員たちの発言の動機を確認しておきたい。発言した議員の所属党派をみればわかるように、この問題への関心は超党派的であった。つまり、彼らの発言は党派的な政治的イデオロギーにもとづくものではなかった。発言の動機は、（一）戦争の英雄を救済すること、（二）労働者階級の貧困化を防止すること、（三）個人的請願に対応することの三点に分類できる。

戦争の英雄への特別な救済を求めたのは、主として従軍経歴をもつ議員だった。たとえば、ニューカースル・アンダー・ライム選出の自由党選出議員ジョシュア・クレメント・ウェッジウッドは、戦争神経症にかかった兵士は、「自立した市民」（Self-supporting citizens）にとどまるために「自主的に医療看護を受けるべき」だと述べている。[26] ウェッジウッドにとって、強制性をともなう精神病院への入院は市民としての尊厳、国に仕えた兵士の尊厳を奪うものだった。それは、一八八〇年代にアフガニスタン戦争に従軍した経験をもつ保守党議員チャールズ・イェイトにとっても同様であった。彼もまた、戦争神経症の兵士が精神病院に入院することを悲惨の極みと捉え、特別な救済措置を求めた。[27] これは、大戦後になって、「英雄にふさわしい住居を」（Homes fit for heroes）というスローガンのもとに、退役兵に対する住宅政策の充実が求められたことと軌を一にするものである。[28] 退役兵を社会的に再統合することは戦争神経症の場合にも求められたのである。

二点目の動機は、主として労働者階級を支持者にもつ議員の発言に認められる。こうした議員たちが戦争神経症にかかった兵士を精神病院へ入院させることに反対したのは、それが労働者階級を貧困のスパイラルへと導く入り口だと考えたためであった。これは、前章のウィリアム・ガワースの主張にも確認できるものだが、そもそもは救貧法改革の議論によくみられた考え方である。その論理はつぎのとおりである。まず、労働者階級の構成員が何らかの疾病にかかった際、治療と看護のための費用を調達し、家庭内に看護要員を見つけることは困難だったという前提が存在する。その際、第一のオプションは篤志一般病院への入院であるが、実際にはその可能性は限られており、多くはスティグマをともなう救貧院（あるいはその付属医療施設）での治療と看護を選択することになる。しかし、いったん救貧法のもとにおかれると、その後の社会復帰は容易ではない。救貧法のもとで労働者階級はスティグマ化され、社会的な下降をたどることになる。救貧法改革の言説ではこのような労働者階級の社会的下降が批判の対象となるわけだが、それが戦争神経症の議論においても援用された。すなわち、戦前は自立した労働者だった者が戦傷により精神病院というスティグマのともなう施設へと収容されることが、問題視されたのである。

具体的な例としては、全国店員組合を支持母体にもつ労働党議員ウィリアム・クロフォード・アンダーソンの質問である。一九一六年一一月、彼は、労働者階級の兵士が戦争神経症にかかって精神病院に入院した場合、その家族は救貧法のもとで暮らさざるをえない、と下院で指摘している[29]。一九一七年三月の質疑では、チャタムとギリンガムの港湾労働者を支持者にもつ保守党議員ジェラード・ホーラーもまた、つぎのように述べ、戦争神経症を契機とした貧困化の危険性を主張している。

私は、とてつもない不正義を感じている。戦争で狂人となってしまった兵士と水兵についてである。彼らの症状は一時的なものかもしれない。われわれもそう願っている。しかし、多くの場合において不治のものだろう。その結果、どうなるだろうか。その兵士は救貧院の施療所か精神病院に送られる。施療所に行ったとしても数日後には精神病院へと送られるだろう。州立精神病院の入院費の下限が週あたり一四シリングであることは下院でも常識である。そこでは何が起こるのか。精神病院に送られると、貧民救護員は兵士の恩賜からこの一四シリングを入院費として徴収するのである。妻と子どもには何も残されない。彼らもまた、救貧法のもとで暮さねばならなくなる。彼らは不満を言うことなどできない。彼らは、他の兵士と同様にこの国に全力で貢献してきた。彼らなしにはわれわれは存在しない。いま起こっていることはまさに悲惨の極みである。(30)

第三点目の動機については、以下の二つの事例が挙げられる。一九一八年八月の下院において、ウェスト・ブラッドフォード選出の自由統一党議員フレデリック・ウィリアム・ジョウェットは、ある患者の実例を挙げて戦争神経症治療のありかたに異議を申し立てた。(31)その患者はジェイムズ・バートンなる下級士官である。バートンは、サロニカでの軍務において戦争神経症を発症し、マルタ島の陸軍病院で治療を受けた。しかし、この病院では回復せず、ヨークシャーのメンストン公立精神病院に入院することとなった。入院時のステータスは救貧患者であった。このことを事後的に知ったバートンの父は非常に困惑した。彼は、いつの間にか息子が精神病院に入院し貧民となったことを知り、その社会的な悪評に慄き、ジョウェットに陳情したのである。

ノッティンガムシャー選出の保守党議員エリス・ヒューム－ウィリアムズの発言にも、同様の背景が認められる。(32)彼に陳情したのは、マンチェスター近郊に住む、あるジェントルマンであった。彼の息子は兵卒として大戦に従軍し、戦争神経症により退役となった。従軍中は陸軍病院で治療を受けていたのだが、治癒が適わないと判断されると、彼はプレストウィッチの公立精神病院へと送致された。この事例においても、退役および精神病院への入院は家族に告知されなかった。そのため、彼の父は人脈をたどってヒューム－ウィリアムズに陳情したのである。

以上のように、第一次世界大戦期の英国では、戦争神経症にかかった退役兵に対して特別な救済を求める声が強まっていった。これは、大戦前までは精神医療と関係を取り結んだことのなかった人たちが戦争神経症の多発を契機として精神病院と関係をもたされることになり、そのことへの不満が蓄積されたということを意味している。彼らは、大戦によって、それまで監禁し他者化し不可視化していた狂気の問題に向き合うことになった。

興味深いのは、精神医療と関係を取り結ぶことに対する不満の声が議会下院で表明された点である。二〇世紀初頭の英国において、議会が特定の疾患に苦しむ患者やその家族に対してセイフティ・ネット機能を働かせることとは非常に稀であった。しかし、次節で述べるように、政府は戦争神経症にかかった退役兵に対して特別な救済措置を講じていった。つまり、戦争神経症の多発は、議会がセイフティ・ネット機能を働かせなければならないほどの重要な事態だった。そして、狂気と精神病院を社会的に不名誉なものとする制度と文化は、戦時期の精神疾患の多発に耐え切れず、変容を迫られていったのである。

三　軍務患者計画から早期治療言説へ

軍務患者計画の立案

下院における議論の高まりによって、政府は、戦争神経症にかかった退役兵への治療に関して特別な措置を講じざるをえなくなった。下院での議論が高まりつつあった一九一五年の前半において、政府は一八九〇年狂気法を改正することで対応しようとした。精神医療行政を監督する内務省は、国会担当次官セシル・ハムズワースに命じて、一八九〇年狂気法改正法案の提出に踏み切った(33)。同法案は、戦争神経症にかかった兵士に限って、精神病院以外の施設で治療することを可能とするものであった。その治療に際しては法的証明書の発行を必要としないことが定められていた。しかし、同法案は廃案となってしまう。戦争神経症患者の救済という課題を眼前としつつも、精神病院への不法監禁が助長されるとの懸念が一部の下院議員から寄せられたためである。

一九一五年法案の帰趨は、その後の戦争神経症対策に大きな影響を及ぼすこととなった。陸軍省は、精神医療法制を変更せずに、戦争神経症の兵士たちを精神病院以外の施設で治療する方法、より具体的には法的証明書と救貧法を適用せずにすむ治療方法を講じなければならなくなった。この課題は、陸軍省にとって難しい問題ではないようにもみえる。すでに述べたように、陸軍省は戦争神経症の治療のために既存の精神病院を戦時精神病院として徴用していた。これらの戦時精神病院は、一八九〇年法ではなく陸軍法のもとにある施設であり、治療に際して治安判事の許可も救貧法の適用も必要としなかった。しかし、前線へ健康な兵士をできるだけ迅速に送り返すことを任としていた戦時精神病院に、早い段階で治癒にいたらなかった戦争神経症患者を収容する余裕はほとんどなかった。そのため、少なからぬ兵士が精神病院に送致されていた。その数は、一九一五年の時点で約六七〇〇〇人にも及んだ[34]。

このような事情から、陸軍省は一九一六年八月、戦争年金委員会と狂気法監督局に意見聴取をおこない、対応策を協議した[35]。この協議で主導権をとったのは、一九一三年精神薄弱者法（Mental Deficiency Act）の成立により、精神医療行政の業務を狂気法委員から引き継いだ狂気法監督局である[36]。陸軍省の諮問に対して、同局は、一八九〇年法の改正なくしては精神疾患患者を精神病院以外の施設で治療することは法的には不可能であること、また、戦争神経症にかかった兵士たちに対しては救貧法の適用対象から除外することにのみ専心すべきである、と返答した[37]。つまり、最低限の策として救貧法の適用だけは避けることにしたのである。

この方針のもと、狂気法監督局は、「軍務患者計画」（Service Patient Scheme）と呼ばれる対応策を提案した[38]。

この計画は、戦争神経症の兵士たちに対して戦時年金から精神病院の入院費用を供し、貧民待遇ではなく私費入院の待遇を与えること、他の入院患者との区別をおこなうために制服とバッジを支給することを骨子とするものであった。この計画の利点は、既存の戦時年金によって入院費をまかなうことで、戦争神経症の兵士を救貧法の適用対象としないことにあった。また、地方自治体が新たな施設を設置するための財源を用意する必要がないという利点もあった。そのため、多くの地方自治体の関係者に好評をもって迎えられた。

ただし、戦争神経症患者が狂気法のもとで精神病院へ入院すること自体には変わりがなかった。さらに、軍務患者として認定し入院費の支払いを決定するのが各地に設けられた戦争年金委員会だったことも、事情を複雑にした。戦争年金委員会の財源には限りがあり、無制限の支出は期待できなかった。その結果、議会下院に加えて地方自治体からも、軍務患者計画に対する批判の声が発せられた。たとえば、一九一七年以降、ランカシャー、ブラックバーン、バーミンガム、コーンウォールの精神病院担当部局から、精神病院での戦争神経症患者の治療に反対する運動が起こった[39]。彼らは、精神医療行政によらず、かつ救貧法のもとにもない独自の保養施設の建設を求めた。

下院においてこうした声を代弁したのが、サルフォード選出の自由党議員であり、『ヨークシャー・オブザーヴァー』のオーナーでもあったウィリアム・P・バイルズであった。彼は一九一七年二月の下院において、つぎのような演説をおこなっている。

海外の戦線で国へ奉仕し、精神を患って帰国することとなった兵士と水兵たちは、軍から退役させられ、精神病院へと送られている。そして彼らの入院費は貧民救護員に肩代わりされ、まるで貧民狂人のような扱いを受けている。このような患者の家族たちに対しては生活の手段はほとんど残されていない[40]。

前述の地方自治体のなかでとくに抵抗したのはランカシャーだった。州議会議員トラヴィス・クレッグとランカシャーの精神病院局は、同地の年金当局がもつ権限に強硬に抵抗した[41]。その抵抗ぶりは、地方紙を通じて各地に伝播した。たとえば、ブラックバーン戦争年金委員会はランカシャー精神病院局と同様の要求をおこなった[42]。

それでも、一八九〇年法の改正をせずに戦争神経症患者を精神病院以外の施設で治療することは不可能であり、狂気法監督局はこの計画を唯一の解決策として推進した。依然として懸念を示す地方自治体に対しては、新施設建設のための時間的・金銭的な余裕がないことを強調し、計画への賛同を強く促した。その結果、一九一七年七月、狂気法監督局、陸軍省、戦争年金委員会は軍務患者計画の正式採用にいたった[43]。そしてさっそく、一九八人の患者が軍務患者として登録され、一九二二年にはイングランドの九一の精神病院で四九八五人が軍務患者として治療と看護を受けることとなった[44]。

軍務患者計画の実現は、戦争神経症患者の救済それ自体よりも、政府と行政当局が一八九〇年法の欠陥を認めた点に大きな意義があった。すなわち、法的証明書と救貧法という社会的汚名を与える法的な制度が精神疾患患者の重荷だということを、政治権力の側も認めたのである。これは、イングランドの精神科医たちにとっては、早期治療言説の正当性が認められたことを意味していた。彼らは長らく、法的証明書のもとでの精神病院への入院が精神疾患患者にスティグマを与えることを指摘し、治癒が可能と見込まれる早期の患者を対象に精神病院以外の施設に治療の場を設けること、そしてその治療に際しては法的な手続きを軽減することを求めてきた。議会下院における精神医療制度への批判、そして軍務患者計画の登場は、精神科医たちの積年の主張に説得力を付与することになったのである。その結果、彼らは、早期治療言説をあらためて持ち出し、戦前よりも自信をもって一八九〇年法改正を訴えていった。

早期治療言説への接合

戦争神経症の多発とそれに続く軍務患者計画の編成は、精神科医が唱えた早期治療言説に説得性を付与した点において、重要な意味をもつ事件であった。これはきわめて偶発的な出来事であったが、同時代の精神科医たちはただちに、戦争神経症の治療をめぐって交わされた議会内外の議論を自らの一八九〇年法改正運動に利用した。

その可能性に最初に気がついたのは、私立精神病院ヨーク・リトリートの院長ベドフォード・ピアースだった。一九一六年一月、英国医師会ヨークシャー部門での講演を通じて、彼は、戦争神経症の治療に関する議会内外からの議論を根拠として、早期治療体制の正当性を主張した[45]。彼にとって、あるいは精神科医にとって、第一次世界大戦期に議会下院や地方自治体が指摘した問題は、戦前から主張してきた早期治療体制が確立されていなかったために起こったものであった。戦前の精神科医たちは、精神病院の外で、すなわち法的証明書のスティグマを逃れたところで治療されるならば、早期の精神疾患は治癒可能であり、患者の尊厳を守ることができると主張してきた。しかし、戦前までの一八九〇年法改正の試みはいずれも失敗に終わっていた。ピアースは、このことが戦時における戦争神経症の治療をめぐる混乱の根源にあると指摘した。そして、戦争神経症の治療という難題を眼前にしたいまこそ、一般大衆が早期治療の重要性に気づいたのだ、と論じた。

ヨーク・リトリートは、モラル・トリートメントの発祥地であり、イングランド精神医療の世界において非常に影響力の高い施設であった。その院長たる精神科医ピアースの発言の意図はすぐに他の精神科医に伝わった。ピアースの講演から二か月後となる一九一六年三月、精神科医のリチャード・ガンドリー・ロウズが『英国医学雑誌』に掲載された論文のなかで、戦争神経症の治療経験を援用しつつ早期治療の正当性を訴えた[46]。

第一次世界大戦以前、ロウズはランカスター州立精神病院の病理学担当医であった。この職責だけをみれば、中堅の精神科医といったところである。しかし、彼は医学心理学協会の「英国精神医学の地位検討委員会」

(Committee on Status of British Psychiatry) で書記を務めていた。[47] この委員会はすでに、早期治療の推進を精神医学の地位向上の一手段として結論づけていた。この点からすると、ロウズは早期治療言説を担う重要な裏方のひとりであった。

戦時においてロウズは、リヴァプール近郊に開設されたマッガル戦時精神病院の院長に抜擢され、狂気法ではなく陸軍法のもとで精神疾患の治療にあたった。[48] この経験は、戦前から主張されてきた早期治療の重要性を証明するものとなった。戦時精神病院は一八九〇年法のもとにはなく、その治療に際しては治安判事のもとで法的証明書を得る必要がなかった。こうした利点から、マッガル戦時精神病院では迅速な治療が可能となり、より多くの治癒を導くことができた、とロウズは主張した。[49] 彼の説明によれば、法的証明書の汚名から逃れることができた患者たちは医師の治療に協力的であり、その多くが回復したというのである。

ロウズの主張に関しては、実際の治癒率を示す史料が残されていないため、その真偽は定かではない。軍務患者計画が必要とされた経緯からすれば、戦時精神病院の治療には限界があったことが推測できるだろう。しかしここで重要な点は、その主張の真偽ではない。ロウズは、ピアースと同様に、戦時経験をもって早期治療言説の正当性を主張した。その論法自体は、説得力をもつものとして受け入れられていった。

ピアースとロウズの提起を受けて、早期治療言説に対する風向きは明らかに変わっていった。一九一七年九月、『ランセット』の編集主幹は、精神医療行政に関する議会の論調に一定の変化を認め、この変化を戦時中の一時的なものにとどめるべきものではないと主張した。[50] さらに同年一〇月、同主幹は、精神病院以外の施設での精神疾患の治療を禁じている点で、一八九〇年法は戦争神経症治療を阻害しているとも論じた。[51]

戦時精神医療に参画した精神科医以外の医師たちからも、早期治療言説への賛意が表明された。一九一七年、マンチェスター大学解剖学教授であったグラフトン・エリオット・スミスと同大学で実験心理学講師であったトム・ヘザリィ・ピアが、戦争神経症の治療にあたった経験を基にした書籍『シェル・ショックとその教訓』を刊行し、大戦後の精神医療行政のありかたを論じた[52]。

議論の内容をみる前に、彼らの経歴について述べておきたい[53]。戦前のスミスとピアは、精神病院での治療経験をもたない医師であった。しかも、勤務医や開業医といったキャリアではなく、大学に籍をもつ医師であった。しかし、彼らは戦時中にマッガル戦時精神病院で戦争神経症の治療に従事した。そして、右の書において、戦時精神病院の治療に倣って精神疾患を早期に治療するための方策を講ずるべきだ、と主張した。

『シェル・ショックとその教訓』において、スミスとピアはまず、狂気をめぐる「無知、迷信、誇張された恐怖」の存在を指摘する[54]。彼らによれば、一般大衆は、精神疾患を病としてではなく、狂気という不可思議なものと捉えていた。しかし、戦争神経症の多発によってこの考え方は変化を迫られる。一般大衆は、精神疾患をより身近な問題として受け止めざるをえなくなったからである。ただし、その治療にあたっては一八九〇年法が障壁となる。法的証明書制度のもとにおいて精神医療は忌避の対象であり、近親者の手に負えなくなるまで患者は放置される。その結果、多くの患者は早期の治療を受けることはできず、末期になってはじめて精神病院を訪れる。そうなると、もはや患者は治癒しない。そして最終的に、精神疾患患者は精神病院で一生を過ごすことになる。一方、法的証明書制度を適用せずに、あるいは精神病院以外の施設で早い段階に治療を受けられるならば、社会的尊厳を傷つけることなく治癒へたどりつけるはずである。一八九〇年法はこの治癒への道を塞ぐものである。スミスたちはこのように論じた。

スミスとピアの援護射撃を受けて、精神科医たちは一八九〇年法の改正に自信を深めていった。一九一八年、『精神科学雑誌』の編集主幹は、ピアース、ロウズ、スミスらの主張を援用し、精神障害の早期治療の必要性をあらためて主張した[55]。その際の論拠は戦争神経症の経験であった。この編集主幹は、「大戦は、合理的で人道的な精神病者の看護方法をこの国に教えてくれた。この徴候は単に一時的なものなのか。戦時中の陸軍のみ限定される手法だったのだろうか」と問いかけた[56]。彼が用意した答えはもちろん「否」であった。

精神科医たちは一八九〇年法改正の夢を第一次世界大戦にみはじめていた。一九一八年、医学心理学協会は一八九〇年法改正を目指すことを表明し、その数か月後には改正法案をまとめあげた[57]。法案の内容は、戦前と同様に、治安判事の関与（法的証明書発行）の廃止、精神病院以外の施設での私費患者の治療を求めるものであった[58]。これまでと異なるのは、その正当化の根拠を大戦での戦争神経症治療の経験に求めたことにあった。

ただし、この法案は議会へは提出されなかった。というのは、一八九〇年法の改正という問題が政府内でも議論されていたからである。一九一六年八月、再建委員会（Reconstruction Committee）は、政府内各省庁および各部局に対して、戦後の再建計画に組み込むべき政策上の課題を提案するよう求めた。当時は挙国一致内閣であったとはいえ、実質的には自由党主導の内閣であり、再建委員会の意図は戦前・戦中に展開された社会政策を維持し発展させることにあった。こうした背景から、政府は、狂気法監督局に対しても政策課題を提案するよう要請した[59]。同局には、新たな医療行政を構築するための新機軸の提案を求めたのである。

狂気法監督局に関して、いまいちど紙幅を割いて補足しておきたい。同局は、一八九〇年法のもとで精神医療行政を担っていた政府部局である。前項でも述べたように、一九一三年精神薄弱法までは、狂気法委員が精神医療行政を担っており、内務行政の一部であった。しかし、一九一三年法によって、狂気法委員制度は保健と公衆衛生に重きをおく狂気法監督局へと改組されることになった。この改組に際しては、上級官庁は変更されなかった。つまり、基本的には名称の変更にすぎず、新組織もまた大法官と内務省のもとにおかれた。また、狂気法監督局は狂気法委員に準じる委員を構成員とした。だが、一九一三年以後、その委員には医師出身者が増員され、保健的性格が強化された。しかも、この医師出身の委員のうち、チャールズ・ヒュバート・ボンドとエドワード・マリオット・クックらはれっきとした精神科医であり、この公職に就いた後も医学心理学協会の会員資格を保持し続けていた。つまり、一九一三年以後は行政当局内部に精神科医たちが存在するようになった。

こうした背景から、狂気法監督局に対する再建委員会の要請はごく自然と早期治療の提起へとつながっていった。ボンドやクックらが中心となった狂気法監督局は、再建委員会に対して早期治療体制の不備を指摘し、解決策として一般病院に精神科外来部門を設置するよう提案した(60)。当然のことながら、この外来部門での治療に際しては法的証明書は不要とされた。詳しくは後述するが、再建委員会への提案内容は一九二〇年に議会に提出された法案へとつながっていった。こうして、精神科医たちは行政の内側からも戦時精神医療の経験を政治的に利用していったのである。

四　早期治療言説の帰結

戦間期になると、早期治療の問題は国政の場でより頻繁に議論されるようになり、一八九〇年狂気法の改正が現実味を帯びていった。その背景として、一九二〇年の保健省設立は重要な出来事であった。保健省が設立されると、狂気法監督局は保健行政の担い手としての性格を一段と強固なものとしていった。一九一三年精神薄弱法により同局が設立され、保健行政の担い手となったことはすでに確認したとおりである。ただし、同局の上級官庁は依然として内務省であった(61)。これが一九一九年保健省法（Ministry of Health Act）によって変更された(62)。人民の健康の改善を通じた国力増強を目的として保健省が設立され、同局はその監督下におかれた。設立当初の保健省を初代大臣として率いたのは再建委員会の長も務めたクリストファー・アディソンであるが、彼は一九一一年国民保険法の成立にも尽力した、医師出身の急進主義的な政治家であった。[63] 彼の指導のもと、狂気法監督局は、国民の精神衛生を目指す機関として一八九〇年法の改正へとまい進していった。

保健省のもとで、一八九〇年法の精神は過去の遺物になろうとしていた。精神病院における不法監禁の問題はもはや議論すらされず、予防保健政策として精神障害の早期治療は重要課題になろうとしていた。このような背景から、一九二〇年、同省は保健省（諸政策）法案（Ministry of Health [Miscellaneous Provisions] Bill. 以下、「一九二〇年法案」と略記）を下院に提出した。[64] 同法案は、一八九〇年法の改正だけを目的としたものではなく、第一〇条のみが精神医療に関係する部分であった。同条は、戦争神経症を含む早期の精神疾患症例を法的証明書の適用外とするものであった。その目的は、狂気のスティグマを根絶することであり、そのことはアディソンの下院演説で明確に述べられている。[65] ここに早期治療言説は、政府閣僚の言葉のなかにはじめて取り込まれた。

ただし、保健省（諸政策）法案に関していえば、保健省はその成立を真剣に期待していたわけではないようである。それは、この法案が会期末の一二月に提出されたことからうかがうことができる。成立を期すならば、この時期に重要法案を提出することは考えにくい。そしてその見込みどおり、この法案は大した議論もされぬまま、会期末に廃案となっている。保健省は、この時点での一八九〇年法改正を時期尚早とみていたようである。

一九二〇年法案が廃案となった後、狂気法監督局と保健省は改正への道筋をより慎重に整える方向へと方針転換した。一八九〇年法改正には幅広い世論の後押しが必要だと判断し、関連する利害集団の意見集約に動き出した。一九二二年、保健省は、地方行政当局、治安判事、精神科医らを一同に集めた狂気法行政に関する関係者会議を開催した。[66] 精神病院を運営する地方自治体の担当者、法的証明書を発行する治安判事らを招き、法的証明書の廃止と早期治療に関する合意形成を目指したのである。この会議を主導したのは、精神科医と狂気法監督局の医師委員であった。彼らはこの会議を通じて、早期治療の正当性をあらためて主張し、利害関係者の説得にあたった。

この説得過程において重要な役割を果たしたのは、アディソンから保健大臣を引き継いだ自由党の政治家アルフレッド・モンドであった。彼はこの会議で、精神科医たちの主張とほぼ違わぬ論理を展開し、「精神障害の早期治療」へ全面的な支持を表明した。以下は、モンドの演説からの抜粋である。


この偉大な事業〔精神医療〕に、なんであれ無神経さや残酷さというスティグマの烙印を押すことは、まったくもって公正さを欠くものだろう。このスティグマの感性は消し去られるべきである。なぜならば、すべての患者が回復するための最善の機会を得るよう施設の条件を整えたならば、大衆たちはわれわれの目的に気づき、しだいにスティグマはなくなることが期待されるからである。身体的な病に対するスティグマは精神を病む者に付随するスティグマと同等のものである。それが、科学がわれわれに教えてくれることである。多くの精神疾患患者が治癒し退院し、ふたたび通常の市民になることが、十分に知らされていないだけなのである。[67]

この演説は、精神科医たちが一八九〇年以来つくり上げてきた修辞法で埋め尽くされている。前出のアディソンはきわめて簡単に精神病院のスティグマに触れただけであった。しかし、モンドの演説は精神科医の主張とそん色のないほど同化したものである。これにより、治安判事をはじめとした法曹家、精神医療行政に携わる地方官僚に明確なメッセージが送られた。「精神障害の早期治療」は政府が推進する保健政策である、と。そして、一八九〇年法の改正に向けたコンセンサスが形づくられていった。

一九二二年の会議を受けて、翌一九二三年、法改正の動きが現実化していった。狂気法監督局内部の意見もまとまり、同局の法曹委員である弁護士A・H・トレヴァーが医事法協会での法案起草を呼びかけ、医師と法曹関係者によって一八九〇年法改正法案が起草された。[68]また、ラッセル伯による議会内のロビイングがすすむなど、改正運動は大きな進展をみせた。[69] しかし、不運にも一九二三年の改正法案もまた失敗に終わった。今回は、会期中に議会が解散になったために廃案となったのである。

一九二三年改正法案の挫折を受けて、狂気法監督局と保健省はさらに確実な法改正へのステップをとった。翌年、狂気と精神障害に関するロイヤル・コミッションが任じられたのである。このロイヤル・コミッションは本来、早期治療の問題を議論するためのものではなかった。一九二一年、モンタギュ・ロマックスという公立精神病院に勤務する若い下級医が公立精神病院での非人道的な看護環境を告発したことが、直接の背景にあった。[70]

しかし、実際にロイヤル・コミッションを一八九〇年法改正のための準備の場として開催したようである。ロイヤル・コミッションで議論された内容や招集された証人の顔ぶれをみると、保健省はこの容はほとんど検討されず、その代わりに精神科医たちが早期治療の必要性を執拗に主張した。[71] また、保健省や狂気法監督局に加えて、英国医師会、精神病院医療従事者（看護婦と男性看護人）の労働組合、精神病院を運営する地方自治体などが、早期治療の原則に賛意を表明した。[72]

こうして、ロマックスの告発に始まったはずのロイヤル・コミッションは一八九〇年法改正を議論する場となった。それは、最終報告書が一八九〇年法への決別を打ち出したことから確認できる。その総括部分では、「過去のキーノートは監禁であったが、将来のそれは予防と治療でなければならない」と述べられている。[73] ここでいう「過去」とは、一八九〇年法のもとでの精神医療、法的証明書制度に特徴づけられた精神医療のことである。この報告書は、早期治療言説と同様に、「精神疾患の患者は、その症状が進行し法的に証明された狂人となるまで、治療のために存在する精神病院施設に入院することはできない。症状が進行したときにだけ治療を受ける資格が与えられる」ことを問題として指摘する。[74] そのうえで、「古臭い偏見を根絶することと、精神疾患患者に対する責務について社会の態度を根本的に見直すこと」が必要だと述べる。[75] つまり、法的証明書制度がもたらしたスティグマを根絶することが大義となっているわけだが、この考え方は早期治療言説における精神科医の主張とほとんど違いがない。

ロイヤル・コミッションにおいて早期治療言説が全面的に支持されたのは、複数の労働党議員が労働者の社会的尊厳を守ることを目的としてコミッションの委員に加わっていたことと関係がある。一九二三年に成立した初の労働党政権によって任命された、このロイヤル・コミッションは、委員一〇名のうち六名を労働党員もしくは労働党に近い人物に割り当てた。(76) 彼らの関心は、必ずしも精神医療そのものにあったわけではない。二〇世紀初頭以来、労働党の最大の関心事のひとつは救貧法改革であった。彼らにとって、救貧法の問題とは救貧院の非救済的な性格、労働者階級の社会的地位を貶める性格にあった。こうした観点からすると、精神医療施設は明らかに非救済的であり、社会的な汚辱に満ちた場所であった。労働党議員たちにとって、一八九〇年法の改正は労働者の社会的尊厳の問題だった。

一八九〇年法改正への途において労働党の果たした役割は非常に大きかった。一九二六年にロイヤル・コミッションの報告書が刊行されたとき、労働党は政権の座にはなかった。そのため、保守党政権下では改正法案は提出されなかった。それが、一九二九年に再度政権の座に就くと、労働党はすぐに一八九〇年法改正法案（以下、「一九二九年法案」と略記）を提出した。(77) 同法案は、従来の改正法案と同様に、法的証明書を適用しない入院方式を導入することを主眼とするものであった。

すでに述べたように、一八九七年から一九二三年にかけての改正法案はたび重なる審議延期を経て廃案となった。しかし、一九二九年法案は、大きな修正もないまま順調に議事がすすめられた。この速やかな議事進行は、精神科医たちの主張が労働党議員たちを十分に説得していたからであろう。労働党の政治家たちは、ジョーンズがかつてそうしたように、精神障害の早期治療を人民の健康を効率的かつ人道的に達成する手段として表現した。

そのことは、一九二九年法案の審議過程からも明確に確認できる。労働者階級への公衆衛生政策に関心をもつ下院議員たちは一様に、一九二九年法案への賛意を表明した[78]。議論をリードしたのは労働党議員であった。たとえば、医師でもある労働党議員ヘンリ・モリス－ジョーンズは、つぎのように一九二九年法案を擁護している。

もし彼ら〔精神疾患患者たち〕が裕福であれば、利用できる私立の施設はたくさんある。しかし、貧しい者たちの場合は、私たちが何らかの対処をしなければならないほどに手段を欠いた状態にある。もし一切のスティグマもなく、不要な好奇心にさらされることもなく、早期の内に静かに治療を受けることができるならば、彼らは法的に証明された狂人となることはけっしてない[79]。

また、一九二九年法案に対しては他党の議員からも賛同の声が発せられた。保守党政権下で保健省次官を務めていたキングスリー・ウッドは、一八九〇年法を精神医学の進歩を妨げる旧弊と断じたうえで、つぎのような個人的体験を述べた。

私の妻は娘の出産後六週間にわたって精神的な不調を経験した。私とその家族は一度、かの女を私立精神病院へと入院させた。そこで三週間も過ごすと、かの女はすっかり回復したのだが、その入院プロセスでかの女は二人の医師と治安判事によって狂気であると法的に証明されなければならなかった。かの女はこのことを知らないし、将来的にも知ることがないよう私は祈っていた。なぜなら、法的に狂人となったことを知れば、かの女は永遠に狂ったままになりかねないからである[80]。

このキングスリーの発言は労働者階級の公衆衛生を論じたものではない。しかし、法的証明書の社会的含意に関する彼の見解、それを生み出している一八九〇年法への嫌悪は、労働党議員と精神科医たちにも共有されていたものである。

こうして、一九二九年法案は、下院で「熱狂的」と評されたほど多くの賛成意見を得た[81]。その声を受けて、労働党政権側も同法案を積極的に後押しした。保健相アーサー・グリーンウッドと保健省政務官アラベラ・スーザン・ロレンスは、早期治療の論理を精神科医とほぼ同様に論じ、それに対する批判には戦闘的に反論した[82]。その結果、野党側から改正を押しとどめる発言はほとんど出なかった。

一九三〇年七月一〇日、一八九〇年法改正法案は精神治療法として成立した[83]。新法の特徴は、つぎの三点にまとめられる[84]。第一に、法的証明書を必要としない任意入院制度の運用拡大である。一九三〇年法以前、任意入院制度は私立精神病院などに限られていた。しかし、同法によって、公立精神病院だけでなく精神病院以外の医療施設でも運用可能となった。同制度については第五章で詳述するが、法的証明書制度が適用されない入院方式を導入することで、早期患者が精神病院を利用しやすくなることが企図されていた。

第二に、一時入院制度の創設である。任意入院制度の場合、入院に際して患者本人による同意が必要となるが、入院に際して同意能力を欠く患者も多かった。その場合、入院意思を示すことができない患者には早期治療をおこなうことができなくなる。一時入院制度は、この問題を解決するために、六か月から一二か月のあいだに限って、同意能力を欠く患者が法的証明書の適用を受けずに精神病院に入院することを可能にした。同制度の利用に際しては、患者の親族からの申請書、二名の医師からの推薦状（診断書ではない）、地方自治体の医務官の署名が求められた。親族の希望と医師の裁量のもとで早期患者の入院が可能となったのである。ちなみに、一時入院に関しては、既存の病院施設だけでなく、狂気法監督局の承認のもとで、私立保養所もその患者の受け入れが認められた。

最後に、一般病院への精神科外来クリニック設置の推奨である。精神科医たちが主張してきたように、一九三〇年法では、精神病院のスティグマが問題にされ、一般病院に精神科外来を設置することが推奨されたのである。ただし、前述の二つの入院制度改革とは異なり、これは単なる推奨にすぎなかった。強制的に設置を迫るものでもなく、また設置に際して国から補助金が支出されるわけでもなかった。

こうして、一八九〇年以来、精神科医たちが主張し続けてきた、精神障害の早期治療は一九三〇年に具現化されることとなった。その月日は、精神科医にとっては長いものだったかもしれない。改革への希望は常に挫折と失望に終わってきた。四〇年かけてようやく、彼らは自らの主張を形にしたのである。

五　小　括

一八九〇年狂気法のもとでは、治安判事の裁可によってのみ精神病院への入院が可能とされ、その治安的含意は患者を精神科医から遠ざけるものであった。そのため、精神科医たちは、非人道性と治療上の非効率的性を理由として、一八九〇年法改正運動をすすめた。しかし、第一次世界大戦前の法改正運動は失敗の連続に終わる。ここまでは前章で確認してきたとおりである。

本章で明らかにしたのは、戦争神経症の多発がこの閉そくした状況を一変させたという点である。戦争神経症が精神疾患人口を著しく増加させたため、議会内外で精神保健法制のありかたが議論された。一八九〇年法のもとでは、戦争神経症もまた精神病院での監禁の対象となり、以前よりも多くの市民がそのスティグマを被ったからである。戦争神経症の多発は、その数的規模の大きさによって、精神疾患をめぐる文化コードを従来の汚辱に満ちたものから誰でも罹るものへと書き換えた。つまり、戦争神経症の多発とは、歴史上類をみない規模で起こった精神疾患の一般化であり、精神疾患を完全なる社会のアウトキャストとする文化が戦争神経症の多発によって限界を露呈したのである。それゆえに、下院議員たちはこの問題を積極的に取り上げ、既存の法制度のありかたに疑問を投げかけた。

その結果、政府は軍務患者計画なる特別な救済策を考案し、戦時精神医療の一策として実施した。この戦時経験は、結果として、一八九〇年法体制を批判する早期治療言説に裏づけを与え、一八九〇年法改正運動に追い風をもたらした。また、一九二〇年以後、一八九〇年法の改正は保健省のもとで重要課題として位置づけられていった。そして、一九三〇年精神治療法が成立し、早期の患者（軽度の精神疾患患者）が精神病院・精神科医の診療対象として明確に設定されることとなった。

ここで、第Ⅰ部の最後の二つの章をアボットのモデルに沿ってまとめ直し、第Ⅱ部につながる論点を導いておきたい。第二章で論じられたのは、一八九〇年法によって精神科医の支配的業域をめぐる状況に危機がもたらされたこと、その解決策として早期治療言説という支配的業域をめぐる主張が構築されたことである。一方、第三章で述べたのは、その早期治療言説の帰趨、支配的業域をめぐる裁定についてである。つまり、本書はここまで、精神科医の支配的業域をめぐる主張がいかにして編成され、最終的な裁定へといたったのかを細かにみてきた。具体的にいえば、精神科医たちは、一八九〇年法を批判するために人道主義、救貧法批判、公衆衛生の論理を採り入れ、国家に貢献する精神医療を目指した。結果として、それが戦争経験を経て、労働党議員を中心として議会内における訴求力を確保し、法改正をかちとったのである。

第Ⅱ部で論じていくのは、早期治療言説の背後において、精神科医たちが、一八九〇年法が生じさせた専門職の危機を解決するために、キャリア編成、診療形態、施設運営のありかたについてよりミクロな次元で戦略的な交渉と競争を展開していたことである。彼らは、早期治療言説に自らの支配的業域を開拓かつ保全する可能性をみいだす前に、あるいはそれと並行して、より身近な次元において一八九〇年法時代を乗り切る方策を見つけようとしていた。そして実際のところ、早期治療言説は、そのミクロな交渉と競争の成果を後づけるものにすぎなかったのである。

第Ⅱ部　精神科医・精神病院・非正規医療
――支配的業域をめぐる諸局面

第4章　一八九〇年狂気法と精神科医

一　早期治療言説と専門職利害

精神科医たちにとって、一八九〇年狂気法はつぎの二つの意味で危機であった。ひとつは、法的証明書を通じて精神医療に対する司法行政の監督態勢が強化され、精神病院への入院が社会的な忌避の対象となったこと。もうひとつは、私立精神病院の新規設立を禁じたことにより、有力な社会経済的な上昇手段であり、エリート精神科医の医業形態であった私立精神病院経営者というキャリア・パスが封じられたことである。

この危機に対して、精神科医たちは「精神障害の早期治療」なる言説を構築することで対抗を試みた。早期治療言説において興味深いのは、二つの危機のうち、前者の問題だけに言及がみられることである。早期治療体制の確立を訴える際、彼らは法的証明書が適用されない精神疾患の治療システムの創出ばかりを論じた。しかし、一八九〇年法のもうひとつの柱である私立精神病院の規制に関しては、それを廃するための直接的な主張は表だっては論じられなかった。一八九〇年法のもうひとつの危機に対して、精神科医たちは無関心だったのか。何も対抗策を講じなかったのか。私立精神病院の経営という、最も実のある医業形態を精神科医たちは放棄したのか。

私立精神病院の経営に代わる社会経済的な上昇手段を確保しようとしなかったのか。こうした問いに対する本書の回答はいずれも否である。

早期治療言説の細部に注意し、その背後にある専門職の職階構造、病院施設の運営をめぐる諸局面と突き合わせるならば、この言説には専門職利害を維持・確保・発展させるための主張が巧妙に埋め込まれており、それがいわば言説の果実たる役割を果たしていたことがみえてくる。政治的流行を巧みに押さえた早期治療言説を紡ぐ背後で、精神科医たちは、職階構造、診療形態、病院施設運営のありかたを戦略的に再編していた。彼らは言説の編成以前に、よりミクロな次元で一八九〇年法の危機に向き合い、対策を講じ、他のサービス提供者と競争していた。そこにこそ、一八九〇年法から一九三〇年精神治療法にいたる歴史的力学の根源が、アボットがいうところの専門職発展の様相が確認できるのである。精神科医という専門職は、言説の編成を通じて支配的業域の発展と維持を図るだけではなく、支配的業域をめぐるよりミクロな交渉と競争にも深くかかわる存在であった。

早期治療言説において専門職利害が露呈されるのは、その言説内では比較的マイナーな位置づけがなされた諸提案である。この節では、早期治療言説において専門職利害が表現される諸提案を、当時の医業をめぐる文脈からあらためて検討し、その意味を探ってみたい。そのうえで、精神科医たちがミクロな次元においてそれぞれの一八九〇年法対策を講じていった諸局面を論じていきたい。

早期治療体制確立のための提案として、治安判事の介入なき入院制度と精神病院以外の医療施設、とくに一般病院への精神科外来の設置がある。これらの提案は、早期治療言説の本来の主張からすると、早期患者のための人道的かつ効率的な治療が目的であった。しかし、精神科医のキャリア編成という観点から考えると、とくに後者の提案には異なった意味をみいだすことができる。

一八九〇年法のもとで最も影響を被ったのは、私立精神病院の経営で生計を立てる医師や経営者たちである。

彼らの有力な顧客であった富裕層の患者は、法的証明書を要する精神病院を避け、非合法の医療施設を利用するようになっていた。この精神病院の忌避は、当然のことながら私立精神病院経営者にとっては経済的打撃であった。その結果としての私立精神病院の衰退は、第二章で確認したとおりである。

一八九〇年法に苦しんだのは私立精神病院の経営者だけではなかった。私立精神病院経営者は、精神科医のキャリア・パスにおいて頂点に位置していた。つまり、一八九〇年法は、これからキャリア・アップを図ろうとする医師たち（とくに公立精神病院の勤務医たち）の野心をくじくものであった。私立精神病院のポストが限られることは、精神科医全体にとって社会的上昇回路の喪失を意味しており、公立精神病院に勤務する医師たちの個人的利害も著しく損なわれることになる。

このような困難な状況に直面して、精神科医たちは新たなキャリア編成の方法を編み出そうとしていた。それは、顧問医という医業形態を採用することであった。顧問医とは、一般病院、とくに寄付金によって設立された篤志一般病院で臨床医としての職責を有するエリート開業医のことである。なぜ、精神科医は顧問医という医業形態に眼をつけたのか。それは、一八九〇年法によって精神医療への規制がかかるなかで私立精神病院の経営に代わる社会経済的な利をもたらす、ほとんど唯一の医業形態だったからである。

篤志一般病院で職責を有する開業医、すなわち顧問医という医業形態について詳しく説明しておこう。(1) まず確認しておくべきは、当時の篤志一般病院は文字どおり慈善を目的とした無料の医療サービスを提供する医療施設であり、その任にあたる医師には報酬が用意されていなかったことである。つまり、篤志一般病院の職責は医師個人の収入に結びつくものではなかった。篤志一般病院の職責とは、社会奉仕をおこなっているという証にすぎなかった。そのため、一般病院の職責をもつ医師たちは開業医として私費患者を診療することで収入を得ていた。この職責では、篤志一般病院の職責を得ることは純粋に医師の慈善活動なのかというと、そうではなかった。この職責の獲得は、その篤志事業に寄付者として名を連ねる富裕階層との知己を獲得することと同義であり、エリート開業医（顧問医）として成功するうえでの重要な要件だった。顧問医は、精神医療以外の医療サービスにおいてはきわめて一般的な医業形態であった。医師が病院施設を経営し生計を立てることは、精神医療を除けば珍しいことだった。医師のキャリアの頂点にはほとんど常に顧問医が存在していた。その点を鑑みれば、精神科医たちが顧問医を志向したことは、遅ればせながら医業一般の潮流にのっとろうとしたものであり、また一八九〇年法のもとにおける消極的な選択であった。

一八九〇年法のもとで私立精神病院の経営者となる道を封じられた精神科医たちは、顧問医となることで新たな社会的上昇の可能性をみいだそうとした。このことは、早期治療言説の内容を振り返ってみると、実に示唆的である。すでに確認したように、精神科医たちは、早期治療の具体的方策として一般病院への精神科外来の設置を求め、これは一九三〇年法において具現化された。精神科医たちによれば、その目的は、精神医療の人道性と効率性を担保するためのものであった。しかし、次節以下で詳しくみてゆくように、彼らは、一八九〇年法による私立精神病院への規制を眼前にして、顧問医を志向するようになっていた。そうであれば、早期治療制度の提唱によって精神科医たちが手中に収めようとした一般病院への精神科外来設置とは、精神科医個人の社会的上昇回路を確保するためのものと読むことができる。いいかえれば、早期治療言説を通じて精神科医たちは、精神医療の経済的な旨みを取り戻そうとしたということである。精神医療を通じてもたらされる経済的な利益を最大化すること、精神医療をふたたび商業化することが、早期治療言説を通じて目指されていたのである。

このことは、早期治療言説における他の提案からも認められる。たとえば、精神科医たちは早期治療言説の主張に際して、一八九〇年法の罰則規定である第三一五条の撤廃を求めていた。第二章で述べたように、この条項は、治安判事の裁可を得ない精神病院への入院に対して罰金刑を定めたものである。この罰金は小額とはいえ、商業的な精神医療を制限するうえで十分な効果を発揮した。公文書などから確認する限り、精神科医はこの条項に触れるような診療行為にはめったに手を染めなかった。つまり、法的証明書を嫌う精神疾患の患者とその家族に対して、あからさまに一八九〇年法に反する医療サービスを提供することはなかった。

しかし、精神科医たちの望みはこの罰則条項に服することではなかった。彼らは事あるごとに第三一五条の廃止を要求し続けた。たとえば、一八九七年から一九〇〇年にかけて議会に提出された一八九〇年法改正法案には第三一五条の廃止が含まれている。(2) ただし、不法監禁を防止するために設定された、この条項を廃することに関して理由づけは一切されなかった。同条項が商業的な精神医療を制限するものであり、その廃止が逆の方向性をもつことは明らかであるにもかかわらず、である。第三一五条の廃止要求は、早期治療言説において人道性や効率性が議論される一方で、実にひっそりとその提案に紛れ込まされていた。また、一九〇〇年以後の改正法案にも盛り込まれていった。(3) そこに、精神科医たちの本当の目的、精神医療の再商業化がかいま見える。

一九二〇年に議会下院に提出された一八九〇年法の一部改正を含む法案（保健省［諸政策］法案）に関しても、精神医療の再商業化をめぐる興味深いやりとりが確認できる。(4) この法案は一九二〇年に保健省が起草し議会に提出したものだが、一八九〇年法改正を目的としたものではなく、その第一〇条のみが精神障害の早期治療に言及したものであった。しかしすでに述べたように、この法案は廃案となる。その際、精神科医たちは悔悟の念を覚えるよりもむしろ安堵の言葉を漏らしていた。この法案の失敗に対して、『精神科学雑誌』の編集主幹は、「協会（医学心理学協会）は、その第一〇条に関して、協会が求めてきた修正なきままに法となるよりは、条項そのものを外してしまうことを望んでいる」と述べた。(5) 彼らが考える第一〇条の問題点とは、早期治療の対象たる患者から「それまで精神病院に入院していた者」、そして「入院への同意能力に欠く者」を除外する点であった。精神疾患の場合、入院に際して同意能力を欠く患者、入院歴を重ねる患者は多数を占めていた。また、彼らが早期に治癒する可能性はけっして高いとはいえなかった。これらのことは、医学心理学協会も了解していた。

では、精神科医の専門職である医学心理学協会はなぜ第一〇条に反対したのか。それは、第一〇条の提案どおりに事がすすんだ場合、患者の家族が早期治療を望んでいても、患者当人の反対によって法的証明書を介さない入院は不可能となるからである。一九二〇年法案によって早期治療が可能となったとしても、その適用範囲が狭くとられていてはその効果は減じられる。精神科医たちは、あくまで実りの多い変化、より広範囲にわたる患者層に対して早期治療をおこなうこと、すなわち実質的な再商業化を望んでいた。

一九二〇年法案に対する反対意見を述べる際に精神科医たちが用いた論法は、このことを傍証している。一九二〇年法案に反対する際、彼らは、精神医療における「選択の自由」(Freedom of choice)の重要性を論じた(6)。英国の医業の歴史において「選択の自由」とは、政府による医業への介入を批判し、医業者の自由診療の権利を擁護するために用いられてきた表現であった。たとえば、この表現は、一九一一年国民保険法、一九四六年国民保健サービス法のような非商業的で民主的な医療制度への反対の際に頻繁に用いられた(7)。つまり、精神科医たちは、一九二〇年法案第一〇条のような限定的な規制緩和では飽き足らず、より完全な規制の撤廃、精神医療の再商業化を望んでいた。

精神医療における自由診療を求める声は、ごく稀にではあるが、私立精神病院の問題に結びつけられた。一九二四年より開催されたロイヤル・コミッションにおいて、精神科医レジナルド・ラングドン・ラングドン-ダウンは英国医師会の代表として一八九〇年法批判を繰り広げた。その際に彼は、一八九〇年法のもとでは私立精神病院の経営が一八九〇年時点の既存施設の経営者だけに認められている点を問題視し、患者の選択の自由を狭める独占事業だとして批判した(8)。彼は、一八九〇年法のもとでは私立精神病院が限られた医師によってのみ提供されるサービスであるために、この医療サービス形態を好む人たちの願いが踏みにじられていると主張し、早期治療体制の確立による私立精神病院事業の再開放を求めた。

こうした観点からすると、早期治療言説の主張を具現化した一九三〇年法もまた、国民の精神衛生という本来の目的をよそに、商業的な精神医療への道を拓くものであった。それは、同法では、（一）一般病院への精神科設置を推奨する条項が同法には設けられたこと（すなわち、一八九〇年法のもとで顧問医へと転進していった精神科医たちの篤志一般病院での職責獲得を促進すること）、（二）一時入院制度によって、一九二〇年法案の際に医学心理学協会が反対を表明した「同意能力に欠ける患者の早期治療」が認められたこと、（三）一時入院制度導入に関連して、私立保養所での精神疾患患者の受け入れが実質的に合法化されたこと（私立精神病院に代わる営利的な精神医療施設の設置が認められたこと）によく表現されている。一九三〇年法は、早期ないしは軽症の場合という制限は設けたものの、もはや治安判事の関与を必要としない事実上の自由診療を可能にしたといえるだろう。それゆえ、一九二〇年法案へ反対した精神科医の団体である医学心理学協会は一九三〇年法の成立を歓迎したのである。(9)

早期治療言説は、法的証明書の非人道性、その制度下での精神病院治療の非効率性を表向きの論理としながらも、実際のところは精神科医の利害調整を含意していた。この議論は、早期治療言説の行間を読むという作業上の性格のため、推測交じりの分析のようにみえるかもしれない。そうした疑問は、以下で論じられる、精神科医のキャリア編成をめぐるミクロな次元の実証から払しょくされるだろう。

二　職階構造の変容

本書の第二章と第三章では、アボットがいう「専門職支配的業域の混乱」を受けて、精神科医たちが新たな支配的業域をめぐる主張（早期治療言説）を展開したことを確認してきた。本節で論じるのは、彼らが、支配的業域をめぐる主張を展開する以前に、あるいはそれと並行して、専門職の職階構造を再編することで一八九〇年狂気法によって被った不利益を最小化しようとしていたことである。

この職階構造の再編とは、私立精神病院経営者がキャリアの頂点にあった職階構造から顧問精神科医を頂点とするそれへと変化させたことを指す。繰り返し述べてきたように、一八九〇年法のもとでは私立精神病院の新規設立が禁じられ、その経営者になるというキャリアは事実上閉ざされてしまった。そのため、社会経済的な地位の向上を望む精神科医たちは私立精神病院の経営者ではない医業形態を模索していった。それが顧問精神科医である。この節では、いかにして精神科医たちがこの新たな医業形態の創出に取り組み、一八九〇年法時代を生き抜いていったのかをみてゆきたい。

まず、精神科医の職階構造を統計的に検討することで、この論点に迫ってゆきたい。具体的には、一八九〇年法と一九三〇年精神治療法の成立年における精神科医の職責を統計的に処理する。史料となるのは、彼らの専門職団体である医学心理学協会の会員一覧と『医師年鑑』である。

医学心理学協会について説明しておくと、同協会は、一八四一年に一四人の精神病院院長を中心として結成された精神病院医協会を前身とする精神科医の専門職団体である。精神病院医協会が設立された当初は、病院長のみを会員としていた。しかし、一八六五年になるとこの団体は医学心理学協会へと改称をおこない、会員資格を医師一般に開放した[10]。なお、現在の英国精神科医協会は医学心理学協会の後継団体である。

ここで、精神科医の職階構造について説明しておきたい。当時の精神科医は、大まかにいってつぎの九つの区分に分けることができる。(一) 顧問医、(二) 開業医、(三) 民間施設経営者、(四) 民間施設院長、(五) 公立施設院長、(六) 上級医官、(七) 下級医官、(八) 退役精神科医、そして (九) その他の医師である。

(一) 顧問医とは、上中流階級を顧客とするエリート開業医を指す。この特定の顧客層を得るという目的から、都市部に存在する篤志一般病院での職責や、ロンドン内科医協会などのフェローシップを有している場合が多い。これらの地位を通じて、彼らは他の開業医とは異なる顧客層を獲得し、より多くの収入を得ることができる。当然のことながら、ロンドンはそうした顧問医が集中する場所となり、そのうち少なくない数の医師は一〇万ポンド以上の財産を残している。この顧問医の定義は精神医療にも適用可能である。精神医療の場合、顧問医とは精神疾患を専門とするエリート開業医たちのことである。とくに精神病院の院長職を経験した者が、この職位に就く機会に恵まれていた。一方、(二) 開業医とは、精神病院での高位の職位を経験していないが、精神病院での一定の勤務経験のある精神科医たちを指す。彼らは多くの場合、篤志一般病院の職責をもっていなかった。

顧問医と並ぶ高位の職階が (三) 民間施設経営者である。民間施設には、私立精神病院と篤志精神病院が含まれるが、経営者をもつのは前者のみである。私立精神病院の経営者は医師資格を必要としない。しかし、一九世紀後半から、精神保健行政を監督する狂気法委員たちは、私立精神病院に治療の質を確保することを要請し、医師の経営資格取得を後押ししていった。その結果、一八九〇年の時点において、私立精神病院の経営資格の約三分の二は医師資格をもつ者に保有されていた。医師経営者の多くは院長職を兼任しており、院長としての収入と経営者としての収入の双方が入る仕組みになっていた。あくまで目安ではあるが、院長としての平均的な収入は年一〇〇〇～二〇〇〇ポンドであった。(三) 民間施設経営者と (四) 民間施設院長を分けて分類しているのは、こうした特徴のためである。経営者を兼務している私立精神病院の院長と雇われの身の院長とでは、地位と収入において格段の差があった。また、民間施設には私立精神病院と篤志精神病院が含まれるのだが、後者においては、医師は経営者となることはできず、必ず被雇用者となる。篤志精神病院では、地域の名望家たちを中心とする理事たちが経営・運営の権限を掌握しており、その院長は雇われの身であった。彼らは、およそ一〇〇〇ポンド前後の年俸を得ていた(11)。

精神科医の職階においてつぎにくるのが、(五) 公立精神病院院長である。公立精神病院は、給与と社会的地位のどちらについても民間施設より低かった。先進的な施設の場合は、人材確保の目的もあり、年一〇〇〇ポンド近い給与が院長に与えられていたが、その他の施設の院長報酬は年四〇〇～五〇〇ポンド程度であった(12)。ただし、多くの場合、精神病院内に住居が提供され、生活の諸費用も施設財政によって負担されていた。民間施設と異なり、賞与は与えられなかった。

院長職の下にある職階が (六) 上級医官と (七) 下級医官である。前者は各精神病院に一～二名、後者は施設の規模によるが二～六名程度配置されていた。医官の待遇に関しては、院長職同様、民間施設が公立施設に優っていた(13)。民間施設では上級医官の給与は年五〇〇～六〇〇ポンド、下級医官が年二〇〇～三〇〇ポンド前後である。それに対して、公立精神病院は、救貧患者や慢性患者を収容した施設が多く、医師一般の就業先としても最下層に位置するものであった。上級医官の年給はおよそ数百ポンド、下級医官は一〇〇～一五〇ポンド程度であった。公立精神病院の医官は、医業の世界にコネクションをもたない医師たちや格段に優秀な成績を治めることなく医学校を卒業した医師たちが、最初に勤める職のひとつであった。医師のキャリア編成については、図4－1を参照されたい。

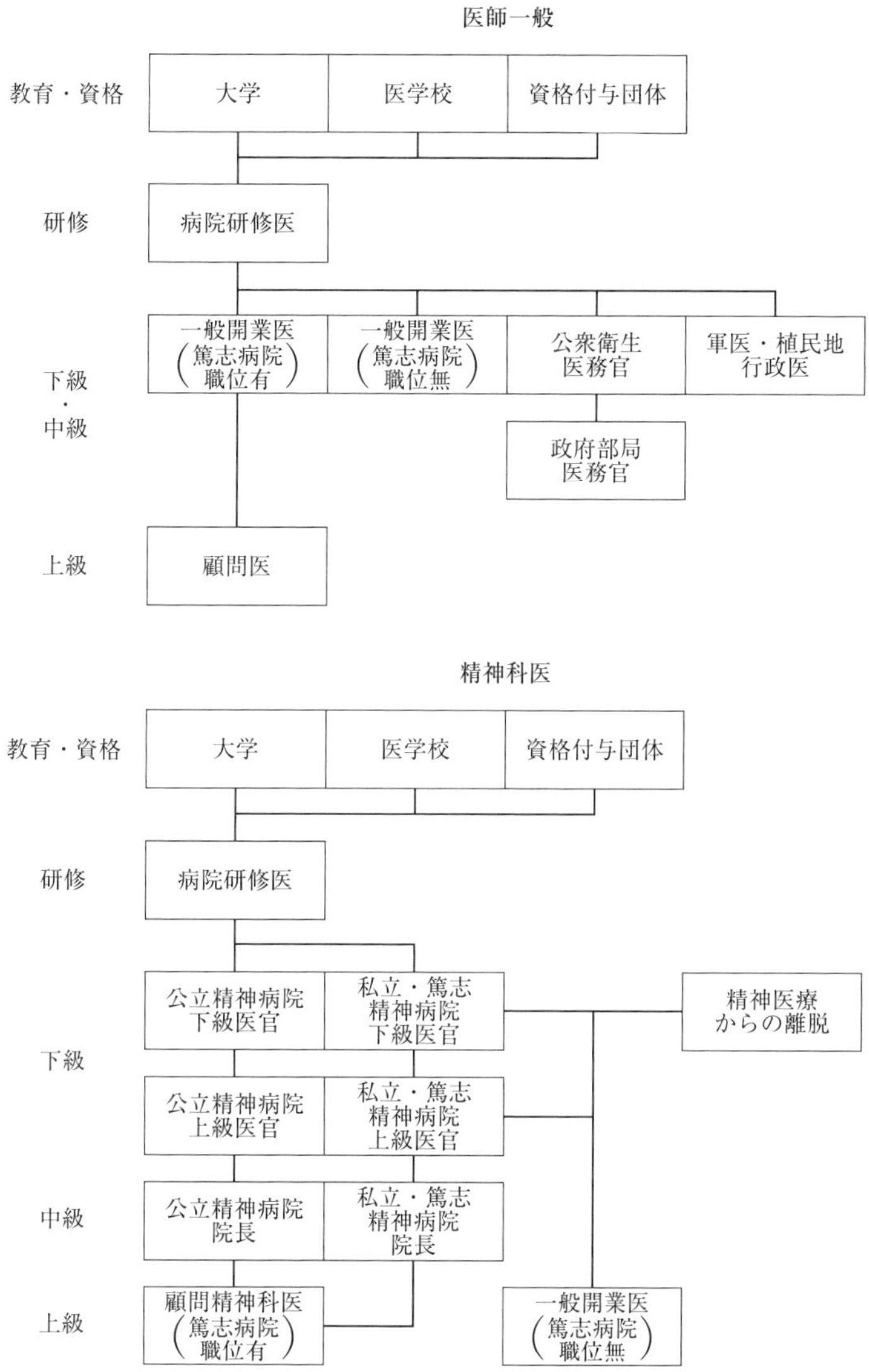

図4－1　医師のキャリア編成［筆者作成］

以上が精神科医の職階構造の概略であるが、以下では一八九〇年法のもとにおける職階構造の変化を記述してゆく。一八九〇年当時の精神科医の数と地域分布については、表4－1を参照されたい。ここまでに示した職階のなかで大きく変化があったのが、私立精神病院経営者である。一八九〇年法以後、この階層の衰退は顕著に観察される。表4－2によると、一八九〇年以降、私立精神病院経営者の数は一定となり、全体に占める割合を徐々に減らした。一八九〇年法のもとでは私立精神病院の新規設立が禁じられたため、その私立精神病院の経営資格は既存の経営者の親族や経営上のパートナーに限られて譲渡されることとなった。すなわち、私立精神病院の独占とも呼べる事態が起こっていた。

他方で、一八九〇年以後に規模を拡大した職階は、顧問医と開業医といった個人で診療をおこなう精神科医たちであった。この医業形態がとくに発展した地域は、医師が富裕な顧客層を獲得する機会に恵まれた消費都市ロンドンであった。一八九〇年法によって私立精神病院経営者へ転身する道を断たれた精神科医たちは、ロンドンの医師街であるハーリー・ストリート周辺に個人診療所を開設し、新たな医業形態に社会的上昇の可能性をみいだそうとした(14)。

第一次世界大戦の始まる時期までに、ハーリー・ストリート周辺には、ベスレム精神病院の院長を勤めた三人の医師たち、ロバート・パーシー・スミス、モーリス・クレイグ、テオフィルス・バクリー・ヒスロップらが診療所を設け、ロンドン州議会所管の公立精神病院の院長であったトマス・クレイ・ショウ、ヘンリ・レイナー、J・F・ウッズらもこれに続いた(15)。一八九〇年法時代にエリート精神科医が病院勤務の立場から抜け出ようとするとき、最も有力な選択肢は顧問医業だった。さらに、その後一九三〇年までに、ユニヴァーシティ・カレッジ病院の医師バーナード・ハート、エディンバラ大学の精神科医ヘンリ・イエローリース、同じくグラスゴウからジョン・カーズウェルらがハーリー・ストリートへ集まってきた(16)。彼らを中心として、一八九〇年法時代の精神

表4－1　英国精神科医の地域分布，1890-1930年

（単位：人，％）

地域	1890年		1914年			1930年		
	人数	比率	人数	成長率	比率	人数	成長率	比率
イングランドおよびウェールズ	282	71.4	483	171.3	69.5	508	105.2	70.8
スコットランド	47	11.9	102	217.0	14.7	100	98.0	13.9
アイルランド	38	9.6	50	131.6	7.2	47	94.0	6.5
海外	26	6.6	56	215.4	8.1	63	112.5	8.8
不明	1	0.3	4	400.0	0.6	1	25.0	0.1
合計	395	100.0	695	175.9	100.0	718	103.3	100.0

出典：*Journal of Mental Science*, 36（152), 1890, pp. i-xiii; 60（248), 1914, pp. i-xxix; 76（312), 1930, pp. xviii-xlviii より筆者作成。

表4－2　イングランド精神科医の職階構造，1890-1930年

（単位：人，％）

職層	1890		1914		1930	
	人数	比率	人数	比率	人数	比率
顧問医	24	9.7	36	8.6	60	13.3
開業医	14	5.7	25	6.0	26	5.8
私立精神病院経営者	45	18.2	46	11.0	43	9.5
民間施設院長	18	7.3	20	4.8	30	6.7
公営施設院長	65	26.2	91	21.8	94	20.8
上級医官	19	7.7	57	13.6	80	17.7
下級医官	53	21.4	100	23.9	110	24.4
退役精神科医	1	0.4	14	3.4	4	0.9
その他	9	3.6	29	6.9	4	0.9
合計	248	100.0	418	100.0	451	100.0

出典：*Journal of Mental Science*, 36（152), 1890, pp. i-xiii; 60（248), 1914, pp. i-xxix; 76（312), 1930, pp. xviii-xlviii より筆者作成。

科医たちは新たな診療実践のしかたを編み出していったのである。

三　顧問精神科医の診療ネットワーク形成

前節で述べたように、一八九〇年以降のイングランドでは顧問精神科医なる医業形態が発展した。以下で述べるのは、彼らの具体的な診療のありかたについてである。顧問精神科医たちは、安定的な収入を得ることができる診療ネットワークをいかにして築いたのか。まずは、篤志一般病院における精神科設置という問題から検討してみたい。

篤志一般病院への精神科設置

顧問医業を始めることはけっして容易なことではなかった。個人診療所を開設しただけでは、顧問医としての社会経済的な成功にはつながらない。すでに述べたように、医業一般において、イングランドの顧問医たちは、高額な診療費を払うことができる上中流階級の顧客を獲得するために篤志一般病院を利用していた。当時の篤志一般病院の役職はほぼ無給であり、その価値は病院の理事や寄付者と顔見知りになることにあった。当時の医療制度において、篤志一般病院は、顧問医のコネクション形成の場としてきわめて重要なものだった。

そのため、一八九〇年以後に顧問医業を担っていったエリート精神科医たちもまた、当時の医業界の常識にそって篤志一般病院とのコネクションを求めた。一八九〇年当時、精神科医を任命していた一般病院は皆無であった。ロンドンを代表する篤志一般病院である聖マリア病院、聖トマス病院、ガイズ病院では付属医学校の講師職に精神科医を任命していたが、精神科は存在しなかった。しかし、一八九〇年以後に顧問医として開業した精神科医たちの多くは、篤志一般病院における役職、それも講師ではなく精神疾患担当の医師職を獲得していった。たとえば、ロンドン州議会監督下のハンウェル精神病院院長職を辞し、ハーリー・ストリートで顧問医業に転じたヘンリ・レイナーである。一八九二年、彼は、一八七八年から務めていた聖トマス病院での講師職を精神科医職に変更し、外来部門を設けるよう、病院理事に請願をおこなった。(17)これを受けて、翌年、病院当局は精神疾患向けの外来部門の設置を決定し、イングランド初の精神科外来部門が誕生した。

聖トマス病院の精神科外来部門では、レイナーは、毎週一度患者を診察した。当然無償での診療であるが、すでに述べたように彼自身は相当の代償を得ていた。聖トマス病院は中世以来の伝統をもつロンドン有数の篤志一般病院であり、この病院の医師という肩書を得たレイナーは自身の名声を著しく高めた。その結果、彼は個人診療所に富裕層の顧客を抱えるようになった。彼の社会経済的な裕福さは、ロンドン北部の高級住宅地ハムステッドにテラスハウスを構えたこと、一九二六年に亡くなった際に約四一〇〇〇ポンドを残したことからもうかがえる。(18)この金額は、当時の公立精神病院の勤務医では手が届かないものであった。

レイナーの成功をみてか、精神科医たちは続々と篤志一般病院に接触していった。ガイズ病院では一八九六年、作家ヴァージニア・ウルフの主治医でもあったジョージ・ヘンリ・サヴィッジが精神科担当医に任命された。(19)一九〇二年にはチャリング・クロス病院でロバート・パーシー・スミス、(20)一九一一年に聖マリア病院でロバート・ヘンリ・コール、(21)一九一三年にユニヴァーシティ・カレッジ病院でバーナード・ハートが同様に、精神疾患担当医ないしは精神科外来部門での医師職を個人的請願によって獲得した。(22)彼らは例外なく顧問医として開業していた。彼らの社会経済的な成功は、その稼得状況からも確認できる。彼らの遺産目録（Probate record）をまとめた表4－3に示した遺産は、平均して公立精神病院でキャリアを終えた医師の数倍以上であった。(23)

篤志一般病院での精神科設置は、顧問精神科医の要求だけを背景としていたわけではない。精神科外来の設立

表4－3　イングランドにおける指導的顧問精神科医の遺産額

（単位：ポンド）

氏　名	遺産額（没年）	略　歴
ジョージ・ヘンリ・サヴィッジ	27,038（1921）	院長（篤志精神病院） ―顧問精神科医（ロンドン）
ロバート・ヘンリ・コール	5,413（1926）	院長（私立精神病院） ―顧問精神科医（ロンドン）
ヘンリ・レイナー	41,334（1926）	院長（篤志精神病院） ―顧問精神科医（ロンドン）
トマス・クレイ・ショウ	53,954（1927）	院長（公立精神病院） ―顧問精神科医（ロンドン）
T・オウターソン・ウッド	14,748（1930）	院長（私立精神病院） ―顧問精神科医（ロンドン）
モーリス・クレイグ	55,066（1935）	院長（篤志精神病院） ―顧問精神科医（ロンドン）
アーネスト・ウィリアム・ホワイト	34,310（1935）	院長（公立精神病院） ―顧問精神科医（ロンドン）
ネイサン・ロウ	11,450（1940）	内科医（一般病院） ―顧問精神科医（ロンドン）
ロバート・パーシー・スミス	7,936（1941）	院長（篤志精神病院） ―顧問精神科医（ロンドン）
ヘレン・ボイル	25,292（1957）	院長（私立神経科病院） ―顧問精神科医（地方）
バーナード・ハート	67,168（1966）	院長（私立精神病院） ―顧問精神科医（ロンドン）
平均額	31,246	

出典：Probate Calendars（Probate Department, Principal Registry Family Division）より筆者作成。

によって、医学校での精神科臨床教育の機会は拡充され、精神医学の地位も相対的に向上した。[24]しかし、篤志一般病院側の視点に立てば、精神疾患にかかわる病理学や治療法に目立った進展があったわけでもなく、むしろ精神疾患の治癒率の低下と患者数の不断の増加に頭を悩ませていた時代において、精神科を設置する積極的な理由は皆無であった。となれば、この歴史的事象を研究ないしは教育に還元することは難しい。

それゆえ、篤志一般病院への精神科医の進出は、やはり一八九〇年狂気法との関連で捉えたほうが理解しやすい。一八九〇年法のもとでは、篤志一般病院で精神疾患の症例を取り扱うことは制度上認められていなかった。すでに述べたように、一八九〇年法は精神医療の場を精神病院に限定していたからである。そのため、篤志一般病院の精神科での治療にあたっては、その対象は「精神疾患」（妄想［Delusion］をともなう重度の症例）ではなく、神経疾患などに類する早期の精神病患者であると主張されねばならなかった。つまり、篤志一般病院での精神科治療は、精神障害の早期治療であるという論理のもとでしか可能ではなかった。この点を踏まえると、早期治療言説の意味は、第Ⅰ部で精神科医たちが述べていた説明とは異なるものとなるだろう。精神科医たちは、篤志一般病院の精神科を通じた顧問医業を法的に裏打ちし、より確かなものとするために、篤志一般病院における精神科外来設置を主張したとも考えられるのである。

この項の議論をまとめておきたい。一八九〇年法による私立精神病院への規制は、何よりも精神科医たちのキャリア構成に大きく影響を及ぼすものであった。私立精神病院は、精神科医専門職にとって社会経済的な成功のための一手段であった。そのため、彼らは私立精神病院に変わる新たなキャリア・パターンを創り出した。それが顧問医業であった。顧問医業の志向は、彼らが最終的に成した財をみる限り、一定の成功を収めたといえよう。また、一八九〇年以後、篤志一般病院の多くに精神科外来が設置されたことは、精神科医たちの顧問医業を確かなものとする効果をもつものであった。問題は、それが当時の法制度の主旨によらない、なかば脱法的な診療形態だったことである。ゆえに、イングランド精神科医たちは、一般病院における精神科外来の設置を早期治療の名のもとに要求していったのである。

篤志一般病院と篤志精神病院の連携

前項で示したように、一八九〇年法のもとで、顧問精神科医はイングランド精神科医の新たな中核的職階となっていった。ここでは、篤志一般病院における精神科医の戦略と具体的な診療の実態に迫ってみたい。ただし、この点を明らかにできる史料は限られており、ここでは以下の事例を通じて検討することにしたい。

この項で検討するのは、ロンドンに所在する聖ルカ精神病院と篤志一般病院のミドルセクス病院にかかわる事例である。これらの事例は、一八九〇年法のもとでの精神科医たちがいかにして顧問医という立場を手に入れたのかを如実に示してくれる。また、篤志一般病院における精神科治療がそれまでの精神病院の治療となんら変わらず、軽症患者への早期治療はほとんどおこなわれなかったこともみえてくる。

聖ルカ精神病院は一八世紀に設立された歴史ある篤志精神病院である。(25) 二〇世紀初頭においては、リーズ公ジョージ・ゴドルフィン・オズボーンとロンドンの法曹家たちを理事として運営されており、小規模ながら首都の精神医療の一角を担っていた。(26) ここで着目するのは、第一次世界大戦期から戦間期にかけての同病院の再建問題である。同病院は、大戦中の一九一六年、戦時インフレーションの煽りを受けて財政難となり、施設の一時的な閉鎖を余儀なくされた。(27) しかし、一九二〇年代になると、戦前の理事たちによって再建が模索されていった。再建に際して、聖ルカ精神病院の理事たちはある困難に直面した。第三章で示したように、そのときには精神病院以外の施設での早期治療が広く主張されるようになっており、旧来型の精神病院を再開することは難しくなっていた。そこで、彼らは、狂気法監督局の医師委員であり医学心理学協会の執行委員であったチャールズ・ヒュバ

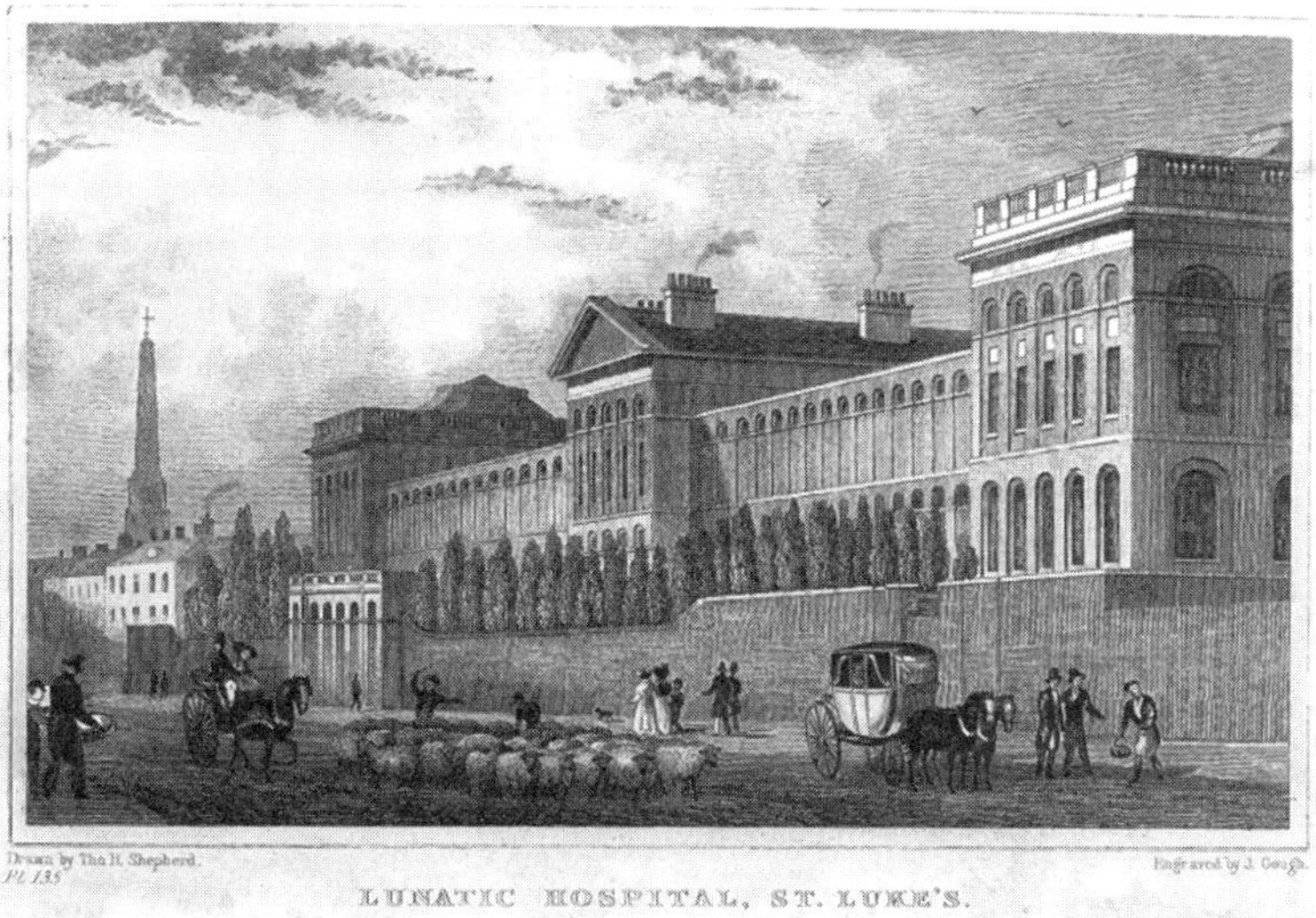

図版4－1　聖ルカ精神病院（1787年）［L0002973, Wellcome Library, London］　ロンドン旧市街（シティ）北西に位置するクリップルゲート（城門）外の地域に建設された，ロンドン第二の篤志精神病院。

ート・ボンドに、どのような形態の病院施設を再建すべきかを尋ねた(28)。その意図は、行政当局の有力者であるボンドに頼ることでスムーズな再建を果たすことにあったが、彼は一八九〇年法の改正を目論む精神科医でもあった。聖ルカ精神病院は、意図せずして早期治療言説の磁場へと導かれていった。同病院の理事たちに対して、ボンドは、首都圏の篤志一般病院のひとつであるミドルセクス病院と精神科外来部門を協同で設置すべし、と返答した(29)。つまり、旧来型の精神病院の再建ではなく、早期治療という時流に乗ったサービスを提供するよう薦めたわけである。

　ボンドの提案は、資金不足により閉鎖を余儀なくされた聖ルカ精神病院側にとって悪い提案ではなかった。新たに施設を構えるよりは、既存の病院施設の一部を借りうけるほうが格段に安価だからである。また、手持ちの資金が少ないとしても、同病院は一八世紀から続く伝統ある精神病院であり、その施設を完全に閉鎖することは理事たちの名声に響くことであった。ボンドの提案は、なんとしても再建しなければならないとする理事たちの願望に応えるものだった。また、ここで提携相手として急浮上したミドルセクス病院にとっても、ボンドの提案は好都合であった。というのも、開設後の費用はすべて聖ルカ精神病院が支払うという条件であり、ミドルセクス側としては、病院の敷地を一部貸し出すことで、精神科を手に入れることができたからである。なお、この外来設備の開設にあたっては、聖ルカ精神病院側から二〇〇〇ポンドの前受け金がミドルセクス病院へ支払われている[30]。こうして双方の思惑が一致した結果、一九二二年一一月、ミドルセクス病院内に協同外来部門が設置された。さらに翌年六月には、ミドルセクス病院に一二床の入院設備をもつ精神科病棟が外来部門に付された。これを、聖ルカ精神病院の理事たちは、「精神医療の新展開」（New development in psychological medicine）とし、再建の成功を自画自賛した[31]。また、ミドルセクス病院側は、イングランド全土でみても、一般病院が精神病院と連携した事例は珍しく、その恩恵は計り知れないものだろうと評した[32]。聖ルカ側としては時流に沿った再建が可能となり、ミドルセクス側としても費用を一切払わずに新しい試みの担い手となることができたわけである。

さらに注目したいのは、この早期治療のための施設を担当することになった精神科医の存在である。この協同外来部門を担当する医師に抜擢されたのは、戦前まで聖ルカ精神病院で勤務していた精神科医リチャード・ウィザース・ギルモアであった。ギルモアは、ダラム大学と聖バーソロミュー病院で医学教育を受け、シェフィールドのワズリー精神病院の医務官として医師のキャリアをスタートさせた人物である。このことは『医師年鑑』から確認できるが[33]、それ以外の伝記的情報は皆無であり、無名の精神科医といってよい。

聖ルカ精神病院の理事の思惑をよそにして、ギルモアは、この協同外来部門に自らの社会的上昇の機会をみていた。繰り返し述べてきたように、篤志一般病院の職責を得ることは顧問医業の要となるものであった。つまり、この無名の精神科医にとって、今回の病院再建計画は降ってわいたように顧問医業への道が開けたことを意味していた。ギルモアは時流に沿い、さっそくロンドンのハーリー・ストリートに個人診療所を設けた。そして、ミドルセクス病院で外来患者を診る傍ら、自らの顧問医業を確立していった。

ギルモアのような中堅精神科医の場合、精神病院の勤務医という職階から脱するには、一八九〇年法以前であれば、私立精神病院の経営者になるしかなかった。しかし、一八九〇年法のもとでは、篤志一般病院の職責を得て顧問医になることが一般的となった。ギルモアの顧問医への転身は、そのような当世の身の遇し方に沿ったものだった。

精神科医のキャリア編成の問題に加えて、ここで明らかにすべきは、ミドルセクス病院の協同外来部門における診療の実態である。この外来部門は精神障害の早期治療を御旗とした施設であるが、その実態はいかなるものだったのか。一八九〇年法の規定からすると、狂気ではない、つまり早期かつ軽症の段階であるという名分によって一般病院で診療が可能となる。そうした理念に沿って、実際に早期治療による予防的対策がすすめられていたのか。それとも、早期治療言説はいわゆる美辞麗句であり、実態は以前と変わらなかったのか。これは重要な論点である。

実際の史料をみてゆくと、答えは後者であったことがみえてくる。この外来部門を訪れ、ミドルセクス病院内に入院した患者の多くは早期の患者ではなかった。ギルモアが聖ルカ精神病院に提出した同部門に関する報告書によると、この外来部門で治療を受けた患者の症状は、早期治療の対象となるべき軽度の精神疾患だけではなく、麻痺、早発性痴呆、学習障害などの当時としては治癒が困難な症例が含まれていた(34)。これらの症例は、いずれも戦前の聖ルカ精神病院のそれとほとんど違わぬものであった。しかも、これらの患者たちは、一般病院で治療を受けたことによって、迅速な治癒を手にしたわけでもなかった。他の精神病院と異なるのは、法的証明書が適用されないということだけだった。早期治療の名のもとでの聖ルカ精神病院の再建は、明らかに看板の掛け替えであった。

ミドルセクス病院の精神科外来に確認された重症患者の治療は、他の篤志一般病院においても同様にみられるものであった。一九二〇年代初頭の聖トマス病院で外来部門の担当医を務めていたのは、第二章でも取り上げたロバート・パーシー・スミスであったが、彼の外来部門の症例には早発性痴呆、アルコール濫用による精神疾患、麻痺、学習障害などが含まれていた。[35] これらの症例は、一八九〇年法に照らせば、精神病院以外での治療は禁じられていた重症患者であった。

以上の観点からすると、早期治療言説は明らかに、精神科医による支配的医業域の拡大のための道具とみるべきである。それまでは精神疾患患者が訪れることはなかった篤志一般病院の外来が精神科医の職域となったうえに、実際の患者の症状はほとんど従来のままだったのである。

神経科病院への接近

二〇世紀初頭以降、顧問精神科医たちは、自らの支配的業域を篤志一般病院以外の施設へも拡大させていった。すでに述べたように、顧問医とは富裕階層向けの開業医のことである。彼らは、篤志一般病院に職責を得ることで、精神病院のスティグマを嫌う富裕な患者層や、精神的な問題を抱える家族をもつ上流階級の理事や寄付者たちとのつながりを確保し、自らの診療活動を発展させていった。

一方で、顧問精神科医たちがコネクションを求めて関わりをもつようになった施設は、篤志一般病院だけではなかった。彼らは、精神病院や神経科病院にも非常勤の職責を得て、その運営に参与していた。そこで彼らは、富裕な患者を自らの患者として勧誘し、自らの顧問医業を成り立たせていた。また、自らの診療所を訪れた患者をこれらの施設に紹介し、定期的に訪問診療をおこなうことによって収入を得ることも多々あり、いわば患者のブローカー的存在でもあった。

このことを確認できる施設のひとつが、ロンドン近郊リッチモンドに所在するキャセール神経科病院である。まず、同病院の成り立ちについて説明しておきたい。キャセール神経科病院は、金融資本家アーネスト・キャセールの二二万五〇〇〇ポンドにも及ぶ寄付によって、一九一九年に設立された[36]。同病院の設立の背景には戦争神経症の多発があった。第三章で述べたように、第一次世界大戦期に戦争神経症が多発した結果、英国は、空前の規模の精神疾患患者たちと向き合わざるをえなくなった。しかし、一八九〇年法のもとでは、精神疾患は依然として精神病院で治療されるべきものであり、そのスティグマに対する嫌悪感は社会のいたるところで表明された。とくに、中流階級の人々は、精神病院に家族を入院させることに大きな抵抗感を覚えていた。キャセール神経科病院は、そのような中流階級のニーズに応えることを目的として設立された施設であった。戦前は尊厳をもち自立していた中産階級の市民を公立精神病院へ入院させず、篤志資金のもとで治療することを、キャセール神経科病院はその設立の大義としたのである。

興味深いのは、聖ルカ精神病院と同様に、キャセール神経科病院がその設立の意義を早期治療言説によって正当化したことである。一九二六年の年次報告書では、一八九〇年狂気法のスティグマから無縁のところで患者を治療するメリットが論じられている[37]。その論理は、精神科医の早期治療言説とほとんど同じである。軽度の精神疾患であれば、既存の精神病院ではない施設での治療が可能であり、非人道的な法的証明書制度を逃れうるというのである。ただし、前述のミドルセクス病院に設置された外来部門の事例と同様に、キャセール神経科病院でも重度の精神疾患患者を受け入れ、治療していた。一九二二年の病院内記録を参照すると、一八五名の入院患者のうち四七名が「精神病」(Psychosis)という診断を付与されていることがわかる[38]。「精神病」は、法的には「狂気」に分類される重度の精神疾患であり、同病院が理念とする軽症患者の早期治療にはそぐわない。そもそも、これは一八九〇年法の規定に明確に違反している。キャセールにおいても、早期治療言説は大義名分にすぎなかった。

聖ルカ精神病院の事例と異なるのは、キャセール神経科病院は新設された施設であり、患者を獲得し継続的な医療サービスを提供するノウハウをもっていなかったことである。精神病院のスティグマを批判しつつも、精神疾患の患者を対象とする以上、その道に通じた医師や看護師の援助を得ることは施設の運営上欠かせなかった。ここに、顧問精神科医が介入する余地が生まれた。

キャセール神経科病院設立時の院長には、トマス・アーサー・ロスという心理療法を専門とする神経科医が起用された。ロスは、典型的な精神科医とは異なるキャリアの持ち主であった(39)。エディンバラの中産階級の家庭を出自とする彼は、エディンバラ大学で医学教育を受けた後、徐々に精神神経疾患に関心を寄せていった。そのきっかけとなったのは第一次世界大戦であった。リヴァプール近郊に設置されたスプリングフィールド戦時精神病院での勤務経験によって、彼は精神神経疾患の研究と治療に経験をもつこととなり、キャセール神経科病院のポストを射止めた。

しかし、ロスは、精神神経疾患の治療歴が浅く、精神病院の勤務経験もなかった。後述するように、キャセール神経科病院の理事会はこの点に懸念をもっていた。従来型の精神病院とは無縁の医師である点については、ロスの経歴は申し分ない。彼は、精神病院のスティグマとは一切関係がなかった。しかし、精神医療サービスに新規参入するにあたって、彼の経歴は専門性の欠如とも映りかねなかった。顧客層が専門性の欠如を認めれば、運営に必要な患者数を獲得することはできない。キャセールの理事たちはこの点を心配していた。

そこで、キャセール神経科病院の理事会は、ロンドンで顧問医業を営む神経科医や精神科医を運営組織に招へいすることを決定した。彼らに、同病院への患者の斡旋を期待したのである。キャセールに招かれた精神科医は、本章でもすでに言及した、イングランドを代表する顧問精神科医バーナード・ハートとモーリス・クレイグであった。両者のうち、とくに活躍したのはクレイグであった。彼は、精神病院での勤務経験を豊富にもち、医学校向けの教科書を刊行するなど、当時の精神科医業界のなかでも指導的な位置を占めていた。

モーリス・クレイグの経歴について確認しておこう。[40] 彼は、医学校を出てすぐ、イングランドで最も著名な精神病院であるベスレム精神病院で勤務医の職を得た。この就職については詳しいことはわかっていない。ただし、彼の一家が私立精神病院を経営していたこと、また精神科医としては数少ないケンブリッジ卒であることからすると、当時の精神科医の世界では将来を嘱望されていたサラブレッドだということもできるだろう。いずれにしても彼は、この施設で勤務医として働き、最終的に院長に相当する職を経験した。そして、その経験をもって、世紀転換期にロンドンの医師街ハーリー・ストリートの一画に位置するウェルベック・ストリートで顧問医業を開始した。その際、彼は時勢に倣って、一般病院の職責を自らの顧問医業の助けとした。ベスレム精神病院の先達であるサヴィッジの後を継いで、一九〇三年にガイズ病院の精神疾患担当医の職を得たクレイグは、ここを基盤に顧問医業を確立していった。しかし、クレイグはこれに飽き足らず、私立精神病院、神経科病院、年金省監督下の戦争神経症患者の保養所にまで、自身の顧問医業の網の目を張り巡らしていった。

たとえば、ムーアクロフト精神病院なる私立精神病院でクレイグは非常勤医の地位を得ていたのだが、ここで彼は、主治医として入院を仲介した患者に対して、入院先の精神病院内の診療とは別に個人的な診察をおこない、ある患者からは一回の診察あたり一〇〇ポンドを得ていたといわれている。[41] 興味深いのは、このような医師が、一九二〇年代において早期治療言説を担った精神科医のひとりであり、政治的にも影響力の大きい精神科医だったという点である。[42]

キャセール神経科病院に話を戻すと、クレイグは、ここで顧問医の職責を得て病院運営に関わることとなった。

彼の意図は、慈善事業への利他的な参画ではなく、むしろ自らの顧問医業を強化することだった。そのことは、クレイグら顧問医たちへ病院側が用意した報酬に如実に表われている。ここでいう「報酬」とは、金銭的な給与のことではない。インググランドの篤志病院が医師に給与を用意しないことは、すでに述べたとおりである。キャセール神経科病院は、ノウハウ提供と患者数の確保に協力する報酬として、クレイグたちに病院内で私診療をおこなうことを許可した。つまり、同病院に入院した患者たちは、もちろん病院側からの治療も受けられるが、同時に顧問医たちが提供する付加価値の高い医療サービスについても受診を迫られることになる。医療費の二重取りのようなことが、この病院では可能となっていた。

この点をめぐる顧問医たちのやりとりは病院の医療委員会の議事録に記録されている。一九二一年六月の議事録をみてみよう。ここでは、院長ロスとクレイグら顧問医たちが、同病院内における私診療、とくにロスと顧問医たちのあいだでの私診療行為の縄張りを議題としていた(43)。院長ロスもまた、勤務医としての収入だけでは飽き足らず、院内の患者への私診療を希望していた。そのため、外部から招へいされた顧問医たちと利害が衝突したのである。ロスが主張したのは自身の私診療の権利だけではなかった。名声だけを比べれば、ロスは招へいされた顧問医たちに劣る存在であり、彼に私診療の権利が認められたとしても、最終的にその実利は外部の顧問医たちに独占されてしまいかねない。そこでロスは、病院運営の場で自らの取り分を明確にすることを求めた。

このような生々しい利害関係をめぐる問題は医師たちだけでの議論では決着せず、理事たちを含めた病院運営委員会に諮られた。最初の決定は、病院設立に重要な役割を果たした顧問医たちに対して好意的なものであった。運営委員会は、顧問医を含む、キャセール神経科病院に入院した患者の主治医たちが、私診療を希望する患者から一回の診療あたり一〇ギニーの診療費を得ることができる、と裁定を下した(44)。ロスの申し出は事実上却下されたわけである。

しかし、ロスは諦めなかった。私診療の権利を要求し続け、一九二二年一二月に医療委員会で新たな合意を勝ち取った(45)。その合意とは、(一)顧問医らもともとの主治医たちがキャセール神経科病院に斡旋した患者については、彼らの私診療の対象となること、(二)その一方で、院長ロスは、その他の患者に対する私診療の権限が認められることであった。ただし、顧問医と主治医が認めれば、彼らの患者に対してもロスの私診療は許されることになっていた。ここに、お互いの食いぶち、診療の縄張りが設定された。そして最終的に、運営委員会はこの合意を追認した。これにより、ロスには、一回の診療あたり二ポンド二シリングを上限とする私診療報酬を院内の患者(顧問医が斡旋した患者を除く入院患者)から得ることが認められた。

ちなみに、キャセール神経科病院の医療委員会で最も活動的だった顧問医が、モーリス・クレイグであった。一九二九年を例にとれば、他の顧問医たちが数回程度の出席にとどまったのに対して、彼はほぼ毎回にあたる九回出席した(46)。そして、前述の医療委員会での取り決めのすべてに関与していた。

ここで疑問になるのは理事たちの見解である。右に述べた医師たちの争いを、彼らはどうみていたのだろうか。このことを直接的に知ることができる記録は残念ながら見あたらない。しかし、キャセール神経科病院内の各種会合の記録を見る限り、施設の円滑な運営のためには顧問医たちの協力が欠かせないと考えていたようである。前述したように、理事たちは、顧問医たちの患者斡旋能力を病院運営上重要なものとみていた。たとえば、一九二一年の運営委員会の記録を見ると、理事たちがクレイグに対して、彼が顧客としている富裕な患者の名簿一覧を提出するよう要請していることがわかる(47)。その背景にあるのは、病床の占有率が低かったことである。同年の院長ロスの報告によると、複数床が設置された病室は占有率が半分にも満たなかった。この問題を解消するために、理事たちは、より多くの入院費を支払うことができる患者を入院させ、既存の複数床部屋を単床部屋とする必要性を運営委員会で主張した(48)。そのためには、クレイグが持つ富裕顧客のリストが必要だったのである。キャセール神経科病院にとって顧問医は患者斡旋のうえで重要な存在であり、その見返りとして院内私診療を認めることは当然のことだった。

このような交渉を通じて、顧問精神科医たちは、精神病院の外での診療活動を活性化させていった。そこには、精神障害の早期治療という政治言説上の大義はほとんど確認できない。みられるのは、精神科医としての生き残りをかけた、支配的業域を最大化するためのミクロな診療実践である。

搾取される私立精神病院

前項まででみてきたように、一八九〇年法以後、顧問精神科医たちは、営利的な病院施設を経営することではなく、それら施設に患者を斡旋するブローカー的な役回りによって生計を立てるようになった。この項で論じるのは、この顧問精神科医の患者斡旋が私立精神病院に対してもおこなわれていたことである。一八九〇年以後、顧問精神科医は、高額入院患者の斡旋を切り札として、私立精神病院内においても私診療行為を展開した。顧問精神科医の紹介のもとで私立精神病院に入院した患者は、施設側に入院費を支払い治療を受ける。しかし一方で、顧問精神科医は、その斡旋の見返りとして、紹介した患者への定期的な診察を施設側に要求する。患者は、高名な顧問精神科医の診療に対して、また別途支払いをするのである。

このような顧問医と私立精神病院の関係について、ここでは、戦間期に閉院した私立精神病院の事例を示したい。ケント州に所在したリヴァーヘッド・ハウスという小規模な私立精神病院をめぐる事例である。一九一九年、同病院の院長兼経営者ヒューゴ・ムンロは、スキャンダル報道に定評のある週刊誌『トゥルース』に投書を寄せ、私立精神病院と顧問精神科医の非対称的な関係について述べるとともに、同病院を閉鎖する旨を表明した。以下では、その経緯を詳しくみてゆこう。ちなみに、『トゥルース』については次章で詳説する。

まず、ムンロが投書を寄せた背景を確認しておきたい。一九一九年末、『トゥルース』は、ある私立精神病院に関する調査報道を手がけていた(49)。これは、正気を主張する患者が原告となり、狂気の診断書を発行した精神科医を訴えるという典型的な不法監禁の事件であった。興味深いのは、ここで訴えられたのが、モーリス・クレイグに関係する顧問精神科医たちだったことである。彼らを訴えた患者は、ロンドンで商船業を営む裕福な家系に属する男性であった。彼は一九一六年に肺炎にかかり、そこで精神状態の悪化を経験した。そこで訪れたのがモーリス・クレイグの個人診療所であった。クレイグが下した診断は梅毒性の進行性麻痺であった。

進行性麻痺とは、梅毒の進行による脳性麻痺のことを指す。当時、ワッシャーマン・テストという梅毒の判定法はすでに確立されていたが、有効な治療法はいまだなく、進行状態を対症療法的に遅らせる以外に手立てはなかった。換言すれば、死亡が確実な不治の病であった。この患者の場合に対しても、ワッシャーマン・テストによる検査が実施された。その結果は陽性であり、クレイグは梅毒性の進行性麻痺と診断した。

診断の結果、クレイグは、著名な顧問精神科医であるロバート・パーシー・スミスとJ・G・ポーター・フィリップスの二人に、「狂気」の旨を記した診断書を作成するよう依頼した。いずれも、ベスレム精神病院時代のクレイグの同僚であり、快く応じた。そして、この狂気の診断書と家族からの申請書が治安判事に提出され、一九一六年一〇月、この患者はムーアクロフト精神病院に入院することとなった。クレイグが非常勤医を務める私立精神病院である。

ここまでは、二〇世紀初頭の精神医療としては非常にありふれた流れである。進行性麻痺の場合、たいていの場合は数年以内に死亡して、幕が引かれることになる。しかし、この事例の結末はそうではなかった。進行性麻痺の診断が下されたにもかかわらず、およそ二年がたっても当該患者の容体は安定していた。もちろん、死にもいたっていなかった。そこで彼は、クレイグによる当初の診断を疑い、一九一八年八月に病院を脱走し、狂気の診断書を発行したスミスとフィリップスに対して訴訟を起こした。訴えられたのがクレイグでないのは、彼は直接的には診断書の発行に関わっていないためである。

この事件に関して、『トゥルース』は、クレイグとムーアクロフト精神病院ら関係者たちを強く批判した。この患者を入院させ続けることで、クレイグは顧問医としての私診療費を得ることを、病院側は入院費を得ることをもくろんでいたと非難したのである。真相は最後まで判然としなかったが、『トゥルース』は、このような構図を指摘し、営利的な精神医療の問題性を強調した。

私立精神病院の営利性を批判すること自体は目新しいものではない。この事例に関して興味深いのは、別の私立精神病院を営む精神科医ムンロが、『トゥルース』による批判を重く受け止め、同誌に投書したことである。同誌にあてた手紙で、ムンロは、自らが経営する私立精神病院を廃業し、営業ライセンスを返上すると述べ、彼が過去に知りえた私立精神病院の内情を暴露した[50]。それは、私立精神病院が顧問精神科医の患者斡旋に依存し、彼らの言いなりになっている実態であった。ムンロは、「秘密の手数料」(Secret commission)という言葉を用いて、その実態をつぎのように説明している。

> 私立精神病院経営者が顧問精神科医に手数料を払わなければ、あるいは顧問精神科医が紹介してきた患者にそれを支払わせなければ、その経営者は顧客を失うリスクを抱えることとなる。もし手数料を支払えば、その経営者は自己の尊厳を失うことになる。この疑念を証明することは難しい。しかし、これだけは言うことができる。(一)二年前、ある顧問精神科医は冷笑しながら、私にこう告げた。もし彼が週あたり八ギニー以上支払うことができる患者を〔ムンロの私立精神病院に〕紹介するのであれば、一週間分の入院費程度の手数料では納得しないだろう、と。さらに、四半期ごとにこの患者を巡察診療し、そのたびに一三ギニーの小切手を受け取るようにしたいと言った。(二)ある著名な顧問精神科医は、私のもとに患者を送り届けた一一日後、私に電話をか

けてきて、翌金曜日に訪問診療をおこなってもよいかと訪ねてきた。このまったく不要な診療の後、この顧問精神科医は一〇ギニーを受け取り、私の前任者から続く慣行だと言った。(51)

ムンロはこのように述べ、私立精神病院が顧問精神科医によって食い物にされている現状を嘆いた。

ムンロの述べたことは、どこまで信憑性があるものかは判然としない。そもそも、ヒューゴ・ムンロ個人に関しては伝記的な情報がほとんど残されていない。彼の経歴は、『医師年鑑』から確認できる簡単な経歴のみである。彼は、オックスフォードで学士号、修士号を取得し、ロンドン州議会管轄クライバリ精神病院に医務官として勤務した。その後モーズリー精神病院の医務官に転じた。クライバリは当時の精神病院としてはトップクラスの施設であり、モーズリーもまた同様に第一次世界大戦後に設置された国内最高峰の精神医学研究機関であった。この点からすると彼は将来を嘱望されていたか、もしくは医業界に強いコネクションをもつ医師であったと推察される。彼はその後、ケント州グードハーストに所在する小規模な私立精神病院の経営権を譲渡され、運営することとなった。この病院の閉院は、ムンロが『トゥルース』に投書をおこなった一九一九年のことである。

ムンロは右の投書において、私立精神病院への法的規制を主張した。しかし、すでに述べたように、実際の法改正は、クレイグらを中心としてムンロの主張とは逆の方向へと動いていた。精神障害の早期治療というスローガンのもとに、顧問精神科医たちは精神医療への規制緩和を軸とした法改正を求めていた。その顧問精神科医たちは、ムンロの告発には一様に口を閉じた。これ以上の真偽は定かではない。私たちに示されているのは、告発後に実際に私立精神病院を廃業したムンロと沈黙を守る顧問精神科医たち、という構図だけである。

五　小括

本章では、一八九〇年狂気法がいかにして精神科医のキャリア編成の妨げとなったかを明らかにし、その対策として、彼らが顧問医業に新たな社会的上昇の可能性をみいだしていったことを論じてきた。精神科医たちは、自身の顧問医業を確かなものとするため、篤志一般病院の理事たちに個別的に請願をおこない、そこで外来部門の職責を得ることに成功した。これによって彼らは、私立精神病院の経営者にならずとも、社会経済的な上昇が期待できることになった。そのことは、彼らの遺産目録からも明らかであった。また、篤志一般病院にとどまらず、彼らは、神経科病院や私立精神病院へも診療網を張り巡らしていった。これを図で示すと図4－2のようになる。

こうして新たな時代の精神科医は、自らが経営する私立精神病院に患者を入院させることで利益を得るのではなく、施設に患者を斡旋することで利益を得るようになっていった。その代表的な例がモーリス・クレイグであった。二〇世紀初頭のイングランド精神医学をリードする、このエリート精神科医は、実に巧妙に立ち回り、多額の診療報酬を患者から得ていた。

しかも、クレイグが早期治療言説の主唱者のひとりだったことは特記すべきことである。ここからは、早期治療言説が、二〇世紀初頭の政治経済的な議論から生まれおちたものではなく、精神科医の個別利害を直接の背景とし、その後づけの論理、正当化の論理として構築されたという推論を導くことができる。いうまでもなく、アボットの議論ときわめて適合的な議論、つまり、「専門職支配的業域の混乱」によって専門職の「職階構造」が

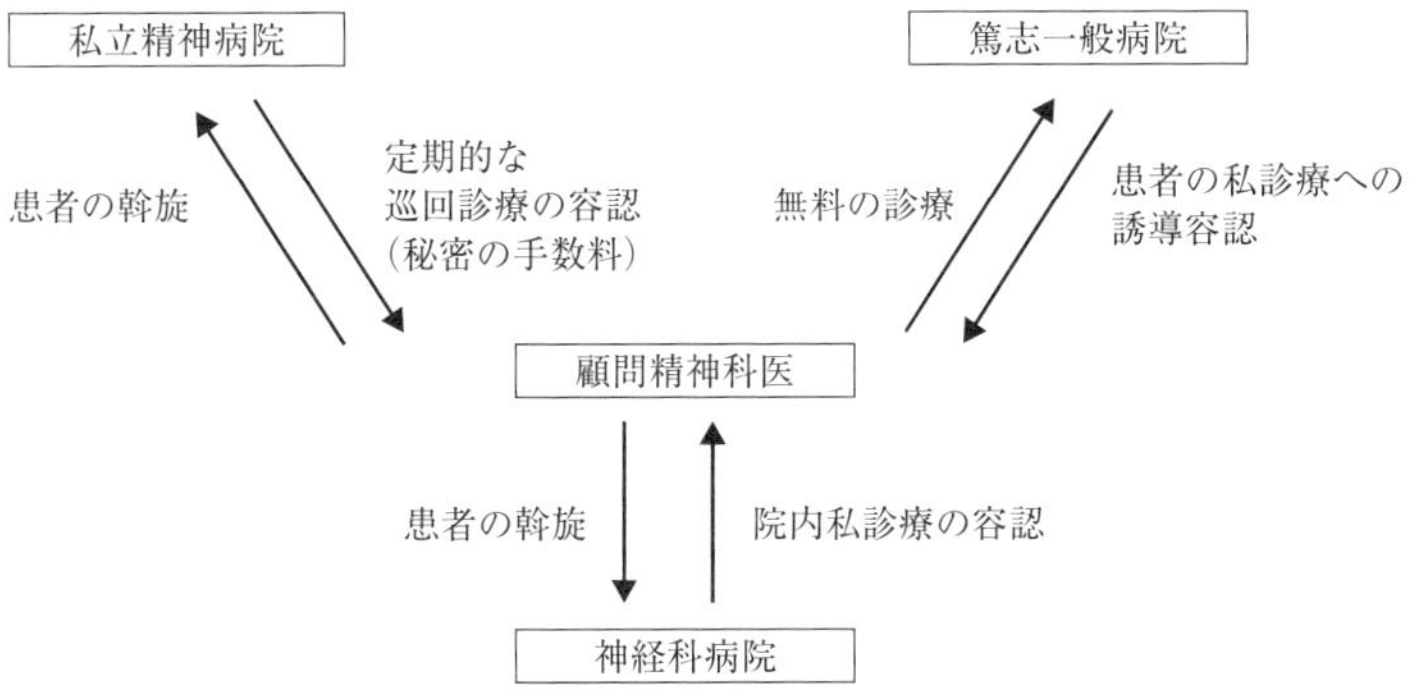

図4－2　顧問精神科医の診療ネットワーク［筆者作成］

それまでの形を維持できなくなり、新たな構造が編成されてゆく局面がみえてくるのである。

アボットのモデルにしたがうならば、つぎに検討すべきは、一八九〇年法がいかにして専門職の「実践場所」を変容させていったかである。精神科医個人のキャリア編成や診療実践という観点とは別に、施設には施設固有の論理が存在する。精神病院はその独自の磁場と論理から、一八九〇年法に向き合い、対策を講じていった。そして、その対策法は、早期治療言説が構築される背景として、非常に重要な歴史の局面を構成するものだった。

第5章　一八九〇年狂気法と精神病院

一　一八九〇年狂気法と精神病院の経営

一八九〇年狂気法が精神科医の権益を減ずるものであり、その職階構造や医師個人の診療実践の形態に大きな影響を与えたことは、前章までに述べてきたところである。これに対して、本章で論じられるのは、一八九〇年法が精神病院の診療実践にも大きな影響を与えたことである。一八九〇年法によって影響を被ったのは、私立精神病院だけでなく篤志精神病院なども含む民間部門全般であった。一八九〇年法によって法的証明書制度が導入されると、その社会的な悪評を嫌悪した患者とその家族は非正規の医療施設に頼るようになった。これは、篤志精神病院にとっても重大な事態であった。潤沢な慈善資金をもたない施設は、公共性よりも顧客の消費志向を重視せざるをえなかったからである。

こうした観点のもと、本章では、一八九〇年狂気法がいかにして篤志精神病院の診療実践を制限するものであったか、そして篤志精神病院はいかなる対処法を講じていったのかを検討してゆく。具体的な事例となるのは、ホロウェイ・サナトリアム精神病院というロンドン近郊に所在した篤志精神病院である。この事例からは、慈善、すなわち無償での病者救済を本来の目的とする施設が、営利性を追求し、一八九〇年法による影響を克服しようとしたことを確認できるだろう。

本章はまず、慈善医療一般の問題、とくに一九世紀末に慈善医療が商業化した過程とそれに付随したスキャンダリズムについて概観する。そのうえで、篤志精神病院という慈善医療の一セクターが一九世紀末に抱えていた問題を確認し、続いてホロウェイ・サナトリアム精神病院がかかわったスキャンダルへと話をすすめてゆきたい。

二　慈善と精神医療

慈善医療の商業化

慈善事業としての医療はキリスト教信仰と密接な関係をもつ。隣人救済のための病院施設の歴史をたどるならば、一二世紀前半に東ローマ帝国がコンスタンティノープルに建設した病院、ルネサンス期の北イタリア諸都市に建設されたマッジョーレ病院やサンタ・マリア・ヌオヴァが思い起こされる(1)。近世イングランドにおける慈善のための病院施設、たとえばヘンリ七世が設立したサヴォイ病院もまた、キリスト教的な救済を目的としたものであった(2)。中世初期から近世初期にかけての病院には、聖職者が常駐し、祈りや施しが治療の手段とされた。

慈善のための病院がイングランドで一般的となってゆくのは、一七～一八世紀のことである。このとき、国際的な貿易で富を手に入れた貴族や商人たちは、罪の意識や自らの信仰心を公に示す目的から、病院への寄付を積極的におこなうようになった。一八世紀は、篤志一般病院の設立ラッシュが起こった時期であった。たとえば、一七二〇年にウェストミンスター病院、一七二四年にガイズ病院、一七三三年に聖ジョージ病院、一七四四年にロンドン病院、一七四五年にミドルセクス病院が設立された(3)。こうした新しい病院では、寄付者が理事として運営をおこなった一方で、実際の医療救済活動は医師に任されるようになった。こうして篤志一般病院は、一八世紀以降、社会における病者救済の役割を担うようになった(4)。

ちなみに、篤志一般病院の救済対象は限定されたものだった。篤志一般病院に入院するためには病院の寄付者からの推薦が必要であり、下層階級の誰もが入院できたわけではない。一般的には雇用主や地元の名望家が寄付者であり、被雇用者や自らの保護下にある者に対して病院医療を斡旋した。企業経営者や貴族といった社会的支配層にとって意味のある患者しか、篤志一般病院への入院はできなかった。また、下層階級が利用できる施設としては救貧法下の医療施設もあったが、これは貧民を餓死させないという救貧法の精神にのっとった施設であり、最低限の医療しか期待できなかった。一九世紀後半の篤志病院、救貧法下の公立病院、各種精神病院の病床数については、表5－1を参照されたい。

慈善医療に関する以上の特徴が大きく変化したのは一九世紀末のことだった。一九世紀末の慈善医療はそれまでの目的を徐々に失いつつあった。その背景のひとつは、一八七〇年代以降にドイツやアメリカとの国際的な経済競争が起こった結果、医療に対して国政上の関心が高まったことにある。これにより、生産力向上のための社会政策の重要性が徐々に認められるようになり、徐々に国家が自ら医療サービスを提供するようになった（以下、「国家医療」と略記）。その結果、慈善医療の社会的

表5－1　19世紀後半のイングランドにおけるセクター別病床数

	1861	1891
身体疾患		
篤志病院	14,772	29,520
公立病院	50,000	83,230
	1859	1891
精神疾患		
篤志病院	1,715	3,687
私立病院	4,800	4,508
公立病院	15,518	54,368

出典：Robert Pinker, *English Hospital Statistics, 1861-1936*, London: Heinemann, 1966, p. 49; *Annual Report of the Board of Control*, London: H.M.S.O., 1891より筆者作成。

意義は相対的にいって減じられていった。

国家医療が重視されるようになったのは、貧困観の転回も一因としてある。貧困が下層階級の道徳的な問題に起因するという考え方が、チャールズ・ブースの社会調査によって否定されるようになると、疾病は非道徳的な貧困の原因として認知されるようになった(5)。その結果、国家が貧しい病者を治療することが正当化されていった。

こうした国家医療への流れを決定づけたのが、ボーア戦争に参戦した兵士の身体的虚弱性という問題である(6)。緒戦でオランダ系農民ボーア人に劣勢を強いられた英国では、自国軍の兵士の身体的虚弱性が原因ではないかと論じられた。その結果、兵力と経済生産の前提となる人的資本の重要性が広く認識されるようになり、国家が医療に介入する必然性は疑う余地のないものとなった。

結果として、慈善医療はその意義を減じられることとなった。歴史家マーティン・ドーントンが論じたように、医療・福祉は国政の重要事項となり、国による医療・福祉サービスへの税支出に正当性が担保されたためである(7)。そのため多くの篤志医療施設は、無償で医療サービスを提供するだけの資金確保に難を覚えるようになり、貧者のための無償の医療という本来の目的を捨て、入院患者や外来患者から診療費を徴収するようになった。こうして一九世紀末から二〇世紀初頭にかけて、多くの篤志一般病院が、その本義である無料の医療サービスを減じ、より多くの私費患者を受け入れた(8)。ガイズ病院の収入をみると、一八五三〜五五年にかけての収入における私費入院の割合は〇・二パーセントだったが、一八九〇〜九五年の期間になると九・七パーセントになったことがわかる(9)。

ただし、慈善医療は、国家が提供する医療サービスにただちに取って代わられたわけではない。たとえば、国家医療のメルクマールは、一九一一年国民保険法の成立による健康保険医制度の開始に求められることが多い。しかし、同法はけっして商業的医療の衰退を意味するものではなかった。国民保険法のもとで健康保険医にかかることができたのは、年に一六〇ポンド以下の収入を得る労働者階層であり、中流階級以上には影響がなかった[10]。しかも、同法では被保険者の配偶者は対象外であり、歯科や眼科など専門医サービスも利用できなかった。つまり、医療市場の構造は大きくは変わらなかった。当時、イングランドの人口の六割は何らかの医療サービスを購買していた。そのため、二〇世紀前半に篤志一般病院は商業化をすすめ[11]、一九三〇年代までに施設収入における患者支払いの割合は篤志病院の収入の半分を超えるまでになったのである[12]。

慈善医療の商業化は必ずしも社会的に肯定されていたわけではない。一九世紀末以降のイングランドでは、大衆紙が増加し、各紙がスキャンダル報道によって読者獲得に励むようになった。そのため、慈善医療の商業化はメディアで痛烈に批判された。とくに問題となったのは、篤志一般病院の医療サービス（とくに外来部門）を中産階級が無料で利用すること、あるいは購買することである。篤志一般病院は本来、無償の貧者救済を目的としたものであり、中産階級の利用（サービス購買）は、「病院の濫用」（Hospital abuse）、あるいは「外来部門の濫用」（Outpatient abuse）だと批判された[13]。この慈善医療批判の問題については、本書の主題ではないため、詳しく立ち入らない。重要な点は、一八九〇年狂気法の時代において、メディアが慈善医療に対して批判的なまなざしをもち、スキャンダルの芽をうかがっていたということである。一八九〇年狂気法によって、施設運営に困難を覚えた篤志精神病院は、篤志一般病院と同様に、商業的なサービスを拡大することで生き残りを図っていった。そのことが、あるスキャンダル報道によって露呈するのである。

一八九〇年狂気法と篤志精神病院

ここであらためて、篤志精神病院について説明しておきたい。篤志精神病院の目的は、篤志一般病院と同様に、私費の医療サービスを利用できない貧しい人々に無料の医療サービスを提供することである。この貧しい人々とは最貧困層を意味しない。私立精神病院に入院費を払うことはできないが、救貧法のもとで精神病院の入院患者となるのはふさわしくない中産階級の人たちを救済することが、篤志精神病院の目的だった。この目的から、篤志精神病院は法的に区別されていた。営利目的の私立精神病院、公的救済のための公立精神病院に加えて、第三の施設のカテゴリーとして、篤志精神病院が存在していたのである。

ただし、その入院手続きは私費入院と同じだった。一八九〇年法のもとでの篤志精神病院への入院は、医師の診断書二通と家族や友人からの入院申請書を治安判事が審査し、法的証明書を発行することで可能となる。私立精神病院への入院と異なるのは、本来私費で払うべき入院費が篤志精神病院の基金や外部の慈善基金によって肩代わりされるという点であった。ただし、篤志一般病院とは異なり、寄付者による入院斡旋はなかった。

運営方法や財政面に関しては、篤志一般病院と篤志精神病院のあいだにほとんど相違はなかった。設立と運営のための資金は寄付によって集められ、寄付者と地域の名望家が理事になり病院を運営した。しかし、一九世紀末になると、篤志一般病院と同様の資金難に悩まされるようになり、無料での医療サービスではなく私費医療サービスの提供へと舵を切っていった。

篤志精神病院にとって、一八九〇年法の成立は重大な事態であった。中産階級が精神病院を忌避するようになり、篤志精神病院は顧客獲得のための激しい医業者間競争に巻き込まれたからである。ただし、篤志精神病院は為す術なく衰退へと向かったわけではない。収入確保のため、高額な入院費を支払う患者層の獲得と引き止めに注力し、入院コストの削減にも意欲的であった。また、治安判事の関与を必要としない入院方式である任意入院制度を活用し、潜在的な顧客層へアピールすることにも余念がなかった。

このような展開を受けて軋轢が現われてゆくのが、以下で述べるホロウェイ・サナトリアム精神病院の事例である。詳しくは次節以下で述べることとし、まずは治安判事の関与を必要としない入院方式、任意入院（Volun-

表5-2　イングランド・ウェールズにおける任意入院数の推移，1890-1930年

（単位：人，％）

年	患者数	増加率	年	患者数	増加率	年	患者数	増加率
1890	不明	—	1904	156	91.2	1918	不明	—
1891	119	—	1905	153	98.1	1919	387	—
1892	134	112.6	1906	146	95.4	1920	不明	—
1893	134	100.0	1907	156	106.8	1921	645	—
1894	132	98.5	1908	165	105.8	1922	687	106.5
1895	173	131.1	1909	150	90.9	1923	721	104.9
1896	143	82.7	1910	不明	—	1924	901	125.0
1897	143	100.0	1911	不明	—	1925	985	109.3
1898	142	99.3	1912	不明	—	1926	1,127	114.4
1899	132	93.0	1913	不明	—	1927	1,193	105.9
1900	138	104.5	1914	422	—	1928	1,425	119.4
1901	138	100.0	1915	282	66.8	1929	1,417	99.4
1902	148	107.2	1916	309	109.6	1930	1,343	94.8
1903	171	115.5	1917	271	87.7			

出典：*Annual Report of the Board of Control*, London: H.M.S.O., 1930より筆者作成。

tary admission）について説明しておきたい。これは、精神疾患の症状が軽度であり、患者自身が入院に同意することが可能であれば、法的証明書も診断書も要さずに精神病院への私費入院を可能とする入院方式である。この方式によって入院した患者は、法的には「狂人」（Lunatic）には分類されない。この患者は、「自己抑制能力を欠くこと、あるいは自己の飲酒癖を認識している」者、つまり正気のカテゴリーにとどまっている人と定義され、「任意境界性患者」（Voluntary border）という呼称が与えられた(14)。

そもそも任意入院は、一八六二年狂人法改正法（Lunatics Act Amendment Act）によって設けられた制度であった(15)。ただし、同法のもとでは入院経験のある患者に対象が限られており、一八九〇年以前はほとんど運用されなかった。その規定が一八九〇年法によって撤廃されると、本格的に運用されるようになった(16)。この制度改変について、その背景はほとんど知られていない。一八七七年、精神医療行政に関する下院特別委員会は任意入院制度の見直しを提言しているが、それが一八九〇年法につながったことを示す史料はまったく見あたらない(17)。おそらくは、一八九〇年法による民間部門の圧迫

を緩和する目的だったのだろうが、判然としない。

いずれにせよ、一八九〇年法のもとで顧客獲得に苦しむ篤志精神病院は、社会的に悪評のあった法的証明書を必要としない任意入院制度を重宝した。治安判事の介入を理由に精神病院の利用を躊躇う人たちに対して、任意入院制度を売り込んでいったのである。このセールスは効果的だった。表5－2に示したように、一九三〇年までに任意患者の数は著しく増加した。一九三〇年の任意患者数について補足すると、これは篤志精神病院と私立精神病院に入院した患者のおよそ半数に相当した。この制度は、篤志病院の受難の時代にあって、また一八九〇年法という受難の時代にあって、篤志精神病院の生き残りを左右する制度になった。そして、この任意入院制度を最も活用していた篤志精神病院のひとつがホロウェイ・サナトリアム精神病院であった。

三　ホロウェイ・サナトリアムと一八九四〜九五年スキャンダル

ホロウェイ・サナトリアム精神病院

ホロウェイ・サナトリアム精神病院は、医薬品製造業者であるトマス・ホロウェイの遺産によって建てられた、精神疾患患者のための篤志医療施設である[18]。彼の篤志家としての活動としては、現ロイヤル・ホロウェイ・カレッジの前身たる女子高等教育のためのカレッジ設立がよく知られている。しかし、この精神病院事業については、一九八一年に閉院されたこともあってか、ほとんど知られていない。トマス・ホロウェイが同病院を設立したのは、一九世紀後半に狂気法委員を務め、精神医療にかかわる政治家のなかで最も影響力が大きかったシャフツベリ伯アンソニー・アシュレイ・クーパーの助言のためである。クーパーは、どのような慈善事業をすべきかと悩んでいたホロウェイに対して精神病院の設立を勧めた。ホロウェイはこの助言に応じ、総額で二五万二一九八ポンドを費やしてこの病院を建設した[19]。

ホロウェイ・サナトリアム精神病院は、一八八三年、サリ州の「ヴァージニア・ウォーター」と呼ばれる、ロンドン南西の片田舎にあたる地域に設立された。この地に、『タイムズ』紙が贅沢だと評したほど絢爛豪華な施設が、巨大な富によって建設された[20]。具体的には、巨大な主病棟の横幅は五三〇フィートにも及び、施設内の巨大なダイニングホール、階段、レクリエーション・ホールには、陶器が並べられた棚、樫の台石、ステンドグラスが配された[21]。華々しかったのは建物だけではなかった。開院の式には皇太子夫妻が招かれ、トマス・ホロウェイの偉業は国中に宣伝されたのである[22]。

しかし、開院後まもなくトマス・ホロウェイは亡くなってしまい、ホロウェイ・サナトリアム精神病院は遺族らによって運営されることになった。トマスの義理の妹であるメアリ・アン・ドライヴァー、トマスの商売上げのパートナーであり義理の弟であるヘンリ・ドライヴァー・ホロウェイ、メアリの夫であるジョージ・マーティン・ホロウェイらが、病院の常務理事（Trustee）として初期の病院運営を担った[23]。これに加えて、外部からの理事（Governor）として、サリ州近郊の名望家たちが運営にかかわった。同病院の規定では、年一五〇ポンド以上を寄付したサリ州とバークシャ州の住人に理事になる資格が与えられた。この規定のもとで、一九〇〇年までに三〇人ほどの地元の名望家たちが理事となった[24]。彼らは、周辺地域に土地を保有するジェントリ、法廷弁護士、下院議員らであった。

ホロウェイ・サナトリアム精神病院の医療活動は五名の医師が担っていた。その内訳は、院長（Medical superintendent）、上級医務官（Senior medical officer）、次席医務官（Second medical officer）がそれぞれ一名、その下に補助医務官（Assistant officer）が二名である。開院から一八九七年までの院長はサザランド・リー・フィリ

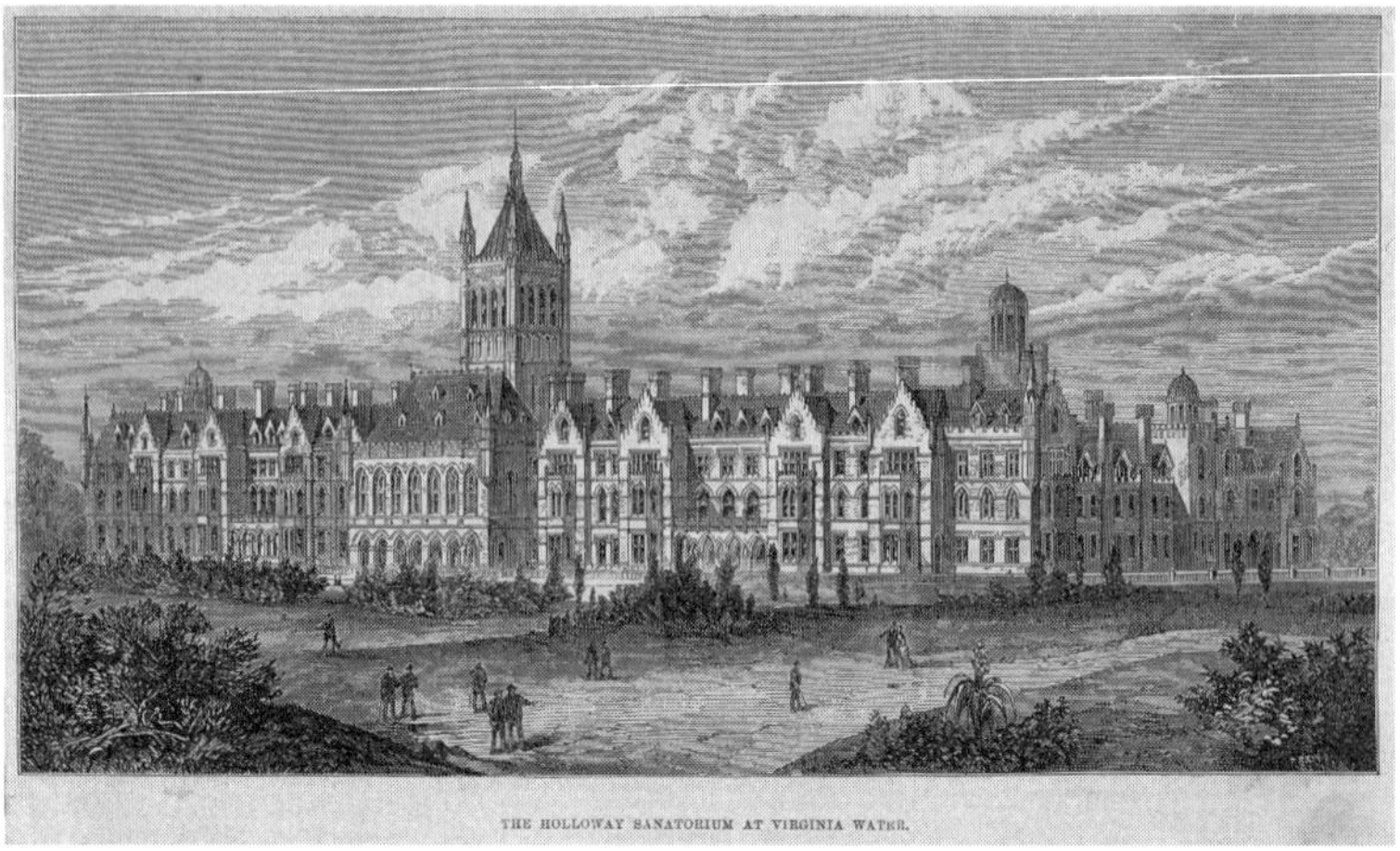
THE HOLLOWAY SANATORIUM AT VIRGINIA WATER.

図版 5－1　ホロウェイ・サナトリアム精神病院［*Illustrated London News*, 5 January 1884］
優美な外観が，この病院の重要なセールスポイントであった。閉院後は，高級マンション
に転用されている。

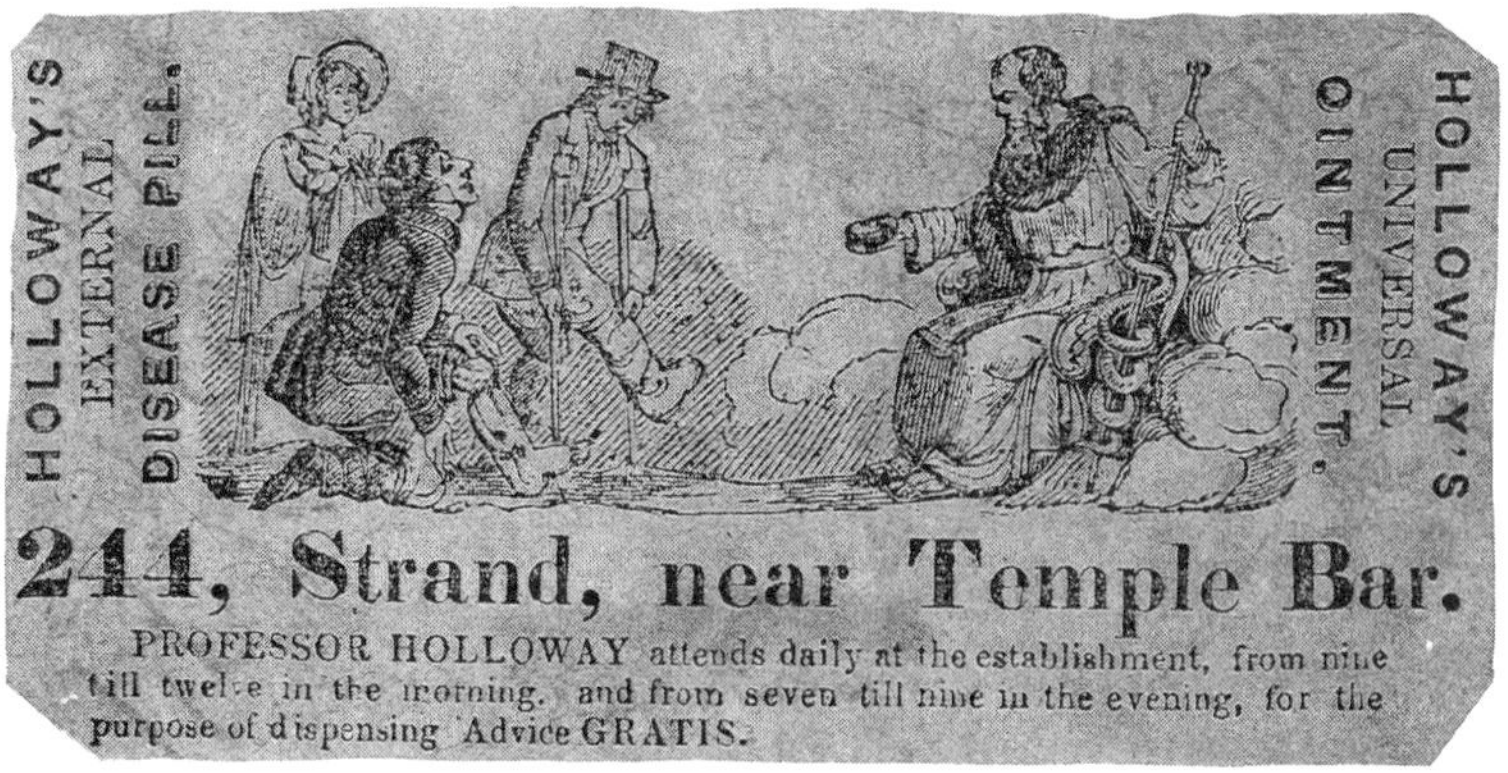
HOLLOWAY'S
EXTERNAL
DISEASE PILL.
HOLLOWAY'S
UNIVERSAL
OINTMENT.
244, Strand, near Temple Bar.
PROFESSOR HOLLOWAY attends daily at the establishment, from nine till twelve in the morning, and from seven till nine in the evening, for the purpose of dispensing Advice GRATIS.

図版 5－2　ホロウェイ社の薬剤広告［L0012259, Wellcome Library, London］　万能軟膏と外
用錠剤の広告。左手にいるのが患者たち，右手には薬を差し出す医神アスクレピウスの姿
が描かれている。アスクレピウスであることは，杖に長寿の象徴である蛇が絡みついてい
るところからわかる。

ップスであった。[25] フィリップスは、同病院の院長着任前に数か所の州立精神病院の上級医務官、エクセタに所在するウォンフォード・ハウス精神病院という篤志精神病院の院長を歴任した。[26] 一八九七年のフィリップス退任後は、上級医務官を務めていたウィリアム・D・ムーアが院長となった。[27] ムーアは、公立精神病院勤務を経て、ホロウェイ・サナトリアム精神病院で職を得た医師であった。

フィリップスとムーアは無名の精神科医である。研究においても政治的な活動においても、まったくといっていいほど成果を挙げていない。このことは、ホロウェイ・サナトリアム精神病院が当代一の施設として設立されたことを考えると不思議な点である。しかし、病院史料から治療や看護に関する研究姿勢がほとんどみられないこと、また医学雑誌などでも対外的な活動をしていないこと、そして研究や治療に関して理事会からも要望がほぼないことなどからすると、フィリップスもムーアも医業界における名声を求めておらず、理事たちも期待していなかったと思われる。

研究や治療に関して熱心とはいえない医師の存在にもかかわらず、ホロウェイ・サナトリアム精神病院は一九世紀末イングランドの精神病院としては稀有な成功を収めた。とくに、患者数と財政面での成功は明らかであった。表5－3に示すように、同病院の患者数は開院直後から順調に推移した。この増加の理由は、中産階級から同病院への入院希望が殺到したためであった。その結果、一九〇〇年代ごろには、同病院は患者の選別をおこない、主として高額の入院費を支払うことのできる患者を受け入れるようになった。[28]

ホロウェイの成功は、一九世紀後半のイングランドにおいて病院医療に対する中産階級の需要が高まっていたことと深い関係がある。それこそが、シャフツベリ伯がトマス・ホロウェイに篤志精神病院を設立するよう促した理由であった。[29] ホロウェイ・サナトリアム精神病院の設立以前、ロンドンとその近郊に所在する中産階級向けの精神病院は、ベスレム精神病院と聖ルカ精神病院のみであり、その病床は常に満床であった。[30] このような需給

表5－3　ホロウェイ・サナトリアム精神病院における患者数の推移，1886-1930年

（単位：人）

年	法的証明書		任意入院		年	法的証明書		任意入院	
	新規患者数	年間平均患者数	新規患者数	年間平均患者数		新規患者数	年間平均患者数	新規患者数	年間平均患者数
1886	162	—	33	—	1909	121	355	52	29
1887	95	141	50	15	1910	143	360	47	28
1888	108	169	50	25	1911	103	362	26	29
1889	169	—	100	—	1912	122	359	32	25
1890	193	261	99	30	1913	120	365	38	25
1891	156	318	66	30	1914	132	368	23	21
1892	175	330	85	30	1915	102	367	24	22
1893	202	347	83	32	1916	120	370	28	19
1894	176	354	103	49	1917	82	358	23	19
1895	122	341	84	45	1918	87	356	43	23
1896	137	343	80	36	1919	91	361	28	18
1897	184	366	77	46	1920	89	354	33	20
1898	174	381	64	33	1921	82	347	25	16
1899	162	377	49	26	1922	76	339	23	17
1900	129	363	51	28	1923	79	341	31	17
1901	123	362	32	26	1924	76	331	36	20
1902	121	366	35	21	1925	64	325	32	22
1903	104	367	35	23	1926	—	—	—	—
1904	123	366	29	22	1927	82	333	54	27
1905	100	353	19	23	1928	65	333	49	31
1906	124	361	34	22	1929	55	332	69	41
1907	117	350	38	25	1930	41	334	48	45
1908	127	351	42	25					

出典：2620/1/1-4: Minutes of Governors' Meetings and Annual Reports, Holloway Sanatorium Papers, Surrey History Centre より筆者作成。

ギャップのために、シャフツベリ伯はトマス・ホロウェイに篤志精神病院建設を勧めた。ただし、実際に中産階級を惹きつけることができたのは、良好な世評のためと思われる。すでに述べたように、同病院の開院にあたっては皇太子夫妻が参加し、その施設は絢爛豪華であった。こうした点において、ホロウェイ・サナトリアム精神病院は伝統的な精神病院とは一線を画していた。

ホロウェイ・サナトリアム精神病院の評判の良さは財政的成功に結びついた。一八八六年、同病院は一五六名の患者から一万二一二一ポンドの収入を得ていた(31)。それが一九〇六年になると、三八三名の患者から六万七五四三ポンドの収入へと増加した(32)。つまり、この二〇年間のあいだに、患者一人あたりの入院費は七七ポンドから一七六ポンドまで上昇した。さらに驚くべきことに、一九三〇年にはそれが三二六ポンドまで上昇した(33)。

興味深いのは、このような患者からの収入増加の一方で、支出はほとんど増えず、余剰金（繰越金）がまた増え続けたことである。一九〇〇年代になると、ホロウェイ・サナトリアム精神病院は、毎年六〇〇〇ポンドから一万ポンド程度、一九一四年には七万六三九五ポンドを余剰金として計上した(34)。これらの余剰金は蓄積されるとともに、株式や国債などに投資され、おおよそ年三パーセントの配当がもたらされた(35)。

患者数と財政の安定は、先に触れた任意入院制度を活用したためであり、また高額入院患者の引き留めと入院コストの削減をすすめたためであった。しかしそれは、医療サービスの質を犠牲にするものであり、それが次項で述べる一八九四〜九五年のスキャンダルの背景となった。

「ホロウェイ・サナトリアム・スキャンダル」

一八九四〜九五年にかけて、ホロウェイ・サナトリアム精神病院はある医療過誤スキャンダルに見舞われた。設立から一一年後の出来事であった。スキャンダルの直接の契機はトマス・ウィアという男性患者の死にあった。

ウィアは当時二三歳。ホロウェイに入院する前には、ホクストン・ハウスと呼ばれるロンドンの私立精神病院に入院していた。[36] ホロウェイに入院したのは一八九四年七月一七日のことである。入院後すぐに、ホロウェイの病院当局は、暴力的な振る舞いを理由として彼に身体的拘束法を施した。[37] その拘束法は「ドライ・パック」（Dry pack）と呼ばれるものであった。ドライ・パックとは、布のブランケットと五本の皮のストラップで成る拘束具の中に患者を入れ、皮のストラップで縛るものである。この拘束法は、患者の身体の自由を完全に奪った。口と鼻の部分にもブランケットは及び、呼吸の妨げになるほどであった。[38] この苛酷な身体的拘束は長期間にわたって続けられた。一日に二度ほど短時間の解除がおこなわれたが、入院から二か月強のあいだ、彼は身体を拘束され続けた。その結果、九月三〇日、彼は死にいたった。

トマス・ウィアの死因に関する検死官の調査結果は実に曖昧なものだった。検死官は、躁状態による身体的疲労を死因と断定した一方で、病院の治療方法に疑念を表明した。[39] 直接の死因は精神疾患によるものであるとしながらも、ドライ・パックの継続的な処方に対して問題を指摘した。この調査結果は、トマス・ウィアの父J・G・ウィアの疑念を掻きたてた。彼は、息子がドライ・パックによって殺されたのではないかと考えた。そして、精神病院を監督する狂気法委員に医療過誤の調査を陳情した。[40] 精神病院での医療過誤が疑われた場合、その調査をおこなうのは狂気法委員であった。ただし、狂気法委員は、そう簡単には陳情に応じなかった。彼らは、患者の人権擁護が目的の職であると同時に、精神病院制度の番人でもあった。そのため、社会的な反発が起こりうる問題は内々に処理することを好んだ。

しかし、この事例については検死官の調査結果もあり、J・G・ウィアの申し出は受理された。そして、狂気法委員の調査により、ホロウェイ・サナトリアム精神病院の杜撰な監督体制が明らかになった。[41] たとえば、ホロウェイの医師たちは、ドライ・パックで拘束されたウィアを一日に一度しか診なかった。しかも、八月一日以後、施設に勤務していた医師は補助医務官二名だけであり、ウィアが死亡した日にいたっては一人の医師も勤務していなかった[42]。このような監督体制は、ウィアに限ったことではなかった。狂気法委員の見立てでは、同病院の医師たちは総じて治療を放棄していた。こうした事実を踏まえて、狂気法委員はホロウェイ側に対して厳しい結論を下した。狂気法委員は、病院の医師たちは長期に及ぶ身体的拘束の危険性を十分に認識せず、トマス・ウィアを含む施設の全患者に対して十分な注意を払っていなかった、と報告書に記したのである[43]。

このような結果にもかかわらず、狂気法委員は報告書を非公開にとどめ、病院側に行政的な指導をおこなわなかった。調査結果はJ・G・ウィアに伝えられただけであった。この件を公にすることは、精神病院制度全体を傷つけることになりかねないと、狂気法委員たちは考えたのだろう。ウィアの父はこの対応にひどく憤った。彼にとって、非公開とはすなわち隠蔽であった。彼がそう考えたのには理由があった。たとえば、病院側は、彼への連絡なしに息子トマスの埋葬をおこなった[44]。死亡した患者の引き渡しをせずに埋葬することは、慣例上まずない異様な事態である。そのためウィアの父は、息子トマスがどのような身体状態にあったのかをみることができなかった。彼が隠蔽の可能性を疑ったのは根拠なきことではなかった。

調査報告を非公開とする狂気法委員の方針に納得できなかったJ・G・ウィアは、ホロウェイ・サナトリアム精神病院の杜撰な医療を社会に知らしめるため、知人の下院議員に接触を試みた。この議員は彼に、下院の同僚であり週刊誌『トゥルース』のオーナー編集者であったヘンリ・ラビューシャーを紹介した。これ以後、同誌を中心として、「ホロウェイ・サナトリアム・スキャンダル」が公になっていった[45]。

『トゥルース』は、一八八〇年代に生まれたソサエティ・ジャーナリズム（Society Journalism）というジャーナリズムの潮流の申し子的な媒体である。ソサエティ・ジャーナリズムとは、ニュー・ジャーナリズムの流れに属する一分派である。ニュー・ジャーナリズムは、ウィリアム・トマス・スティードによる『ペル・メル・ガゼット』、トマス・パワー・オコナーの『スター』、アルフレッド・ハムズワースの『デイリー・メイル』など、一九世紀末に登場した新しい媒体の特徴を表わす概念である[46]。その特徴は、大衆化やセンセーショナリズムへの傾倒にあった。

ソサエティ・ジャーナリズムの特徴もセンセーショナリズムである。ただし、その力点は、著名人の私生活に関するスキャンダル報道だけではなく、社会的公共性にかかわる調査報道にあった。ソサエティ・ジャーナリズムとは、ラビューシャーの言葉を借りれば、「社会のニュースを扱うからそう呼ばれるのではなく、社会のすべてを取り扱う」ものであった[47]。つまり、教会、軍、劇場、音楽、芸術、財政、教育、スポーツなど多岐にわたるトピックがカバーされる、その網羅的特質において新奇なジャーナリズムだというのである。その特質が十分に発揮されたのが調査報道であった。

ラビューシャーは、それまで問題化されてこなかった社会の各部分に調査報道のメスを入れた。彼は、下院議員という立場を活かして、政府や各省庁、警察、法曹界の情報筋から有力な情報を得ることができた。そして、根拠のないゴシップやうわさにとどまらない質の高い調査報道を実践した。ちなみに、ソサエティ・ジャーナリズムに分類される他の媒体としては、一八六八年創刊の『ヴァニティ・フェア』や一八七四年創刊の『ワールド』が挙げられる。

『トゥルース』は、一八八〇年代に約三万部を刊行するなど、個人編集者による媒体としては非常に影響力が高かった。同誌の創刊は一八七七年、廃刊は一九五七年である。毎週火曜日に発刊され、価格は六ペンスと他誌に比べて高価であった[48]。編集方針は、ラビューシャーの政治的信条から「自由主義的」(Liberal) と判断されていた[49]。これは、同誌が政府や公的機関のスキャンダルを集中的に報道してきたことからも傍証される。

スキャンダル報道の際、ラビューシャーは批判の矛先を選ばなかった[50]。自身の自由主義的な信条はあるにせよ、調査報道の対象は、政府や軍といった伝統的な権力機構から友愛組合や各種任意団体などにも及んだ。大衆の信頼や期待に背く事象を発見したとき、その組織や施設、団体などが表向きに標榜する公共上の目的に反したおこないに手を染めたとき、ラビューシャーはとくに攻撃した。ただし、彼の報道スタイルはそれほど倫理的なものでもなかった。彼の報道は読者を驚かせることを目的としたものであり、読者を啓蒙するというよりは楽しませることに価値をおき、優雅な批判のスタイルはけっして崩すことはなかった。真剣な調査報道は他方では、実にスノビッシュな振る舞いでもあった。

ラビューシャーのジャーナリズムにとって、篤志病院は格好の獲物であった。間接的な背景としては、一九世紀末に慈善団体の商業化が問題視されていたことを念頭におかねばならない。また、慈善を旨とする公益施設の不正義を追及できるという点で、ラビューシャーの報道方針にとっても、ウィアの事件は格好の題材であった。彼は、一八九五年二月以降一年間にわたり、「ホロウェイ・サナトリアム・スキャンダル」を報道し続けた[51]。ウィアの事例だけではなく、医療過誤を訴える他の患者の事例も報道し、その舌鋒は鋭さを増す一方であった。

他の患者に関する報道もまた、ウィアの場合と同様に、ホロウェイ・サナトリアム精神病院における杜撰な医療体制を伝えるものであった。ここで、その一例を挙げてみたい。以下は、同病院に入院した男性患者の親族の投書にもとづくものである[52]。この投書によると、この男性患者には入院前から専属看護婦がつけられており、あるとき、かの女はホロウェイに入院した彼のもとを訪れた。その際、彼は強制的にベッドに横たわらせられており、そのつぎの面会時にもこの拘束は続いていた。この継続的な身体的拘束について、ホロウェイの医師たちは男性患者の背に巨大な膿があるためだと説明したが、看護婦は膿の跡すら発見できなかった。そのため、看護婦と患者の家族は不信感を抱き、男性患者を退院させることにした。そして、退院後に男性患者の身体を確認したところ、彼は立つことができないほどに衰弱しており、その背中には膿ではなく四インチにもなる床ずれの痕が認められた。しかし、ホロウェイ側はこのことを問題だとは考えなかった。ホロウェイ側は、この男性患者の退院を「一時退院」であるとして、この患者の家族に一週間あたり八ギニーという高額の追加入院費を執拗に要求し続けたというのである。

この事例を極端な例、あるいは根拠がない主観的な告発と片づけることは難しい。その後も、多数の元患者から、同病院における杜撰な看護体制と高額な入院費の要求が告発され続けたからであり、後述するとおり、これらの告発が公的な調査からも裏づけられたからである。『トゥルース』に寄せられた、杜撰な看護に対する告発は、患者側からの一方的なものであるとするには数が多く、その看護の結末は火傷から自殺まで存在した。『トゥルース』の告発に対して、ホロウェイ側は一貫して沈黙を続けた。その結果、疑惑は解消されるどころか、より真実味を増していった。病院側が沈黙を続けた一方で、『トゥルース』はこのスキャンダル騒動の根源を論じるようになっていった。ラビューシャーは、単なる医療過誤ではなく、より根本的な原因があるはずだと考えた。彼がみた医療過誤の原因はホロウェイ・サナトリアム精神病院の商業的な運営方針（収入増加と支出削減）であった。

この指摘もまた、単なる邪推として片づけられるものではなかった。たとえば、一八九三年の年次報告書には、つぎのような院長フィリップスの言葉が認められる。

同病院への新規入院患者が多数に及ぶことは、不治の患者を低額で入院させ、滞在を長引かせることが望ましくないと考えていた、慈悲深い設立者の心を喜ばせるだろう。医師と看護要員たちを代表して、私は、不治の患者が効率的に利用されるべき病床を占有することは許されないと述べておきたい。〔ただし〕素行に問題がなく、かつ高額入院費を払ってくれる不治の患者を入院させ続けることには、肯定的な理由がある。というのは、そこで得られた利益により、何人かの治癒可能な症例を〔慈善症例として低額の入院費で〕治療する余裕が生まれるからである。(53)

ここでいわれているのは、治癒可能な患者の慈善治療という目的のためには、高額な入院費を支払う患者（以下、「高額患者」と略記）を獲得する必要性があるということである。つまり、高額患者の獲得が慈善というホロウェイの大義に適合的だと述べられているのである。

しかし、実際の施設記録を参照すると、ホロウェイ・サナトリアム精神病院の慈善活動はむしろ高額患者の獲得とともに衰退した。すでに述べたように、一九世紀末から二〇世紀初頭にかけて同病院は、入院患者数が安定してきたことから、患者を選別して入院させるようになった。この選別とは、高額の入院費を払う患者を優先的に入院させることであり、その結果、患者一人あたりの収入を著しく増加させた。高額患者の優先的な入院が増える一方で、その煽りをくらって無償入院の患者数は著しく減少し、一九〇〇年代には新規の無償入院患者はいなくなった。(54) その理由を、当時の院長であるムーアは「適切な症例が見つからないため」と述べているが、この年、ホロウェイ・サナトリアム精神病院は九四〇〇ポンドに及ぶ余剰金を計上した。(55)『トゥルース』が同病院の利益追求体質を疑ったことは、けっして根拠のないものではなかった。

『トゥルース』の報道が白熱化し疑惑が深まるなか、狂気法委員の監督省庁にあたる内務省は、疑惑を収拾するための調査をおこなうことを決定した。調査にあたったのは、ラビューシャーに近い法廷弁護士である、下院議員ウィリアム・コート・ガリーだった。ガリーを選出した事情はわかっていないが、ガリーとラビューシャーのつながりは非常に深かったとされる。たとえば、自由党内閣で要職を歴任していたヘンリ・キャンベル・バナマンが下院議長の候補者を探していた際、ラビューシャーはガリーを紹介したといわれている。(56)

こうした背景からは、内務省の調査がラビューシャーの影響下にあったとみることも可能であろう。事実、後述するように、『トゥルース』の報道内容はほとんどすべて公式に認定されることとなった。しかし、それはガリーがラビューシャーの言いなりだったということではないと思われる。ガリーの調査は、病院所蔵の文書を中心におこなわれたものであり、その結果がラビューシャーの報道の正しさを証明しただけのことであった。すでに述べたように、ラビューシャーの調査報道は内部事情を知る関係者からの情報提供を根幹としており、適切な調査が入れば明らかになることだった。

ガリーの調査報告は、ホロウェイ側にとって非常に厳しいものであった。『トゥルース』が掲載した医療過誤の告発事例のほとんどに関して、看護体制の不十分さ、体系的な患者の監督体制の欠如、医師や看護要員への監督不足が指摘され、ウィアの死もまたこうした病院側の不備によるものと結論づけられた(57)。さらに、院長のフィリップスについては、この施設の医療を監督する存在とは自身を認識せず、むしろ開業医のような振る舞いをしていたと断じられた(58)。この評価は、慈善医療施設の医師の長を私診療に携わる開業医に喩えるものであり、実に厳しいものといえる。最終的に、ガリーの調査報告は、ホロウェイ・サナトリアム精神病院が慈善事業の名にふさわしくない施設、慈善事業の名を借りて医師が私腹を肥やす施設だと結論した。

ガリーの報告をもって、スキャンダルは終息に向かった。ホロウェイ・サナトリアム精神病院の悪行を白日のもとに晒すというJ・G・ウィアの目的はほぼ達せられたかにみえた。ただし、同病院の運営には、ほとんど影響はなかった。同病院はその後も着実に収入を増加させ、高額患者層の獲得に成功した。それは、中産階級からの需要が衰えなかったためである。すでに述べたように、私立精神病院の入院費は高額である一方、公立精神病院に入院することは社会的な死を意味していた。「レスペクタビリティ」を規範と仰ぐ中産階級にとっては、篤志精神病院の存在は依然として貴重だったのである。

四　慈善と商業のあいだ——篤志精神病院の経営戦略

ホロウェイ・サナトリアム精神病院をターゲットとしたラビューシャーの調査報道はその後も継続された。彼は、一八九四〜九五年スキャンダルを超えて、この病院の商業的な施設運営にさらに迫っていった。その際に焦点となったのは任意入院制度の運用であった。ラビューシャーは、同病院における任意入院制度の積極的な運用もまた利潤追求の手段であると主張していった。

すでに述べたように、任意入院制度は治安判事を介入させることのない入院制度である。一八九〇年狂気法のもとで患者の獲得に困難を覚えていた精神病院の側にとって、同制度は良質な顧客層を獲得するうえでの切り札だった。法的証明書を回避できるという利点は、入院を考える患者とその家族にとって魅力的だったからである。ただし、任意入院制度にはひとつの難点があった。それは、当時の精神病院での治癒率は概して低く、任意患者の症状は悪化しがちだったことである。任意入院は軽症性を前提としており、重症化した場合は、当然のことながら法的証明書による狂気の認定が必要となった。つまり、任意入院患者には入院後に症状を悪化させ狂人となる可能性が残されていた。これは、任意入院制度を活用した患者の家族にとっては、退院の動機となりうるものだった。

ラビューシャーによれば、ホロウェイの病院当局は、こうしたリスクを避けるためにある特別な方策を積極的に実践していた。通常の入院手続きとホロウェイのそれとの違いについては、図5－1を適宜参照されたい。この特別な方策とは、任意患者の容体が悪化した場合、患者の家族に知らせぬままに、通常の私費入院患者と同じ法的ステータス、すなわち「狂気」を患った患者へ待遇を変更することだった。[59] 一八九〇年法にしたがえば、この待遇変更の手続きは患者の親族がおこなうべきものであった。しかし、親族以外の人間がこの手続きをおこなったとしても罰則はない。ラビューシャーは、同病院がこの法的な抜け穴を利用して、任意患者を「意図的にそして組織的に」(Intentionally and systematically) 狂人へと待遇変更していると告発した。[60] この疑惑もまた、確実な内部情報をもとにしており、後に、狂気法委員の調査で事実として認定された。[61]

ラビューシャーが「意図的に組織的に」といったのは、この待遇変更に際して、ホロウェイ側がもうひとつの脱法行為を働いたからであった。ラビューシャーによると、ホロウェイ・サナトリアム精神病院は、任意患者を狂人へと待遇を変更する際、ある特異な患者を利用した。一八九〇年代初頭に鬱と幻覚を患い入院した男性医師である。この男性医師は、同病院に任意患者として入院した。入院後、彼の症状は数か月ほどで快方に向かった。しかし、彼は任意患者として同病院に入院し続けた。彼が院内に留めおかれたのは、この患者を病院当局の影響下におき、彼以外の任意患者を「狂人」と認定する診断書を書かせるためであった。ラビューシャーによれば、ホロウェイでは、この医師資格をもつ患者によって二五名の任意患者に狂気の診断書が付与され、彼らは「狂人」へと待遇が変更された。[62]

このような診断書の取得は一八九〇年法の穴を見事に突くものであった。何度か述べたように、一八九〇年法のもとで「狂気」として精神病院へ入院するためには、医師の診断書二通が必要とされた。そして、その診断書は、患者を受け入れる施設の医師や施設に利害を有する医師以外の医師によって署名されなければならなかった。右に挙げた精神病院に入院中の医師は、この規定に反することなく狂気の診断書に署名することが可能だった。ホロウェイ・サナトリアム精神病院は、彼に診断書を書かせることで、この規定を免れることができる。その意図は明確である。狂人に待遇変更することを家族側に知られずに、つまり法的証明書制度を利用したことを家族

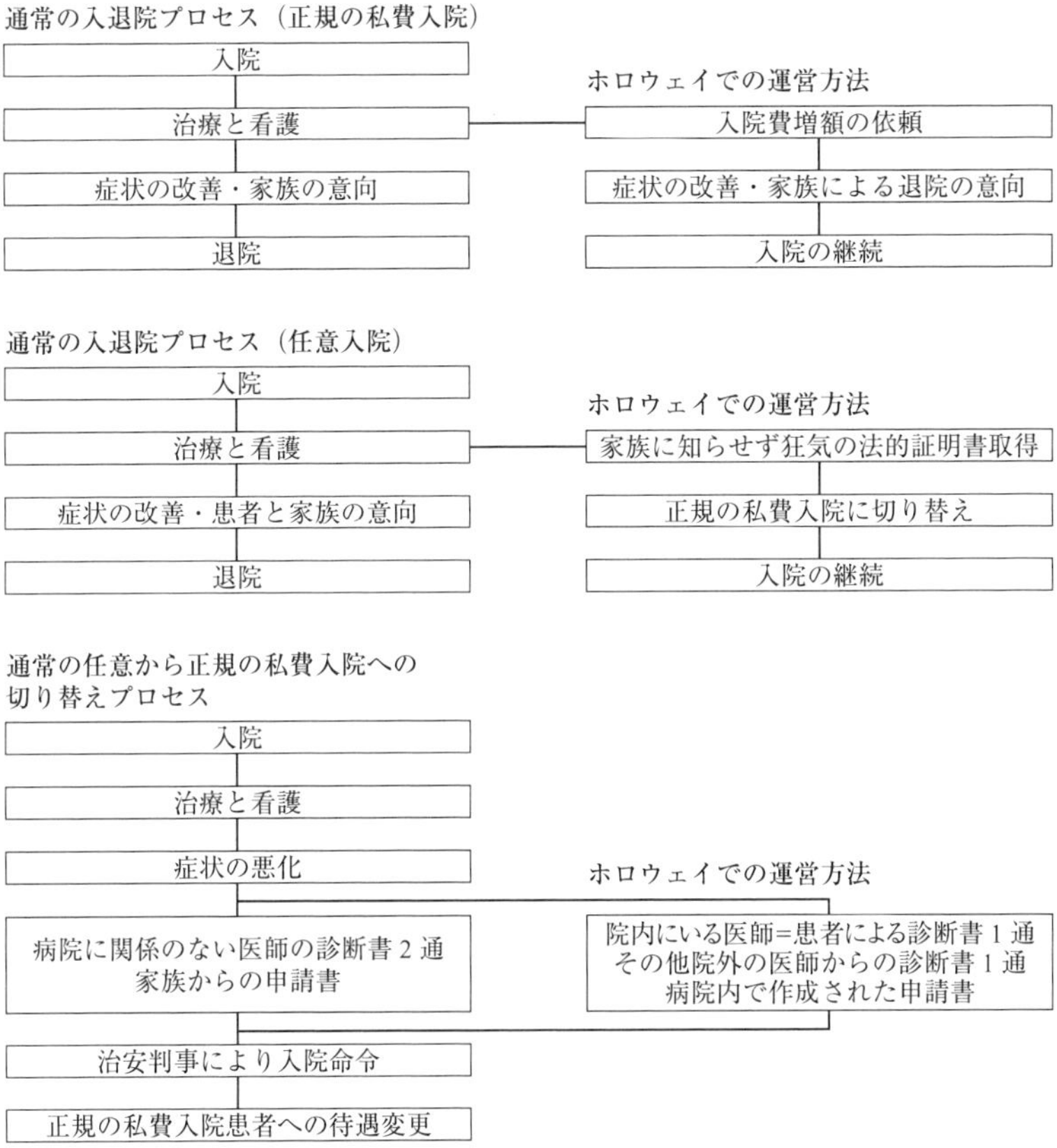

図 5-1　ホロウェイ・サナトリアム精神病院の診療実践［筆者作成］

側に知られることなく、入院を継続させることが可能となるのである。

この告発もまた、ラビューシャー流のスキャンダリズムにのっとるもの、つまり関係者の内部情報にもとづくものだった。後に調査をおこなった狂気法委員は、前出の入院中の医師が二五名の任意入院患者の診断書に署名していたことを確認した[63]。これにより、ホロウェイ・サナトリアム精神病院が任意入院制度を濫用していたことはあっけなく証明された。

これに加えて、ホロウェイ・サナトリアム精神病院は、任意入院制度の「活用」のために、通常であれば「狂気」として認定されうる重度の患者を任意患者として入院させていた。一八九六年の立ち入り調査の結果、狂気法委員は、同病院があまりにも多くの重篤な患者を任意入院患者として収容していること、同病院では任意患者は正規の狂気患者の予備軍として入院させられていることを報告している[64]。

このことは、ホロウェイ・サナトリアム精神病院の病院史料からも傍証できる。一八九〇年代前半の同病院では、任意患者から狂気患者への待遇変更の数は他のどの施設よりも多かった。一八九一年から事件前年の一八九四年にかけて、三三七人の任意患者が同病院には入院しているが、そのうちの一〇八名が後に狂気患者に待遇変更されていた。これは、他の篤志精神病院のおよそ倍の数字であった[65]。こうした点からは、ホロウェイ・サナトリアム精神病院では、任意入院制度は患者獲得のための手段だったこと、その患者たちはいったん入院すれば狂人へと待遇変更してでも引きとめられたことが確認できる。

それでは、ホロウェイ・サナトリアム精神病院の患者たちはなぜそこまでして院内に留められたのか。それは、彼らが高額の入院費を支払う患者だからである。同病院の当局は、高額の入院費を支払う患者の引き留めを重要視し、退院後も患者の家族に入院費の支払いをたびたび迫った。このことは、他の局面においても認められるものであった。以下の事例は、ホロウェイ・サナトリアム精神病院の病院史料から明らかとなったものである。

この事例の説明に際しては、ホロウェイ・サナトリアム精神病院の慈善事業としての成り立ちに関する予備的な情報が必要である。同病院は、一八五三年慈善信託法（Charitable Trusts Act）によって設置された慈善委員会（Charity Commission）の監督のもと、慈善事業計画を定めていた[66]。この計画は、慈善のための入院患者数を定めたもので、一八八九年六月二九日に発効された。これによると、同病院では、週一ポンド五シリング以下の入院費の患者を総患者数のうちの四分の一以上とすること、上記の患者層を含めて週二ポンド二シリング以下の入院費の患者を全体の半数以上とすることが定められていた。つまり、週一ポンド五シリング以下の入院費の患者は全体の二五パーセント以上いなければならない（第一患者階層）。さらに、週一ポンド五シリングから週二ポンド二シリングまでの入院費の患者もまた、全体の二五パーセント以上でなければならない（第二患者階層）。そして、施設が入院費を負担する必要のない、純粋な私費患者は全体の五〇パーセント以下ということになる（第三患者階層）。

興味深いことに、院長のフィリップスは、一八八九年に慈善委員会に書簡を送り、この慈善計画に疑念を表明している[67]。その疑念を構成した論理はこうである。フィリップスによると、ホロウェイの慈善計画では一貫して、「患者」（Patient）という表現が用いられている。この言葉を法的に解釈するならば、精神病院における「患者」とは「狂人」（Lunatic）のことを意味するはずである。なぜならば、いわゆる「任意患者」（Voluntary patients）は、法的には「任意境界性者」（Voluntary boarders）と呼ばれているからである。となると、慈善計画でいうところの「患者」とは「狂人」だけを指し、「任意患者」はそこからは除外されるのではないか。フィリップスは、このような疑念を慈善委員会に投げかけた。これに対して慈善委員会は、慈善事業計画にある「患者」とは同病院のすべての入院患者を意味すると述べ、フィリップスの論理を否定した[68]。これが一八八九年の一連のやりとりである。

ここで注目したいのは、フィリップスの意図が、ホロウェイ・サナトリアム精神病院の慈善性を担保する（商業化を抑止する）、この計画の根幹を掘り崩すことだった可能性である。フィリップスの思惑どおりであれば、同病院では、任意患者に対する入院費の制限は一切存在しないことになり、高額の入院費を支払う患者を多く抱えることができるからである。これは単なる推測ではない。右に示した一八八九年のやりとりからは、フィリップスの思惑どおりにはならなかったことが確認されたわけだが、彼は実際には慈善計画を破ってまで、高額入院費を支払う患者の獲得を推しすすめた。それは、件のトマス・ウィアの事例からかいま見ることができる。

一八九五年、トマスの父であるJ・G・ウィアは慈善委員会に書簡を送り、ホロウェイ・サナトリアム精神病院の慈善計画について問いただしている。[69] その背景には、息子トマスの入院費をめぐるホロウェイ側との軋轢があった。J・G・ウィアによると、息子トマスは当初、週あたり二ポンド二シリングという第二患者階層の扱いで入院することになっていた。しかし、入院から九日後、院長フィリップスは、週あたり五ポンドになる総額六八ポンド五シリングを請求したというのである。この経緯からJ・G・ウィアは、同病院が慈善事業計画に違反しているという疑念をもち、慈善委員会へ質問状を送った。J・G・ウィアの疑念に対して、慈善委員会は否定的な回答を寄せた。そしてこの件については、それ以後の目立った展開はなかった。

ただし、慈善計画の問題に関しては類似した事例がほかにも認められる。ホロウェイ・サナトリアム精神病院の患者チャールズ・ブッカー・ブラウンに関する事例である。[70] 一八九八年、ブラウンの家族は、入院の際に同病院の慈善基金に応募し、週あたり一ポンド五シリング（第一患者階層）で入院することが認められた。しかし、フィリップスは、ブラウンの親族に知らせることなく、ブラウンをグロスタ州立精神病院へと転院させた。[71] その正確な理由は不明であるが、おそらくは入院費が少ない患者を施設運営上のデメリットとみるフィリップスの考えによるものだろう。

一方のブラウンの家族にとって、この転院は大問題であった。彼らは、チャールズを公立精神病院に送らないために慈善基金に応募したのである。彼らの怒りは慈善委員会への告発につながった。この事例では、ホロウェイ側の落ち度が明白なように思われる。慈善基金による入院を認めたのは当のホロウェイ側であり、それを家族が知らぬままに撤回し、患者を別の施設に送致するなどということは、ほかの施設でもみられない特異な事態であった。しかし、この事例においても、慈善委員会はホロウェイ側に立った。ブラウンの家族の申し出を受けて、慈善委員会がホロウェイ側の慈善事業へ介入することはなかった。

ホロウェイ・サナトリアム精神病院が慈善計画に反する病院運営をおこなっていた可能性は、すでに指摘した、患者一人あたりの入院費の著しい増加と慈善患者の受け入れ停止などからも推知できる。これに加えて、前記の二つの事例は、同病院が慈善委員会との取り決めであった慈善計画を履行しなかった可能性を示唆している。さらに、この可能性は同病院の別の史料からも傍証できる。

表5−4は、トマス・ウィアとチャールズ・ブッカー・ブラウンが入院した一八九四年と一八九八年における患者階層別の入院数と年末時点の患者数をまとめたものである。これによると、一八九四年においては、高額の患者層になる第三患者階層を中心に入院が増加したものの、年末時点の患者数に慈善計画への違反はみられない。しかし、一八九八年においては、第一階層の患者が八名しか入院しておらず、年末時点になっても第一階層は四分の一未満となっている。このような事実からすると、ウィアとブラウンの疑念には一定の妥当性が認められるだろう。ホロウェイ・サナトリアム精神病院は、明らかに慈善事業を縮小させ、高額の入院費を支払うことのできる患者へとシフトしていた。

ここまでみてくるなかで、ホロウェイ・サナトリアム精神病院はなぜこれほどまでに資金集めに拘泥したのか、という疑問が湧いてくるだろう。この点について、ラビューシャーは、病院の医師たちが何らかの利益を得てい

表5－4　ホロウェイ・サナトリアム精神病院における階層別患者入院数・年末時点患者数（1894年，1898年）

（単位：人，％）

年		第一患者階層	第二患者階層	第三患者階層	合　計
1894	入院患者数	42	92	86	220
	（比率）	（19.1）	（41.8）	（39.1）	（100.0）
	年末時点患者数	160	155	100	415
	（比率）	（38.6）	（37.3）	（24.1）	（100.0）
1898	入院患者数	8	106	85	199
	（比率）	（4.0）	（53.3）	（42.7）	（100.0）
	年末時点患者数	81	183	119	383
	（比率）	（21.1）	（47.8）	（31.1）	（100.0）

出典：2620/2: Committee Minutes, Holloway Sanatorium Papers, Surrey History Centre より筆者作成。

るのではないかという疑念を表明している。その根拠は、一八九三年の余剰金九二三三ポンドのうち二一七七ポンドが会計上説明されていないというものであった(72)。しかし、実際のところは、ラビューシャーが参照したのは縮約版の会計史料であり、実際の会計史料を見ると、余剰金は証券や国債に投資されていたことが確認できる。また、実際の証券の原本も病院史料に残されている。さらに、筆者が病院史料を精査した結果、格段のボーナスが医師など病院側関係者に支払われた形跡は認められなかった(73)。つまり、ホロウェイの商業的な運営方針は、医師や病院関係者が個人的な利益を引き出そうとしたものではなかった。

となると、ホロウェイ・サナトリアム精神病院の利益追求体質はどのように説明できるのか。それは、当時の慈善医療施設がおかれた歴史的文脈によるものと思われる。すでに述べたように、同病院が設立されたころから、イングランド全体の慈善資金は著しく減少していた。そして、その割りを食ったのは後発組の慈善施設であった。後発組は資金獲得に常に困難を抱えており、同病院も例外ではなかった。同病院の理事は、トマス・ホロウェイの遺産が施設建設で使い果たされ、その後の運転資金に不安があることをたびたび訴えていた(74)。運転資金への不安は、一九二〇年代になっても変わることなく、たびたび理事

表5－5　篤志精神病院の慈善患者と私費患者の割合，1868-1928年

（単位：％）

ベスレム精神病院	1868	1882	1904	1928
慈善患者＝（無料）	不明	100.0	80.0	34.0
入院費週30シリング以上	0.0	不明	不明	不明
入院費週30シリング6ペンス以上	不明	不明	不明	不明
入院費週42シリング以上	不明	不明	不明	27.0
他の篤志精神病院	1868	1881	1904	1928
慈善患者＝（無料）	不明	5.0	3.1	1.3
入院費週30シリング以上	22.0	不明	不明	不明
入院費週30シリング6ペンス以上	不明	不明	62.1	不明
入院費週42シリング以上	不明	不明	不明	84.1

出典：MH51/350: Registered hospitals: extent of their use for charitable purposes, National Archives, Kew より筆者作成。

と医師の口から漏れ聞こえた。こうした点からは、同病院は資金面で将来に不安を抱えており、その不安感が施設を利益追求体質に向かわせたという仮説を導くことができるだろう。

この仮説は、一九世紀末に篤志精神病院の多くが慈善患者の数をしだいに減らし、一方で高額の入院費を払う患者層の割合を高めたことからも傍証できる[75]。表5－5は、篤志精神病院の慈善患者の割合をまとめたものである。ベスレム精神病院の慈善患者の割合が高いのは、この病院が中世からの伝統をもち、土地など多くの資産を保有していたためである。しかし、そのような篤志精神病院ですら、一九二八年にいたっては慈善患者が三分の一程度になっており、篤志精神病院の苦境は明らかであろう。こうした事態は、一九〇六年の狂気法委員の年次報告書でも言及されている[76]。また、狂気法委員の後継となる狂気法監督局の一九二九年報告書においては、慈善資金獲得の困難さのために、より「利益の上がる患者をひきつけようとすることは自然な誘惑である」とまで述べられている[77]。

以上からすると、篤志精神病院は財政上の困難に直面し、商業化せざるをえなかったのだという仮説には一定の妥当性をみいだすことができる。一八九〇年法によって法的証明書制度が導入されたことも、こうした状況に拍車をかけたと思われる。ホロウェイ・サナトリアム

精神病院の運営方法は当時の歴史的文脈に実に合ったものだ、と評することもできるのかもしれない。

五　小括

本章では、一八九四〜九五年にホロウェイ・サナトリアム精神病院で起きたスキャンダルを主たる事例として、篤志精神医療の施設が営利性を追求することで、一八九〇年狂気法による施設運営上の影響を克服しようとしたことを確認してきた。要約すると、同病院は、慈善資金の確保に困難を覚え、運転資金を患者からの収入に依存した。そして、資金難に対応するため、患者からの収入を最大化し、コストを最小化する運営方法をとった。たとえば、慈善対象の患者（入院費が無料ないし割り引かれた患者）を減らすこと、任意患者を強制性のある狂人待遇に変更すること、高額の入院費を患者家族に要求すること、看護要員を省き身体的拘束を活用することなどである。しかし、トマス・ウィアの死亡事例などにみられるように、その軋轢は広く知られるようになり、一八九四〜九五年にかけてスキャンダルとなった。

ここで確認すべきは、ホロウェイ・サナトリアム精神病院の運営手法が一般的だったのか、もしくは特異な事例だったのかという点であろう。この点に関しては、狂気法委員が一八九六年におこなった任意入院制度に関する調査がヒントになる。ホロウェイ・サナトリアム・スキャンダルが起こった後、精神病院を監督する狂気法委員は他の施設でも同じような事例があるかどうか調査をおこなった。その結果、二か所の私立精神病院で、ホロウェイと同様に、重度の精神疾患患者が任意患者として入院していたことが発覚した(78)。それは、ランカスターに所在するヘイドック・ロッジ精神病院とリヴァプールのトゥー・ブルック・ヴィラ精神病院であった。この調査結果からすると、ホロウェイ・サナトリアム精神病院が特異な事例だとは言いがたい。

このような任意入院制度の濫用は偶発的に起きた現象ではないだろう。任意入院制度が悪用される可能性は、ホロウェイ・サナトリアム・スキャンダル以前から精神科医たちに認識されていた。作家ヴァージニア・ウルフの主治医を務めるなど著名な精神科医であったジョージ・ヘンリ・サヴィッジは、一八八七年に任意入院制度について、「患者を自由な人間だとして精神病院へと罠にかけ、その後狂人として法的に認定するという、最悪の濫用を導く可能性がある」と述べている。(79) さらに、狂気法委員であり、著名な内科医であったクリフォード・オールバットも、一八九一年に任意入院制度の濫用の可能性を指摘していた。(80) つまり、彼らの懸念どおりのことが、一八九〇年法という施設を圧迫する法制度の助けを借りて起こったということである。

任意入院制度のその後の歴史からも、ホロウェイ・サナトリアム精神病院の運営手法が特殊ではなかったことが理解できる。一九二〇年代になっても、ホロウェイ・サナトリアム・スキャンダルと類似したスキャンダルは発生した。一九一七年、聖アンドリュース精神病院というノーサンプトンに所在する篤志精神病院に入院した女性患者、リリアン・J・ゴールの事例である。かの女は一九一七年四月、同病院に任意患者として入院したが、その後、一切本人が知ることなく狂人に待遇変更された。(81) かの女はこのことを退院後に知り、病院とかの女の診断に関わった医師たちを告訴した。(82) 最終的に、かの女の訴えは法廷では棄却されたが、下院議員のロバート・リチャードソンがこの事件を議会で取り上げ、任意入院制度の危険性が一九二一〜二六年にかけて断続的に議会下院で議論されることになった。(83) 精神病院を監督する狂気法監督局はゴール事件にかかわる疑惑を否定しているが、同時期にはほかにも任意入院制度に関係するスキャンダルが告発された。(84)

ここで、一九三〇年精神治療法では任意入院制度の適用範囲が拡大されたことを思い返すべきであろう。任意入院制度のさらなる運用は、早期治療言説の柱のひとつとして同法で具現化された。人道性と効率性が任意入院制度を促進する際の論拠であった。しかし、本章での議論を踏まえると、人道性や効率性ではない要因がみえてくる。早期治療言説の背後には、精神医療施設独自の磁場が介在しており、そこで言説を規定する条件が形づくられていたのである。

第Ⅱ部では、精神科医個人による診療という次元、そして篤志精神病院の運営実態という施設の次元において、一八九〇年法へのそれぞれの対処法を確認してきた。前者においては顧問医という対処法が、後者においては任意入院という対処法がみいだされた。専門職の支配的業域の混乱によって、専門職の職階構造と実践場所に変容が促され、これらの対応策が形成されたのである。以上を踏まえて、つぎにみるべきは、アボットがいう専門職間の競争状態である。顧客＝患者にとって、精神科医と精神病院は唯一の問題解決手段ではない。精神科医と精神病院は、精神医療市場において他の医業者たちと顧客＝患者の獲得を競っていた。次章では、その競争の実態をみることで、早期治療言説の背後で展開されていた専門職の発展をめぐる歴史的過程に迫ってみたい。

第6章　精神医療をめぐる競争の諸相

一　精神科医と排他的競争の諸相

これまで第Ⅱ部の各章は、精神科医のキャリア編成と精神病院の経営という視点から、早期治療言説が構築された背景を明らかにしてきた。いずれの章においても、精神科医が精神疾患の治療と看護をめぐる支配的業域を新たに開拓するか、あるいは維持しようとする局面が確認された。そこでは支配的業域をめぐる競争がおこなわれていた。本章では、この支配的業域をめぐる競争が、精神分析医、篤志家、非正規の医業者たちも交えて、多角的かつ日常的におこなわれていたことが明らかにされる。ここからは、精神科医がその個別的な競争を制してゆく過程や、そうしたミクロな競争の次元での勝利から社会的影響力を高めてゆく過程がみえてくる。このような多角的な競争を俯瞰するため、図6－1を示しておきたい。

本章ではまず、ある私立精神病院経営者の言説に着目し、私立精神病院・公立精神病院・篤志精神病院のあいだでも競争が存在していたことを確認する。そして、精神分析医、戦時チャリティ、私立保養所といった、なかば非合法の医業者・医療施設との競争の諸相を検討してゆく。これらのインフォーマルな医師や施設はそれぞれ、

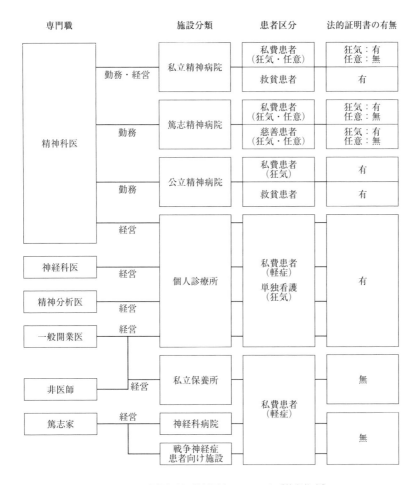

図6－1　20世紀初頭の精神医療マーケット［筆者作成］

精神疾患という問題領域を自らの支配的業域にすることを求めて精神科医たちと競争を繰り広げた。たとえば、精神分析医たちは、精神医療の監督行政を担う狂気法監督局へきわめて特異な請願をおこなうことで、精神医療市場への参入を図った。他方で、第一次世界大戦によって精神疾患患者が増えたことにより、チャリティ団体が運営する精神医療施設が登場するが、これは精神科医たちからは排除の対象となった。さらに、私立保養所はイングランドに繁茂しており、その統制が精神科医にとっても重要な課題となっていった。こうした精神医療サービスをめぐる細かな調整と交渉は、当時の精神医療を次なる段階へとすすめる、ひとつの原動力だった。

二　ウェザリーの私立精神病院擁護論

ライオネル・アレクサンダー・ウェザリーは、バースの私立精神病院ベイルブルック・ハウスの経営者を務め、二〇世紀初頭にはボーンマスで顧問精神科医として活動していた精神科医である。(1)私立精神病院の医師経営者や顧問精神科医という肩書きはあるものの、彼をエリート精神科医と呼ぶことは難しい。それは、彼がきわめて守旧的な医師であり、ロンドンの顧問精神科医のような華々しい診療や研究とは無縁だったからである。一八九〇年狂気法時代において、彼は過去の存在とでもいうべき存在であり、その主張を支持する医師は多くなかった。しかし、彼は医学雑誌に定期的に投稿し、私立精神病院の医師という立場から多くの発言を残した。この節では、そのウェザリーの議論を追うことで精神医療内部における対立と競争の局面をみてみたい。

ウェザリーは、一八八二年に刊行した最初の著作以来、一貫して私立精神病院の治療上の優位性を主張してきた。(2)その彼が一八九〇年法のもとでの私立精神病院の危機を悟り、医学雑誌を舞台として私立精神病院擁護の論陣を張ったのは、一九一四年のことであった[3]。彼はここから数年をかけて私立精神病院の正当性を訴え、公立精神病院、篤志精神病院、神経科医といったライバルたちを批判した。その論拠は、私立精神病院は収容患者数が少ないため、より丁寧な治療が可能であるというものであった。ウェザリーにとっては、私立精神病院こそが治癒を望める施設であり、その他の施設は不適当なものであった。

ウェザリーが批判したターゲットのひとつは公立精神病院である[4]。公立精神病院の患者の多くは、救貧法によって入院費が支給される救貧患者たちである。当時、救貧患者はイングランドとウェールズの精神病院の全入院患者のうち八割程度を占めていた。彼らの多くは、一か所あたりの収容人数が一〇〇〇～二〇〇〇名ほど、医師は最大でも五名程度という大規模精神病院に収容されていた。ウェザリーは、こうした大規模施設では医師が患者個人を診る時間に限界があるということを指摘し、私立精神病院の治癒能力の高さを主張した。ただし、この主張は、彼の専売特許ではなく、当時の公立精神病院の精神科医たちも十分に認めていたものだった。

ウェザリーがとくに問題視したのは、一八九〇年法下の公立精神病院に生じた新たな動きである。それは、一九世紀末から二〇世紀初頭にかけて、公立精神病院が私費患者の受け入れを積極的にすすめたことである[5]。公立精神病院の私費患者数は、一八九〇年の九三六名から一九三〇年には九四九九名まで増加した。これは、この期間における入院患者数全体の伸びが一四二パーセントであるのに対して、一〇〇〇パーセント以上の増加率を示している。原因は比較的安価な入院費の設定にあった。公立精神病院はこの時期に、週あたり一ポンド程度の入院費で私費患者を受け入れた。この入院費は、私立精神病院と篤志精神病院が週あたり二ポンド以上の入院費を取るのに比べれば、かなり手ごろな金額であった。一九三〇年の『医師年鑑』に掲載された公立精神病院の広告からは、ロンドン州議会監督下の精神病院における私費患者入院費は週あたり一ポンド四シリング一一ペンスから一ポンド八シリング五ペンス、より格式の高い都市自治体が経営する公立精神病院であるシティ・オブ・ロン

ドンが週あたり二ギニー、シティ・オブ・ポーツマスでは二・五ギニーの入院費で患者を受け入れていたことがわかる。(6)

公立精神病院が私費入院患者を積極的に受け入れたことについて、直接的な原因はわからない。おそらくは、救貧患者の過剰収容によって治療効率が低下し、治癒という施設の大義が失われることを恐れ、医師と運営者である治安判事や地方自治体側が推しすすめたものと思われる。第一章で述べたように、一九世紀末から二〇世紀初頭の公立精神病院は過剰収容に悩まされており、治療という本来の目的をほとんど果たせなくなっていた。公立精神病院の医師たちは、治療を諦めるか、あるいはウェザリーがいうように医師が患者ひとりひとりを診る時間を増やす努力を迫られていた。

いずれにしても、一八九〇年法のもとで公立精神病院は私費患者への医療サービスを拡大し、私立精神病院や篤志精神病院の商売敵となった。ウェザリーがこれを批判したのは、公立精神病院はそもそも入院費を支払うことができない貧しい患者のための施設であり、一八九〇年法によって新規設立を禁じられた私立精神病院を横目にして、私費入院という新たなサービスに手を出すことは許されざることだと考えたからであった。

ウェザリーにとって公立精神病院以上に問題だったのが、前章で触れた篤志精神病院の商業化であった。(7) 公立精神病院の商業化は、その入院費が比較的安価であることから、私立精神病院には直接的に作用しない問題であった。一方で、篤志精神病院はそうではない。その私費入院の費用は私立精神病院とほぼ同じであった。ウェザリーは、本来の目的を慈善とする篤志精神病院が富裕層の顧客を奪っていることを許しがたいと考えた。

さらに、大戦後になると、ウェザリーの批判は神経科医の伸長に向けられた。ウェザリーにとっては、彼らもまた私立精神病院業を侵犯する存在であった。たとえば、一九一八年に刊行された彼の著作『狂人たちへの願い』において、あるいはその前後の時期の『ランセット』への投書において、彼は、精神医療の担い手は「技術に裏打ちされた医療サービスを提供できる熟練の医師」、つまり精神科医であるべきだと主張し、その資質に欠ける存在として神経科医をやり玉に挙げた(8)。ウェザリーによると、神経科医は、軽度の精神疾患を治療すると言いながらも、実際には重篤化した患者さえも治療の対象とし、自宅で入院治療に相当する行為をおこなっていた(9)。そして、そこでおこなわれる治療は、専門性に欠け、ほとんど医療過誤に近いものであったという。彼らは、高額の診療費を得ながらも、患者をベッドに放置し、養生食をあてがうか、あるいはマッサージを施す程度のことしかしなかった。また、診察も週に数回程度である。これでは患者の症状は改善するわけがない。このように、ウェザリーは痛烈な批判を展開した。

ウェザリーが描く神経科医像はおおよそ間違ったものではない。神経科病院でも重篤な精神疾患患者が入院していたことは、第四章ですでにみてきたとおりである。しかし、非常に痛烈な私立精神病院擁護の論陣を張ったウェザリーに対して、医業界からはほとんど反応はなかった。正当な指摘であるがゆえに、彼の投稿は医学雑誌に掲載され、そして共有される。ただ、正当であるがゆえに反論もなく、彼の発言は反応をほとんど得られなかった。第四章で取り上げた私立精神病院経営者ムンロへの対応と同様のものであろう。ウェザリーはもはや過ぎ去った時代の医師であり、彼の支持する私立精神病院もまた過去の遺物であった。しかし、それがゆえに、公立と篤志精神病院の変化や神経科医の伸長は際だったものであることを教えているかのようである。

三　医業としての精神分析

精神科医が患者の獲得にしのぎを削っていた一方で、精神医療の世界でその位置を確立することに苦闘していたのが精神分析を奉ずる医師たちである。精神分析は、第一次世界大戦期の戦争神経症治療で一定の成功をおさめ、社会的な認知度を高めた[10]。その結果、アメリカほどではないにしろ、イングランドの医業界のなかでも一定の地位を確保しつつあった。たとえば、後述するヒュー・クライトン・ミラーが一九二〇年に設立したタヴィストック・クリニックは、イングランドにおける精神分析のメッカとなった[11]。しかし、医業の世界一般においては、精神分析を専門とすることは魅力的なオプションではなかった。この節では、まず当時のイングランドにおける精神分析の立ち位置を確認し、その後、タヴィストック・クリニックとミラーの診療実践から、精神分析医たちがおかれた状況をみてゆきたい。

二〇世紀初頭のイングランドにおいて、精神分析は医師たちから非常に評判の悪いものだった。それは、患者の症状を性的な問題に還元する精神病理学が原因だった。精神分析においてたびたび病理として挙げられる、過去の性的なトラウマの経験は、患者の尊厳を傷つけるものとして受け止められた[12]。精神分析批判の担い手は精神科医たちであった。一九一五年、指導的な精神科医であったチャールズ・メルシエは医学雑誌上で、精神分析に傾倒した医師デヴィッド・フォーサイスを執拗に批判した[13]。その批判は、フォーサイスが、神経症の病因が過剰な自慰行為や肛門愛に特徴づけられる無意識下の同性愛願望によるものと述べた点に対して向けられた。メルシエは、こうした病理学的説明が患者の悩みを増やすものだと考えた。このような批判は、他の指導的精神科医によっても共有されるものであった。一九一六年、ロバート・アームストロング－ジョーンズもフォーサイスの理論に対して、「不実であるだけではなく、証明もされていないもの」と述べたうえで、精神分析によって治癒にいたった例など存在しないとまで言い放った[14]。

こうした批判ゆえに、イングランドの精神分析派の医師や心理学者たちは、医業界の鼻つまみ者として扱われ、有力なパトロンを得ることはできなかった[15]。その結果、精神分析派の医師たちは、キャセール神経科病院のよう

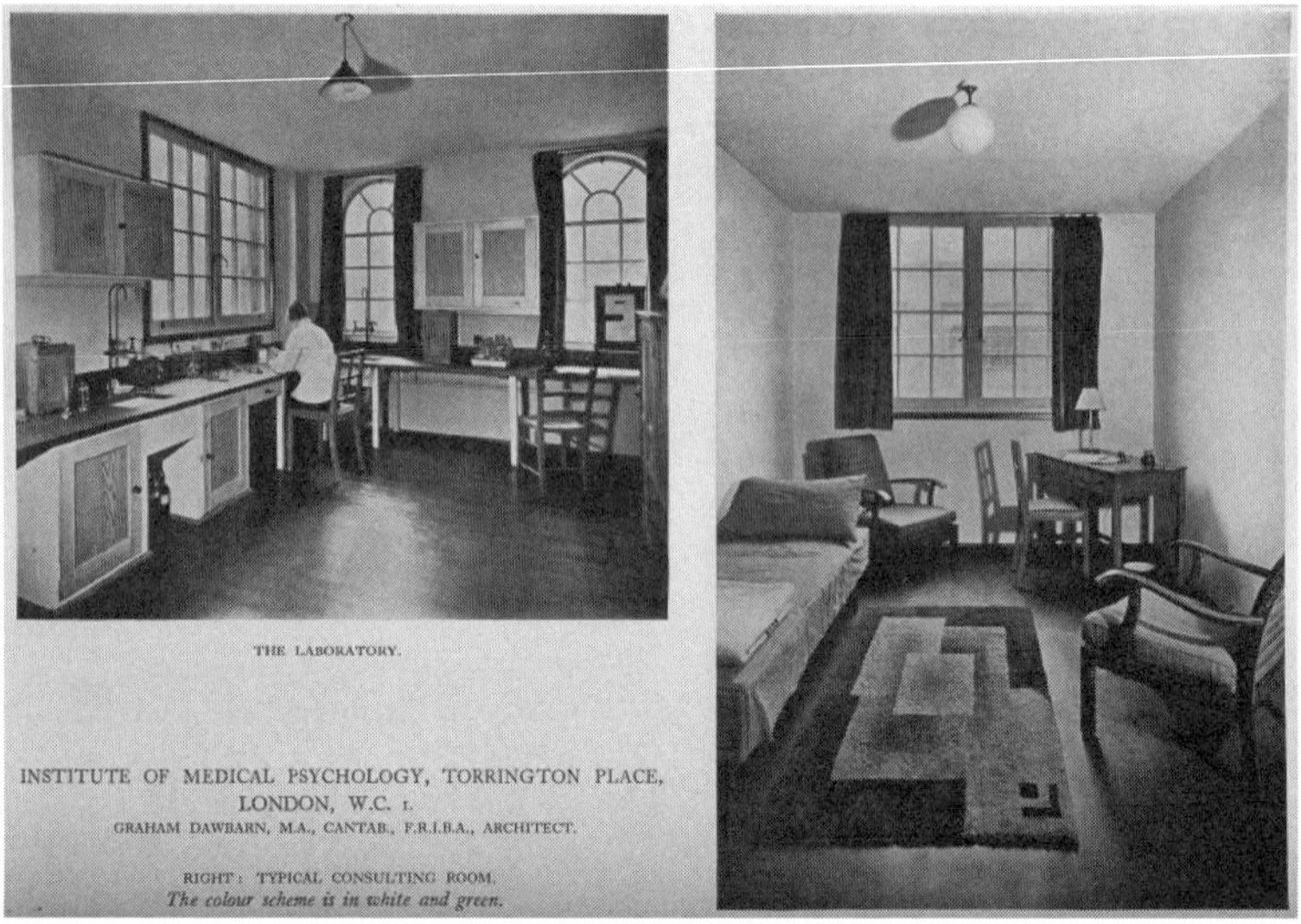

図版 6－1　タヴィストック・クリニック［V0014889, Wellcome Library, London］　向かって右の図版は，タヴィストック・クリニックの診察室。心理療法をおこなう際に患者がよこたわるベッドがおかれている。

な篤志資金による入院施設を設けられなかった。また、一八九〇年狂気法のもとでは、入床設備をもつ新たな私立精神病院を建てることも不可能であった。第二章で述べたように、私立精神病院の設立が禁じられていたためである。そのため彼らは、「クリニック」、つまり外来専門施設の開設という選択肢をとった。タヴィストック・クリニックが、ロンドン市内に設立された外来専門の小規模な診療所（より正確な分類としては小額の篤志資金によって設立された慈善医療のための施設）として設立されたのは、このような事情によるものである。

タヴィストック・クリニックは、篤志一般病院と同様の機能を果たす慈善のための施設であり、患者からの診療費をほとんど取らなかった。一九三九年の情報によると、ミラーを含む約九〇人の医師たちによって年間三万時間が診療にあてられていたが、診察一回あたりの医師収入は五シリングが上限となっていた[16]。つまり、タヴィストック・クリニックは、それ自体が金銭的利益を生み出すものではなかった。

タヴィストックで診療していた医師たちは、このクリニック以外に個人診療所をもつ顧問医や開業医たちであった。彼らにとって、タヴィストック・クリニックは、他の篤志一般病院などと同様に、自身の私診療へと患者をリクルートするための窓口として活用されていた。

だが、精神分析派の医師たちがおかれた状況は、顧問精神科医たちとは異なるものであった。第四章でみたように、顧問精神科医であれば、自らの診療所で私診療サービスを提供するだけでなく、患者に入院施設を斡旋することで、定期的な収入を確保することが可能であった。しかし、タヴィストック・クリニックは入院施設ではなく、精神分析派の理念なり治療法なりにしたがった入院施設は二〇世紀前半のイングランドには存在しなかった。

本来、精神分析それ自体は入院治療を必要とするものではない。精神分析の治療とは言葉を介して無意識を操作する心理療法であり、病院という環境を必ずしも必要としないからである。ウディ・アレンの映画にたびたび描かれた、アメリカ東海岸の都市部に設けられた外来診療所でカウチ椅子に横たわった患者に話しかける精神分析医という構図は、単なるファッションではない。治療法が選んだものなのである。

しかし、二〇世紀前半のイングランドにおいて、精神分析医たちは入院施設を必要としていた。その理由はきわめて経済的なものであった。クリニックにおける心理療法のセッションは通常、単回で結果を得ることはできない。つまり、患者たちは何回もクリニックに通わねばならないが、その間にも症状は持続する。治療期間中、患者の家族はその状況に耐えなければならない。ロンドンに住んでいればまだよいが、鉄道でたびたび通うのは容易なことではない。となれば、精神分析を医療サービスとして選ぶ魅力は著しく減じられる。家庭内で治療が難しくなったときこそが、精神医療をサービスとして購入する主たる理由だったからである。こうした事情から、精神分析派の医師もまた入院施設を必要とした。医業界で生き残るためには入院施設が必要だったのである。(17)

そのため、一九二〇年代になって、英国を代表する精神分析医のひとりだったヒュー・クライトン・ミラーは自らの診療所に入院用病床を設けようとした。しかし、そこには法的な問題があった。すでに何度か述べてきたように、イングランドにおいては、一八九〇年狂気法が精神疾患の治療の場を精神病院に限定していた。例外的に、単独看護（Single care）という方式のもとで精神疾患患者に医師の自宅や個人診療所などで入院治療を施すことが可能だったが、それも医師や看護者一名に対して患者一名と限定されたものだった（図1－2、本文三七頁参照）。以上の規定に反して、精神疾患患者を自宅や診療所内に入院させた場合は、罰則（第三一五条）が適用される。こうした問題の解決を望んで、一九二八年、ミラーは狂気法監督局にある書簡を送った[18]。この書簡でミラーは、ロンドン近郊のハッチ・エンドに収容人数一〇名程度の私立保養所を開設する許可を求めた。この施設の医療責任者は娘のジョゼフィン・ミラーであった。この書簡で興味深いのは、ミラーが受け入れ対象となる患者についてつぎのように述べている点である。

（A）〔以前に下された〕狂気の診断がすでに効力を失った患者
（B）〔ミラーによる〕診察が実施され、それ以前に〔他の医師によって〕なされた狂気の診断が疑わしい患者
（C）騒々しくヒステリー症状を呈するものの、即座の症状改善が見込まれ、狂気の診断がなされる前に経過観察が妥当と思われる患者[19]

以上の三点はいずれも、狂気ではない軽症の精神疾患のバリエーションである。まず、（A）が想定しているのは、精神病院へ入院し、その後退院したが、依然として精神状態の思わしくない患者（軽症状態にある患者）である。（B）もまた同様である。狂気の診断が下ったものの、精神分析にもとづけば、実際はより軽症の神経症に相当する症例がここには想定されている。（C）も軽症かつ早期の症例である。ミラーの意図は、こうした

軽症患者のための入院病床を設けることであった。

しかし、軽症患者の治療であれば、わざわざ狂気法監督局に伺いを立てる必要はない。一八九〇年法が対象としているのは狂気、すなわち重度の精神疾患であり、神経症などの軽い症例であれば法的には診療は自由であった。顧問精神科医たちが、あるいは篤志一般病院や神経科病院がそうしていたように、この患者は狂気ではないと言って一八九〇年法の外で治療すればよいだけである。ミラーは、そうした法律上の機微、精神科医や神経科医たちが手を染めていた、軽度の精神疾患患者に対する脱法的診療行為について無知だったのだろう。狂気でなければ、すなわち軽度の精神疾患であれば、一八九〇年法にもとづいた施設入院は必要とされないということを彼は理解せず、生真面目に狂気法監督局に問い合わせたのである。

ミラーは、精神科医たちがもっていた狡猾さやしたたかさをもたなかった。一八九〇年法に関するリテラシーの欠如ともいえるだろう。(C)に関しては、それがとくに表われている。まずヒステリー症状についてであるが、これを狂気と診断するかどうかは医師のさじ加減による。ヒステリーは、症状が激しく家族の手に負えない場合には狂気と診断され、精神病院に送られることも多かった[20]。だがその一方で、軽度の疾患だとして、神経科医の個人診療所や篤志一般病院で治療されることも珍しくはなかった。ミラーが入院治療をしたければ、後者の立場をとればよかっただけのことである。狂気法監督局がそのようなアドバイスをミラーに返すこともできたのかもしれない。しかし、実に細かいことだが、それを不可能とする文言が(C)には含まれていた。「経過観察」への言及である。

ここまででは説明しなかった点になるが、一八九〇年法では、狂気の診断に先立つ経過観察の目的のために、緊急入院命令(Urgency order)なる入院方式が設けられていた[21]。この入院方式は、医師の診断書一通と家族からの申請書があれば、法的証明書を得ずに、精神病院での治療を七日間のみ可能とするものであった。一八九〇年法にしたがえば、早期の治癒が見込まれる場合、この入院方式にのっとって精神病院へ入院させればよい。軽症患者の経過観察は既存の法制度で規定されており、その場合は精神病院を利用すればよかっただけのことなのである。そのため狂気法監督局はミラーの申し出をにべもなく却下した。ただし、この入院制度は七日間と期間が非常に短いこともあり、実際にはほとんど運用されていなかった。

ミラーたちは、当世の精神医療の事情に非常に疎かったようである。そのことは、一年後、娘のジョゼフィン・ミラーが狂気法監督局に寄せた書簡においてより明確になる。[22] この書簡において、かの女は、すでに独自の保養所を開設し、狂気とすべきか判断しがたい重度の精神疾患患者をすでに受け入れたと述べたうえで、その入院治療の許可を同局に求めた。これは、一八九〇年狂気法第三一五条違反を当局に自ら告白したことになる。告発にこそいたらなかったものの、当然のことながら、狂気法監督局はこの申請を拒否した。[23] そして、ジョセフィン・ミラーはこの患者の入院治療を諦めたのである。

以上の問題は、一八九〇年法のもとで精神分析派の医師が直面した診療上の困難を示唆するとともに、精神科医たちに対する彼らの敗北を示すものであった。狂気法監督局に対してミラーが述べたことの多くは、早期の治癒が見込まれる軽度の精神疾患を、既存の精神病院ではない入院施設で治療することを求めるものであった。精神科医とミラーは明らかに、同じ縄張りをめぐって競争していた。しかし、精神科医たちが一八九〇年法の規定をかいくぐり、さまざまな手法（篤志一般病院精神科外来の職責獲得や顧問医という診療形態）を駆使して、その縄張りを囲い込もうとしていたのに対して、後者は一八九〇年法を理解せず、しかもその番人たる狂気法監督局に違法行為を自ら報告する始末であった。精神分析医たちは、少なくともこの時点においては、精神科医の支配的業域を侵襲することはなかったのである。

四　戦時チャリティの隘路

二〇世紀初頭に精神疾患の治療という縄張りに新たに参入したのは、精神分析派の医師たちだけではない。戦争神経症治療向けに設立された医療施設もまた、新規参入組のひとつであった。第一次世界大戦期の戦争神経症の多発については第三章で検討したとおりであるが、その治療のために新たな医療施設が登場したことは、第四章でキャセール神経科病院に触れたのみであった。この節では、そうした新しい施設をめぐる支配的業域の問題を検討してみたい。

戦争神経症の治療を目的として新たに登場した施設は二種類ある。(一)年金省による神経科病院・神経科クリニック、そして(二)戦時チャリティによる医療施設である。本章の主たる検討対象は後者であるが、前者についても説明しておきたい。年金省とは、退役兵への恩賜の提供と疾病治療を管掌する行政機関である。大戦後、同省は、独自の神経科病院と神経科ユニットを全国各地に設置した。既存の精神医療施設では病床が足りなかったための措置であった。一九二五年の時点で、約二万名の戦争神経症患者に対して一二の年金省神経科病院、約一六〇〇名の戦争神経症を患った年金受給者に対して四一の神経科クリニックが設置された[24]。これら施設に対する支出は、一九二六年において約七三万六〇〇〇ポンドと多額に及んだ[25]。これらの施設の医療を担ったのは、戦前は精神医療と関係がなかったが、戦時期に戦争神経症の治療にあたり、この経験を出世の契機とみた無名の若手医師たちであった。たとえば、第四章で論じたキャセール神経科病院のトマス・アーサー・ロスが好例である。彼らの参入によって、戦間期の精神医療マーケットには競争状態が生じることとなった。

第二の新規施設である戦時チャリティもまた、同様の競争状態を生じさせた。しかも、一部の例では、精神科医たちとの対立関係すら認められた。その事例を紹介する前に、対立が生じなかった例に触れておこう。篤志家ナッツフォード子爵ヘンリ・サースタン・ホランドによって設立された医療施設である。同施設設立のきっかけは、戦争神経症の多発が明らかとなりつつあった一九一四年末、ナッツフォード子爵が、戦争神経症を患う将校のための専門的医療施設の建設を求めて、『タイムズ』紙に募金を訴えたことであった。[26] 彼は約一万ポンドの寄付を求め、最終的に七七〇〇ポンドを得た。その結果、ケンジントン宮殿内に特別病院が設置され、戦争神経症の治療にあてられた。この施設は、精神科医一名と三名の看護婦という小規模な施設ではあったが、収容患者数が増えるにつれて慈善事業としての運営が困難となり、陸軍省に接収され、公的資金のもとに戦時精神医療の一翼を担っていった。この施設は、陸軍省に接収された経緯もあり、終戦とほぼ同時に役割を終えた。

一方で、精神科医の支配的業域を犯してしまい、利害対立に発展した事例もみられた。著名な篤志家フレデリック・ミルナーによって設立された医療施設がそれである。この施設は一九二二年に、戦争神経症治療のために設立された。ミルナーが戦争神経症の問題に注目した理由は、彼の言葉にしたがえば、戦争神経症の兵士が精神病院で治療されていたことを憂慮したためであった。つまり、戦時の議会下院の議員たちと同じような関心が認められる。

一九二二年、ミルナーは、自身が携わる篤志団体退役兵福祉協会の事業として戦争神経症への医療サービスを提供することを発表し、そのための寄付を新聞各紙で募った。[27] その結果、同年のうちに三万ポンドを超える資金が集められ、ケント州エナム村とロンドンのハムステッドに保養所が設立された。しかし、ミルナーは、上述の寄付金を集める際、精神科医の神経を逆なでするような文言を用いてしまい、彼らの怒りを買ってしまった。そして、ミルナーと精神科医の攻防が始まってゆくのである。

まずは、この攻防の前史となるエピソードについて説明しておきたい。実は、退役兵福祉協会が戦争神経症患者向け保養所を設立したのは、一九二二年が最初ではなかった。同協会は、一九二〇年にロンドンのパトニに同様の施設を設けたが、これは失敗に終わっていた[28]。原因は、精神医療に通じた看護婦の招へいが叶わなかったためである。この事情から、ミルナーは事業休止を余儀なくされていた。それゆえ、一九二二年の保養所設立に際しては、精神医療に通じた看護師を紹介できる精神科医の協力が必要であった。にもかかわらず、ミルナーは、精神科医たちを敵に回すような表現を用いて募金集めをおこなってしまった。その結果、一九二二年の保養所設立もまた暗礁に乗り上げようとしていた。

精神科医を敵に回した表現とは、一九二二年三月、『タイムズ』紙において、保養所の設立根拠を述べたときのものである[29]。具体的には、一九二〇年の時点でなお戦争神経症にかかった六〇〇〇人の兵士が精神病院に監禁され、三万人を超える兵士が治療を受けずに苦しんだままだ、と述べた箇所であった。この表現は、精神科医たちにとって看過できないものであった。戦時中に議会下院で同様の議論はあったものの、それは精神科医たちを利する追い風へとつながった。しかし、ミルナーの主張を認めた場合は逆である。彼の考え方は、精神病院を否定し、自らその代替となる施設を篤志資金で建設しようというものである。これを認めたならば、彼に続く篤志家がつぎつぎと類似の施設を造りかねない。それゆえ、精神科医たちは、ミルナーによる批判を彼らの支配的業域への不当な干渉と受け止め、対抗策を講じた。

その対抗策とは、ミルナーの施設への人材供給を断つことであった。前述したように、一九二〇年にパトニに建設した保養所には精神医療に通じた看護婦がおらず、活動を休止せざるをえなかった。その轍を踏まないように、退役兵福祉協会は、スコットランドを代表する精神科医ジョージ・M・ロバートソンを頼った。経験のある婦長クラスの看護婦と看護師を紹介するよう、彼に要請した[30]。しかし、ロバートソンはこの要請を袖にした。彼は、ミルナーへの返信書簡で「この件に関して一切の関わりをもつこと」を拒否した。その理由は明確であった。前出の『タイムズ』紙での表現に加えて、同協会の寄付金を募るパンフレットの表現に怒りを覚えていたのである。彼は、このパンフレットのことを「あまりにも馬鹿げている」と述べている[31]。以下がそのパンフレットの文面である。

〔精神病院では〕みる患者すべてが不治の狂人たちである。そこでは、彼らの呆けた叫び声が昼夜を問わず飛び交っている。彼らの将来をみられるのであれば、それは、不幸な人々が永遠の恐怖に囚われるというものである。〔中略〕今日、六〇〇〇人を超える退役兵たちが貧民狂人院〔公立精神病院〕で精神的な拷問を受けている。その多くは、専門的な治療のもとでは治るはずなのだが[32]。

ロバートソンは、その半生を精神病院の勤務医（最終的には院長）として過ごした医師である[33]。その彼に対してこのパンフレットでは、精神病院が扇動的な調子で貶められているのである。それを考えれば、ロバートソンがミルナーに協力するわけもなく、ロバートソンの怒りが容易には収まらなかったのも当然のことであった。彼の怒りのほどは、年金省が退役兵福祉協会に補助金を支出していることを知り、その差し止めを求める書簡を年金省に出したことからもうかがえる[34]。

退役兵福祉協会に反発した精神科医はロバートソンだけではなかった。一九二〇年のパトニ保養所の開設式に際して、退役兵福祉協会は精神科医モーリス・クレイグを招待したのだが、同協会の宣伝活動を見知ったクレイグはこれを欠席しただけではなく、自身の不参加を周囲の同僚たちに積極的に知らせて回った[35]。イングランド精神科医の頂点にあったクレイグのこのような行動には、明らかに敵対的なメッセージが込められていた。

ロバートソンは最終的には、ミルナーに救いの手を差し伸べた。ただし、ミルナーが『タイムズ』紙での発言やパンフレットの内容を後悔したことを返書で知ってからのことであり、また、自身が直接的に協力することは頑なに拒んだ(36)。彼は代わりに、スコットランド出身の著名な精神科医ジョン・カーズウェルを紹介した。カーズウェルはこのとき、ハーリー・ストリートで顧問精神科医として開業しており、ロンドン近郊の精神医療関係者に十分なコネクションを有していた。しかし、ロバートソンはこの紹介に際しても、ミルナーに念を押した。ミルナーが「これ以上不快で誤った言辞を重ねないならば」紹介する、と書簡で述べた(37)。そこまで言われても、ミルナーと退役兵福祉協会に抗うという選択肢はなかった。公衆から莫大な寄付金を集めた以上、二回目の失敗は篤志家生命の危機を意味するものだった。それゆえ、ミルナーは、ロバートソンに全面的にしたがう旨を返信したのである。

こうした経緯にもかかわらず、カーズウェルとの交渉は失敗に終わった。スコットランド精神科医の先輩であるロバートソンからの紹介ではあったが、カーズウェルにとってはうまみのない話だったのだろう。そのため、退役兵福祉協会は、一九二五年になって精神科医エドワード・マポーザーにあらためて協力を要請している(38)。マポーザーは、大戦期に精神疾患の研究を目的として建てられたモーズリー精神病院の院長を務める、指導的精神科医のひとりであった。マポーザーは最終的に同協会の要請に応じた。もちろん、ロバートソンらとのいざこざを知ってのことであり、彼はミルナーに、いかなる論争にも立ち入らず、簡単な助言をするのみという条件をつけた(39)。具体的に述べれば、返信の書簡において彼は、「退役兵福祉協会とはいかなる正式な関係ももたないこと」、「いかなる広報活動でも自身の名前を出さないこと」を求めた(40)。それは、ロバートソンと同様に、同協会が戦争神経症の治療を担う年金省、精神病院、狂気法監督局に対して、協力ではなく攻撃をしかけたためであった(41)。ここにいたって、退役兵福祉協会はマポーザーに対していかなる反論もおこなわなかった。ただ粛々と受け容れたのである。

マポーザーの協力を得た退役兵福祉協会の保養所は医療サービスを開始し、なんとか体面を保つことができた。一九二七年には二万通にも及ぶ入院申請書が届き、約八〇〇〇人の患者との面接を経て、二三三人の患者が入院した。[42] この年、この保養所は一万五一三〇ポンドを医療費として支出しているが、この額は前出のキャセール神経科病院の支出とほぼ同額であり、中規模の医療施設なみの活動実績がうかがえる。さらに同年、同協会はまた新たな寄付金集めをおこなうこともできるようになった。チャリティ・ボクシング・マッチを主催し、ここで新たに三万七二六五ポンドを得た。一九二〇年に最初の保養所を設置してから七年をかけて、同協会はようやく医療活動を開始し、それまでの寄付金の正当な支出を執行できたわけである。

退役兵福祉協会は結局、精神科医にきわめて親和的な組織となってしまう。一九二七年の同協会の報告書には、つぎのような記述が見受けられるのだが、それは一九二二年の表現とはまったく異なるものである。

〔退役兵福祉協会のメンバーは〕この年、イングランド中のさまざまな精神病院を訪問した。そこにいた戦争神経症患者の多くは年金省からの恩賜を受け取り、彼らの家族にも生活上の助言が与えられていた。同協会の事務局長は、サフォーク州メルトンにある聖オードリー精神病院を訪問したのだが、そこでは退役兵たちは、他の患者からは離れた病棟にいた。彼らは幸せそうであり、満足していた。レクリエーション活動も十分で、食べ物も良質で豊富だった。[43]

ここには、最初のパンフレットにみられた挑発的な文言は一切ない。ただ既存の精神病院の適正な状態を褒めそやすのみであった。

以上の事例からは、精神科医たちがきわめて強力に団結し、既存の支配的業域を防衛したこと、そして新規参入には敏感に反応したことがみてとれる。ロバートソン、クレイグ、カーズウェル、マポーザーらの行動には一切の乱れがなく、そのメッセージはひとつであった。既存の精神科医の支配的業域を犯す者を許さない。その一点だったのである。

五　保養所という名のブラックマーケット

一八九〇年狂気法のもとで精神医療サービスに参入し、大きな影響を与えた施設として、私立保養所がある。第二章の冒頭でも触れたように、一八九〇年法により精神医療の民間部門に対する規制が強化され、医師ではない者が経営する私立保養所への需要は高まり、イングランド全土で発展した。たとえば、一九二〇年、アイルランドの開業医サラ・エリザベス・ホワイトは、一八九〇年法のもとで、精神科医ではない医師が経営する精神疾患向けの私立保養所が増加していることを指摘している。[44] しかし、実態を明らかにすることはとても難しい。それは、保養所が、不治の病にかかった患者や家族内で面倒を見切れない老齢者を事実上厄介払いする場所だったことと関係がある。秘匿性ゆえに、施設自体が残した史料がほとんど見つからないのである。

実態を断片的に伝えてくれる史料のひとつとしては、『医師年鑑』がある。一八九〇年法のもとでは、軽度の精神疾患患者を私立保養所が受け入れることに法的な問題はなかったため、『医師年鑑』には私立保養所の広告が多数掲載されていた。たとえば、ヌニートンに所在するカルデコート・ホールや、キングス・ラングレー所在のアーチャー神経訓練コロニーは、神経症の入院を歓迎する旨を広告ではっきりと謳っている。[45] しかし、これらの施設や運営母体が残した史料はほとんど見つかっていない。

二〇世紀前半の私立保養所の実態は、一九二七年に成立した私立保養所の規制に関する議会制定法によって明らかになる。まず、この法律の制定へといたる道のりについて説明しよう。私立保養所の繁茂は、精神医療だけが直面した問題ではなかった。二〇世紀初頭になって、医師資格をもつ正規医たちは、非医師が経営する私立保養所が提供する医療サービスの質の低さを問題視し、国家による登録制度の導入を訴えていった。その結果、一九〇四年と一九二五年に、私立保養所の登録制度を確立するための法案が議会下院に提出された(46)。これらの法案は、ほとんど議論されることもなく、いずれも廃案となった。しかし一九二五年、私立保養所をめぐる医療過誤スキャンダルが複数報道されたこともあり、一九二六年に出された法案は議会で順調に審議された。この法案に関して、正規医たちは、自らが経営する保養所の登録には反対する一方で、非医師による保養所の登録制度の必要性を主張した(47)。その理由は、彼らがもつ専門的能力と倫理綱領の存在であった。

精神科医たちも、この問題には非常に積極的に取り組んだ。医学心理学協会の議会委員会は、一九二二年から私立保養所の登録制度に関する議論を開始し、議会制定法のもとで精神科医が私立保養所に助言と監督をおこなうことが必要だという結論に達した(48)。ただし、精神科医によって運営されている保養所は登録の対象とすべきではないと主張した。その理由は、医師資格をもつ正規医たちは倫理綱領をもち、適切な医療サービスを提供できるのに対して、非正規の医業者たちはそうした社会的な適格性を欠くからであった。また、同委員会は、医師が経営する保養所の利用は、患者とその家族が自由意志のもとに選択した受療行動であり、プライバシーの問題に属するものとした。その一方で、この委員会の委員であった精神科医のひとりは、医師ではない人物が経営する私立保養所が国に登録されたとしても（受け入れ患者の情報が国に報告されるとしても）、それはプライバシー上問題ないとも述べている(49)。非正規医療を排除しようという意図がここには明白に示されている。明らかに、支配的業域が争われていたのである。

一九二六年の法案審議に話を戻すと、議会下院は、医師側からの要請をほぼそのまま汲み取って、私立保養所の登録義務づけを骨子とする法案を策定した[50]。具体的には、各自治体が医師と看護婦が参画する委員会に私立保養所の認可権を付託し、各自治体の公衆衛生官が登録実務を担当することとした。そして、この法案は最終的に、一九二七年保養所登録法（Nursing Homes Registration Act. 以下、「一九二七年法」と略記）として成立した[51]。これにより、私立保養所は医師の監督下におかれることとなった。

精神医療に関して、保養所登録法は、一八九〇年法のもとで合法的に精神疾患患者を受け入れている私立保養所の登録を除外する規定を設けていた。すでに述べたように、一八九〇年法には、重度の精神疾患患者一名を自宅などに受け入れることを可能とする単独看護制度が設けられていた[52]。つまり、私立保養所であっても、適切な入院手続きを踏めば一名までは重度の精神疾患患者を受け入れることが可能であった。

しかし、一九二七年法が成立すると、一八九〇年法の単独看護の手続きを踏まずに重度の精神疾患患者を受け入れていた私立保養所の経営者たちは、自分たちの施設も登録免除になると誤解した。そして、一九二七年法における登録免除の対象かどうか確認を求める書簡を、狂気法監督局へ続々と送ったのである。これは、非合法行為を自ら告白するようなものであり、また水面下の私立保養所ビジネスを白日のもとに晒す契機となった。以下でその事例をみてみよう。

一九二八年四月、狂気法監督局は、ブライトンの開業医レオナルド・S・ウィルコックスから一通の書簡を受領した[53]。彼はこの書簡で、知己であるビーヴァートン婦人の代理として、同婦人の私立保養所が一九二七年法の登録免除対象であるかを尋ねた。かの女の保養所が重度かつ慢性の精神疾患患者を受け入れていることを書き添えてである。しかし、狂気法監督局が調べたところ、この患者は一八九〇年法のもとで「単独看護」の手続きをとっていなかった。狂気法監督局にとって、ウィルコックスの書簡は自主的な非合法医療行為の申し出だった。その結果、ウィルコックスの申し出は検討すらされなかった。なぜなら、それ以前に一八九〇年法への違反が発覚したからである。

ウィルコックス以外にも、同様の自発的な非合法看護の告白が狂気法監督局に多数寄せられた。そのなかには、正規医が経営する私立保養所の事例もあった。一九二七年、ブライトンの開業医H・スキャットリフは、自らが経営する私立保養所を一九二七年法にしたがって登録する義務があるかどうか確認するために、狂気法監督局に書簡を送っている。[54] 彼は一八九〇年法に沿って精神疾患患者を受け入れていたと考えていたようだが、狂気法監督局にはそのような記録は一切なかった。狂気法監督局は、一九二七年法を管掌する官庁ではなく、その起草にもほとんどかかわっていない。また、同法の成立を支援した精神科医たちもこうした違法行為の自己申告が寄せられることなど想定していなかった。まったくもって偶発的に、私立保養所の実態が知らされることとなったのである。

私立保養所における一八九〇年法違反は、登録実務を担当した公衆衛生官によって発見される場合もあった。一九二八年、サリ州の公衆衛生官は、レッドヒル在住のF・A・エクルスなる女性が自宅に五人の精神疾患患者を受け入れていることを発見し、狂気法監督局に一八九〇年法のもとでの「単独看護」かどうか確認の書簡を送っている。[55] ブリストルの公衆衛生官もまた、かなりの数の私立保養所が精神疾患患者を収容していることを狂気法監督局に報告している。[56] 多くの場合、いまでいう認知症にあたる老齢の患者であったが、いずれにしても一八九〇年法が定めるところの「単独看護」にはあたらなかった。ブリストルの事例については、狂気法監督局の現地調査がおこなわれた。その結果、二四人の重度の精神疾患患者が私立保養所に収容されていたことが発見され、施設の経営者は一八九〇年法にしたがって不法監禁の罪で告発された。[57]

その後も、一九二七年保養所登録法の影響による非合法看護事例の発覚は続いた。それは、それまで史料に記録されることのなかった、いわば精神医療のブラックマーケットを白日のもとに晒すものであった。一方で、精神科医の視点からすれば、こうした私立保養所への規制の強化は自らの支配的業域を保護する効果をもつものであった。一九二七年法は、非正規の精神医療を明確に非合法化し、精神科医たちによる支配的業域の確立に一役買ったのである。

六　小括

本章で確認してきたのは、精神科医たちが自らの支配的業域を争い、守り、新たに得ようとする歴史的な過程である。この過程からは、精神医療が精神医学・精神科医・精神病院によって構成された一枚岩の存在ではなく、その周縁ないし外部に存在した医療従事者や篤志家、あるいは非正規医療を営む者たちをも巻き込むものだったことがみえてくる。精神科医は、彼らとの競争や交渉を通じて、精神疾患という問題領域に関して自らの優位性を確かなものにしていった。

精神科医はすべての競争に勝利したというわけではない。本書で示した、精神分析医、篤志家、非正規医業者との競争はその一端にすぎない。精神分析についていえば、ミラーだけがその実践者だったわけではない。また、ミルナーひとりを例にとれば、精神科医は篤志家を従えたといえるだろうが、二〇世紀初頭においても篤志家全体の資金力や影響力は依然として強く、精神科医たちも篤志家たちの援助を必要としていた。また、私立保養所も同様に、検挙されたのは氷山の一角であり、一九二七年以後イングランドの医療から消え去ったわけでもない。

以上の事例において、精神科医たちが自らの優位性を示すことができたのは、結局のところ、勝てる戦いをしてきたということである。精神分析医たちは、性的な病因論がゆえに医業界では鼻つまみ者であった。ミルナーも篤志家の世界においては、どちらかというと一匹狼のような存在であり、貴族のコミュニティに属する伝統的な篤志家とはやや異なる。私立保養所の経営者もまた、社会的には周縁的な存在であり、彼らを批判したり統制することは比較的容易であった。精神科医が展開した排他的な競争はあくまで、相対的に弱い存在に向けられたものであった。

そうだとすれば、精神科医より強力な競争相手は存在したのかという点が、つぎに問われるべきことであろう。その答えは是である。心の病を解決する手段は医療に限られたものではなかった。ルネ・デカルトが精神と身体の二元論を唱える前、キリスト教が支配的な世界においては、心の病は魂の失調であった。身体の病ですら魂の問題に還元され、祈りが主たる治療の手段だった。すなわち、キリスト教はかつて医学との競合相手であった。

それは本書が対象とする時代にもあてはまることである。一九世紀末から二〇世紀初頭になっても、宗教的な癒しは依然として否定しがたいものと理解されていた。心の安寧に宗教が果たした役割は、精神科医たちにとっては手に入れるべき沃野であり、同時に聖職者は強力な競争相手であった。次章では、精神科医たちが聖職者と宗教的な癒しに対してどう向き合ったのかを検討してゆきたい。

第7章　精神医学とスピリチュアル・ヒーリング

一　スピリチュアル・ヒーリング——宗教と医療のあいだに

心の病に対する治療はかつて、医師資格をもつ者の専売特許ではなかった。およそ一七～一八世紀までのヨーロッパにおいては、精神的な失調状態に直面した際、最初に参照されたのはもっぱら医学ではなかった。天体の布置に病の原因を求め、その影響から逃れる方法を占い師に聞くこともあれば、宗教的な信心が足りないからだと治癒を願って神に祈りを捧げるなど、原因論と治療法は多様であった。つまり、精神の失調状態は必ずしも医学的な観点からのみ解釈されるものではなく、その失調状態からの回復についても医学的な手段が常に選ばれるわけでもなかった。一八～一九世紀になると、近代精神医学の登場とともに医学的な思考と治療手段が第一の選択肢となっていった。これはおおむね支持できる歴史観である。しかし、占いや信仰あるいは医師資格をもたない治療者を通じて精神の失調状態を回復しようとする試みが、その後も存在し続けたことを忘れられてはならない。本書が対象とする二〇世紀前半においても、精神医学の傍らに宗教と非正規医療は確かに存在していた(1)。

本章で論じるのは、二〇世紀初頭のイングランドにおいて、精神科医、心理学者、イングランド国教会の聖職者たちがスピリチュアル・ヒーリングという宗教的手法による癒しの問題をめぐって、あるいは精神の失調状態を癒す者の地位をめぐって競争と交渉を繰り広げた過程とその帰結である。

この問題を論じるにあたって、その前史となる医療と宗教の関係史をごく簡単に述べておきたい。時は中世までさかのぼる。一二一五年第四回ラテラノ公会議において、カトリック教会は聖職者が医療行為に関わることを禁じ、その後は一七～一八世紀に展開された啓蒙思想の影響もあって、医療は徐々に世俗的な問題領域と理解されるようになった[2]。これは、プロテスタント諸教会においても同様である。カトリックにしてもプロテスタントにしても、機械的で合理的な啓蒙主義的な世界観に対しては一定の距離をとっていた。しかし、奇蹟・秘蹟に否定的なプロテスタントだけではなくカトリックもまた、病者の治療は医師たちによるべきとの立場をとり、教会組織としてはしだいに医療行為には距離をとった。一方で、一九世紀末から二〇世紀初頭において宗教的な病の癒しは過去の出来事となったのかというと、必ずしもそうではない。宗派の別を超えて、死後の魂の存在とそれとの交信可能性を信仰すること（スピリチュアリズム）や、傷ついた魂を信仰により治療すること（スピリチュアル・ヒーリング）が社会的に流行し、諸教会はその対応を迫られた。

歴史家ジャネット・オッペンハイムによれば、スピリチュアリズムの登場は近代ならではの現象であった[3]。産業化された社会が成熟し、科学への信頼が高まり、物質的な文明が花開く一九世紀後半において、既存の宗教（キリスト教）に対する信頼は薄れていった。後述するように、一九世紀は、教会礼拝への参加率が著しく低下する「信仰の危機」の時代だといわれる。しかし、人々は超自然的な存在を完全に否定し、科学的な世界観を受け入れたわけではなかった。唯物論的な思考に違和感を覚える人たちは、貴族や労働者といった階級を問わず、存在し続けていた。彼らは、魂という超物質的な存在は科学的手法によって実証可能であり、死後の霊は実際に経験され、交信することができると主張した。スピリチュアリズムなる、宗教的であり科学的でもあろうとする民間信仰の登場である。この新たな信仰は、キリスト教の教義とは必ずしも矛盾するものではなかった。スピリチュアリズムを信奉する人たちの多くは、霊魂の不滅を信じることはキリスト教的だと考えており、それゆえ、爆発的に流行することとなった(4)。

スピリチュアリズムの流行は、既存の教会（本章ではとくにイングランド国教会）にとっては由々しき事態であったが、その副産物として登場したスピリチュアル・ヒーリングはより深刻な問題であった。スピリチュアル・ヒーリング、すなわち信仰による魂の癒しとは、聖書に記された奇蹟、初期教会の輝かしき成果をモチーフとしたものであった。それが、一九世紀後半においては、神学教育を受けていない新興の宗教家たちの専売特許となろうとしていた。これは、イングランドの正統教会たるイングランド国教会にとって看過できない事態であった。また、スピリチュアル・ヒーリングは、宗教だけではなく医療の世界にも抵触する問題であった。スピリチュアル・ヒーラーのいうところの魂の癒しとは、身体と精神の疾患の治癒を目指すものであった。たとえば、詳しくは後述するが、スピリチュアル・ヒーラーたちは、祈り、手かざし、聖油の塗布などによって、癌などの不治の病を治癒せしめたと主張した。これは、宗教的に読めば奇蹟の体現であるが、医業者にとっては非正規医療の実践であった。

このような問題は、精神科医にとっては支配的業域にかかわる問題であった。なぜならば、これも後で詳しく述べるが、魂の癒しによって身体が癒されるというスピリチュアル・ヒーリングの論理は、精神的な状態の改善によって身体的な問題が解消されることのアナロジーだったからである。当時の精神科医たちは、自らの専門的知識の重要性を述べる際、精神と身体は互いに連関しており、精神科医なくしては身体的疾患の治癒はないということをたびたび強調した。これは自らの専門性を最大化するための論理でもあった。このアナロジーゆえに、スピリチュアル・ヒーリングは精神科医の潜在的な競合相手となりえたということである。

また、心理学者たちにとっても、スピリチュアル・ヒーリングは看過できない問題であった。後述するように、心理学は、一九世紀末から学術的な装いを備えるようになり、精神的な失調状態に関する新たな解釈と治療法を提案していた。そこでも、心理学にもとづく治療法によって精神上の病理を除去することで、身体的に表出された諸症状は改善されうるということが謳われた。

このような経緯から、一九世紀末から二〇世紀前半にかけて、イングランド国教会、精神科医、そして心理学者はスピリチュアル・ヒーリングを自らの支配的業域に関わる問題と捉え、三者がそれぞれの思惑から競争と交渉を繰り広げた。この点が本章の主題である。ちなみに、ここでは先行研究として、スピリチュアル・ヒーリングに関する宗教史家スチュアート・ミューズの研究を適宜参照する。[5] ミューズの議論は一九二〇年代初頭に限られており、教会側の視点からの分析が主である。これに精神科医と心理学者の視点を加えることで、より立体的な歴史像を示し、さらに本書の課題である精神医療の支配的業域をめぐる競争という観点から論じてゆきたい。

二　スピリチュアル・ヒーリングの展開——J・M・ヒクソンとクリスチャン・サイエンス

前述したように、スピリチュアル・ヒーリングの流行は、スピリチュアリズムの発展を背景としていた。イングランドでスピリチュアリズムが広まったのは一八五〇年代のことであった。[6] アメリカのラップ現象に起源をもつスピリチュアリズムは、この時期になってイングランドに定着していった。それ以前、霊媒師たちの多くはアメリカ人であり、組織化の動きもなく、小規模な地方サークルがあるのみであった。それが、一八六〇年代になると全国的な組織化がすすみ、会誌も発行されるようになっていった。一八六一年のキリスト教心霊主義問題研究会の設立、一八六二年の『スピリチュアル・マガジン』創刊、一八六五年の英国進歩的心霊主義者協会の設立などである。[7] スピリチュアリズムの支持者たちは、都市部では知識人や貴族階級の人々が、イングランド北部では労働者階級が中心であった。あたかもキリスト教に代わる宗教かのように、スピリチュアリズムは、イングランドでも広く信じられ、死者との交信が実践されるようになった。

スピリチュアリズムは、第一次世界大戦の後、より大きな社会的影響力をもつようになった。戦死者の魂と交信したいという要望が霊媒師たちに多く寄せられたためである。このときスピリチュアリズムの有力な支持者となったのがアーサー・コナン・ドイルである。大戦期以降、彼は、スピリチュアリズムに関する歴史書を執筆するなど、その広報活動の中心的な役割を担うようになった。[8] 大戦で亡くした息子と交信したいというのが彼の動機だった。しかし、第二次世界大戦期に、霊媒師たちが主張した戦況に関わる予言(「一九三九年八月和平」予言、「ヒトラー咽頭癌」予言、「一九四二年末終戦」予言)がことごとく外れると、スピリチュアリズムは詐欺行為とみなされるようになった。その結果、警察の摘発キャンペーンが強化され、没落の一途をたどっていった。[9]

スピリチュアル・ヒーリングは、スピリチュアリズムから若干遅れ、一九世紀末から二〇世紀初頭以降に広まった。イングランドにおけるスピリチュアル・ヒーリングの先駆者はジェイムズ・ムーア・ヒクソンである。ヒクソンは、そもそもは宗教にも医療にも関係をもたない事務職の人間であった。しかし、しだいに医療的な電気マッサージや催眠術へ関心をもつようになり、病者への治療行為をごくごく個人的に始めたという。[10] 一九〇五年になると彼は、裕福な女性支援者を得てエマニュエル会を設立し、スピリチュアル・ヒーリングの伝道に乗り出した。当時のパトロンには、時のベドフォード伯爵夫人、サマセット公爵夫人、モーズリー侯爵夫人などがいたとされる。[11] 当初の活動は、ロンドン南部のウールウィッチやポプラーなどの社会主義者が教会勢力に攻勢をかける地域ですすめられ、下層階級の第三世界信仰を利用して成功を収めていった。

ヒクソンの名を世に知らしめたのは、一九一九〜二四年にかけておこなわれたワールド・ツアーである。一九一九年に渡米し、同地で聖油の塗布と手かざしで麻痺や癌などの患者を治癒したとの逸話を得ると、一九二二年にケープタウン、一九二三年にオーストラリアへと渡り、各国で同様の手法を用いたヒーリングを実践した。[12] 直接会いに行けない患者の場合は、彼が祈りを込めたハンカチを贈り、それを病者の身体にかざすことで「ヒーリング・パワー」を伝達する方法がとられたという。

ちなみに、ヒクソンは日本にも滞在し、群馬県の草津温泉でハンセン病者と面会し、スピリチュアル・ヒーリングを施している。[13] ヒクソンを招へいしたのは、国教会系の伝道者メアリ・ヘレナ・コーンウォール・リーであった。彼は、草津温泉においてハンセン病者の救済事業である聖バルナバ・ミッションを展開していた。[14] リーは、病者のための「祈りの園」「満足の家」「慈しみの家」などの施設を建設したものの、癒しの秘儀が欠けていると考え、ヒクソンの来日を要請したのである。この要請に応じて、ヒクソンは、東京や軽井沢を経て草津を訪れ、一九名の患者からの治癒や回復兆候の告白を得たとされる。

さらに、帰国後の一九二四年、ブラッドフォードでおこなったヒーリング・ミッションが彼の名声を確かなものとした。これは、ブラッドフォード主教のお墨付きのもと、フリンジング・ホール教区教会でおこなわれたものである。後に、ロンドン、パディントンの聖ミカエル教会やオール・エンジェルス教会でも同様のミッションが執りおこなわれた。

ブラッドフォードでのヒーリング・ミッションは多くの病者をひきつけた。ミッション当日のフリンジング・ホール教区教会には、癒しを求める祈りの声と奇蹟を目撃した驚きの声が満ちていたといわれる。『英国医学雑誌』は、ブラッドフォード主教参席のもと、約一二〇〇〜一三〇〇人が手かざしによる治療を受け、六〜八人の患者の容体が「改善した」と報じている。[15] その患者の症状はいずれも身体的なものであった。たとえば、右手が生まれつき麻痺している初老の家政婦、脊髄麻痺の患者、五年間失明している女性、そして、一年間左半身が麻痺している女性などである。

国教会の聖職者がヒクソンのヒーリング・ミッションを支援したのは、彼が聖書に示された初期教会の秘儀をなぞり、聖油の塗布と手かざしという方法をとったためであった。ヒクソンは、一九二四年に刊行された主著『病者を癒せ』において、医学が手の施しようのない不治の症例については、神の手助けを借りた魂の治療が必要だと主張した(16)。その神とはキリストであり、魂の治療の方法は聖油の塗布と手かざしであった。

これは、明らかにカトリック的な秘儀を志向するものであり、またヒクソンという聖職に無縁の人物によって奇蹟が体現されるという問題もあって、国教会の高位聖職者のあいだにはスピリチュアル・ヒーリングへの強い抵抗感が生じた(17)。抵抗というよりは、教義上認めがたかったといってもよい。国教会は、魔術や霊の呼び出しを教義上認めておらず、魂は直接地獄か天国へ行くものという考え方を堅持していた。しかし、教会離れが続く二〇世紀初頭において、ヒクソンが生み出した宗教的熱狂は、国教会の下位聖職者に教会再興の可能性を感じさせた。彼らは、カトリック性や教義上の問題、あるいはヒクソンの胡散臭さには目をつぶり、むしろその魅力に興じていったのである。

ヒクソンがもたらしたヒーリング・ブームは宗教の域にとどまらなかった。不治の病に限ったこととはいえ、病者が医師や医療施設ではなくスピリチュアル・ヒーラーに助けを求めるという事態を、医師たちはきわめて退行的なものとして受け止めた。しかし、ヒクソンはそのような批判を気にもとめず、精神医療のありかたに公然と異を唱えた。前述の著書において彼は、「われわれの精神病院と保養所は暗い迷宮の中にいる魂を抱えて」おり、「不治の患者のための保養所と病院は満床であり、その規模は拡大している」と述べ、自らのヒーリング・ミッションこそ既存の精神医療に取って代わるべきものだと主張した(18)。この主張について補足しておくと、現状認識それ自体は的を射たものである。すでに述べたように、当時の精神病院は過剰収容問題に悩まされていた。過剰収容問題は精神科医の治癒能力の限界を示すものと理解されており、ヒクソンがその点から自らのヒーリング・ミッションの正当性を強調したことは効果的だったといえるだろう。

インングランドにおけるスピリチュアル・ヒーリングは、ヒクソンとはまた別に、もうひとつの系譜をもっていた。アメリカの宗教家メアリ・ベイカー・エディによって創始されたクリスチャン・サイエンスである。かの女は、ニュー・イングランドの農家出身であり、医学についても神学についても教育を受けることはなかった[19]。かの女が医学・神学に関心をもつ機会となったのは、持病である発作的な麻痺症状がメスマー流の治療（一九世紀初頭に流行った催眠術的治療法）で解消したことであった。ここから、かの女は催眠術に感化され、ほかの病者たちに対して病の実在を否定することに関心を深めていった。そして、一八七五年、『科学と健康』を世に問い、一説には一〇〇万、二〇〇万ともいわれる信者を獲得した[20]。クリスチャン・サイエンスの伝道者がイングランドに現われたのは一八九七年のことである[21]。その時点では、イングランドではクリスチャン・サイエンスに対する関心は非常に薄かった。しかし、ヒクソンへの関心の高まりとともに、類似した教義をもつクリスチャン・サイエンスもまた、スピリチュアル・ヒーリングの有力な一派として注目を浴びていった。

クリスチャン・サイエンスの教義の根本にあったのは物質主義の否定である。エディによれば、物質は感覚も生命ももたない。つまり、物質としての身体それ自身は苦痛を覚えることはない。人間が苦痛を覚えるのは魂の病みによるものである。一方、神聖なる魂は苦痛を覚えない。真実には苦痛はなく、苦痛のなかに真実もまたない。しかし、信仰心や敬虔さが欠落したとき、魂は病み、身体的な苦痛が引き起こされる。身体的苦痛の原因は魂の堕落であり、物質的な起源なりメカニズムなりをもたない。エディの論理はこのように展開される[22]。そこで治療の手段となるのは信仰と祈りのみである。祈りによって魂の神聖さと真実性は回復され、身体の苦痛もまた消え去るというのである。

エディの教義は、聖油や手かざしではなく祈りを用いた点で、ヒクソンとは異なるものである。しかし、身体に対する魂の優越、魂の治療による身体的な病の治癒を謳っている点は共通しており、当時の人々、そしてイングランド国教会は、ヒクソンとクリスチャン・サイエンスを同列に扱い、スピリチュアル・ヒーリング問題として論じた。

三　国教会・心理学・精神医学の相克

国教会とスピリチュアル・ヒーリング

スピリチュアル・ヒーリングの勃興は、国教会の聖職者にとって悩ましい問題であった。高位の聖職者たちが自教会の正統性を犯し、「信仰の危機」を深刻化させるものと受け止める一方で、下位の聖職者たちは社会の世俗化に抗する契機として肯定的に受け止めていた。どちらの懸念も、国教会がおかれた当時の状況を踏まえたものであった。それは、「信仰の危機」にともなう神秘主義的な新興宗派の乱立である。一九世紀後半以降のイングランドでは、工業化と都市化の進展にともない、国教会の日曜礼拝への参加者が減り続けていた[23]。しかしそれは、社会全体の世俗化を意味するものではなかった。一九世紀は、けっして「科学」の勝利一色に彩られた時代ではなかった。なぜなら、その他の神秘主義的な新興宗教団体は、多くの人々の信仰心をひきつけていたからである。また、洗礼や結婚の際には、多くの人々は変わらず国教会を使い続けていた[24]。国教会は神秘主義の再興という事態に直面しており、そのなかのひとつがスピリチュアル・ヒーリングであった。スピリチュアル・ヒーリングに対する高位聖職者と下位聖職者の態度の差は、神秘主義的な新興宗派の登場にどう対応するのかという共通の問いを根にもっていた。

下位聖職者のスピリチュアル・ヒーリング熱の一例として、一九〇四年に国教会の若い聖職者たちが設立した「健康のためのギルド」を挙げておきたい。この団体の中心人物は、国教会の聖職者ハロルド・アンソンである。(25) 貴族の家庭に生まれ、オックスフォードで大学教育を受けた彼は、国教会で着実なキャリアを積み、最終的にはロンドンのテンプル教会でマスターを務めた。リベラルな説教師であり、一貫してスピリチュアル・ヒーリングを支持した人物である。アンソンは、一九〇九〜二八年までこの団体の理事長を務め、国教会版スピリチュアル・ヒーリングの実践を試みた。この団体の活動については次項で述べる。ここでは、国教会上層部がこうした聖職者からの圧力を受けていたことのみ確認しておきたい。

国教会は、医学の影響力拡大にも向き合わざるをえなかった。ヴィクトリア女王の治世末期からエドワード七世の治世初期にかけて、細菌学の発展や外科手術の技術革新のために、医学の社会的影響力はかつてないほどに高まった。一九世紀末までの医学の発展は、人体の病理や生理に関する知見を前進させるものであったが、治療上の成功には必ずしも結びつかなかった。ほとんどの病に対して有効な治療法は存在せず、医師たちは、なかば実験的な治療法の試行に明け暮れた。それが、細菌学の登場によってワクチンによる予防法が確立され、消毒技術の発展により外科手術の成功例が増えてゆくと、医学は誰もが無視しえない存在となった。(26)

こうした状況のもとで、国教会は神秘主義および科学との関係を再構築しなければならなかった。神秘主義へ回帰するのかという問いと同様に、科学的思考を許容するのかという問いとも向き合い、その立ち位置を決定しなければならなかったのである。最終的に国教会がとった結論は実に玉虫色なものであった。教会の影響力確保のためにスピリチュアル・ヒーリングを志向しつつも、それが医者との軋轢と起こさず、彼らの認知を得たうえでおこなうべきものとした。つまり、スピリチュアル・ヒーリングへの科学的なお墨付きを得ることで、既存のスピリチュアル・ヒーリングとの差別化をはかり、また医者とも友好な関係を保とうとしたのである。

国教会はスピリチュアル・ヒーリング問題を、一九〇八年、一九二〇年、一九三〇年、一九五八年のランベス会議の議題として取り上げた[27]。ランベス会議は国教会の主教が参加する宗教公会議である。信者拡大の手を欠く国教会上層部にとって、スピリチュアル・ヒーリングは看過できない問題であった。とくに、下級聖職者はスピリチュアル・ヒーリングを教会組織の末端における信者の獲得・維持に有効なものとみており、彼らを懐柔するためにも、国教会上層部はこの問題を避けることはできなかった。

当初、国教会はスピリチュアル・ヒーリングに好意的であった。一九〇八年のランベス会議では、スピリチュアル・ヒーリングを検討する評議会をロンドン主教区に設置することが提案され、国教会版スピリチュアル・ヒーリングの実践が真剣に目指された[28]。翌年三月には、カンタベリ大主教ランデール・デヴィッドソンがヒクソンをランベス・パレスに招いて私的な懇話会を開いた[29]。その目的は、ヒクソンとの友好関係をもとにして、国教会独自のスピリチュアル・ヒーリングを確立することであった。しかし、国教会としては、ヒクソン流のスピリチュアル・ヒーリングをそのまま採り入れるわけにはいかなかった。ヒクソンの手法は秘儀的な要素があまりにも強かった。一方ではカトリック的、他方では迷信的と非難されかねなかった。そのため、第一次世界大戦以前の時期において、国教会はスピリチュアル・ヒーリングを正式には採用しなかった。

それが、大戦後になって本格的な採用へと動き出したのは、後述するように、戦争神経症の多発とそれにともなう心理学の発展を背景としていた。国教会は、大戦期に発展した心理学の知見を援用することで、スピリチュアル・ヒーリングを科学的に正当化することができると考えた。そして、心理学者と精神科医に接触し、彼らのお墨付きを得ようとした。そのような動きは一九二〇年のランベス会議において具体化した。この会議の第六三号決議では、カンタベリ大主教のもとにスピリチュアル・ヒーリング検討委員会が任命され、ヒクソン流のスピリチュアル・ヒーリングの手法である、聖油の塗布と手かざしを検討することが決められた(30)。国教会上層部は、ヒクソンを支持する下級聖職者に配慮して国教会内でのスピリチュアル・ヒーリングの実践を推しすすめる一方で、この検討委員会で科学者からの支持を得ることによって神秘主義的というレッテルを回避しようとした。この第六三号決議の一部を引用してみたい。

われわれは、人間の意識に関する新しい知見を知った。心理学者によって、可能な限りの科学的手法によって注意深く調査されたものである。しかし、科学研究者が人間の意識に関する知見をきわめてしまったというわけでもない。われわれは、最良の心理学者とともに、現在の知見が最終的なものだとは思わないようにと、人民に対して警告したい。精神的な力を無分別に規律がないままに強調することに対しても、つまり降霊会、予言者、霊媒師らに頼る習慣にも懸念を表明したい(31)。

ここでは、大戦において戦争神経症が多発し、無意識や副次的な意識をめぐる臨床心理学的知見、フロイト精神分析に影響を受けた心理療法が発展したことが念頭におかれている。この点については次項で詳しく述べることにして、ここでは簡単な説明にとどめたい。聖職者たちは、戦争神経症にみられた身体の麻痺や無感覚状態が精神分析に代表される臨床心理学によって読み解かれ、心理療法によって緩和された事例をみて、スピリチュアル・ヒーリングもまた科学的に裏づけられるのではないかと考えた。しかし、それを確認するためには、結論を急がず心理学者との連携によって見極める必要があるとした。人間の意識を操作することの可能性を認めすぎてしまうこと、つまり、身体に対する精神の力を強調しすぎることは、スピリチュアリズムや占い師を暗に認めることにもなると考えたからである。国教会の目的は、魂の癒しという仕事を彼らから取り戻すことであり、彼らを後押ししてはならなかった。

この決議に加えて、一九二〇年の第六二号決議では、スピリチュアル・ヒーリングの推進に関連して、医科学の重要性が表明されている。これも引用してみよう。

科学的研究に携わる献身的な人々と医学、外科、看護、衛生における進歩に感謝の意を表明したい。これらのヒーリングと疾病予防、苦痛の除去の手段のすべては神の贈り物であり、われわれにはそれらを人類の福祉のために信仰心をもちながら用いる義務がある。(32)

これに関して付言しておくと、当時の国教会は、医学に限らず科学全般に対して接近を図っていた。たとえば、ロンドン主教アーサー・フォーリー・ウィニントン・イングラムは一九一一年の説教で、新しい科学への信頼感を表明し、優生学にもとづく「劣等種」の絶滅を歓迎する旨を述べている。(33)この発言の背景にあったのは、一方では優生学とキリスト教が共有する西洋中心主義的志向であるが、他方では、教会が二〇世紀初頭から積極的に科学へ接近し自らの影響力を保とうとしたことの表われでもある。

国教会の方針は以上のように定まり、その結果、スピリチュアル・ヒーリング検討委員会が始動することになった。聖職者、心理学者、医者の協力体制が必要との考えのもと、著名な医師や心理学者らが委員として任命された。医師および心理学者の委員には、指導的内科医のひとりだったクリフォード・オールバット、英国実験心理学の立役者であり精神分析にも通じた医師のW・H・R・リヴァーズ、英国へ精神分析を紹介した医師であり心理学者のジェイムズ・アーサー・ハドフィールド、そして精神科医のロバート・アームストロング－ジョーンズらがいた。(34)この委員会の座長となったのはオックスフォード主教ハーバート・バージであった。聖職者の委員には、前出のアンソンも任命されていた。

スピリチュアル・ヒーリング検討委員会は、バージが友人に、実に難しい案件を任されたと告白したほどに難航した[35]。まず、スピリチュアル・ヒーリングの熱心な支持者であるアンソンは、委員会へのヒクソンの招致を強硬に主張した。アンソンを除けば、他の委員はみな、聖職者と医師が協力関係を保つことができるような穏当な結論を望んでおり、神秘主義的なヒーリングの成果を強調するヒクソンとは距離をとろうとした。そのため、肝心のヒクソンが南アフリカ・ツアーを理由に委員会への参加を断ると、アンソン以外の委員はヒクソンに言及しない提言案を模索した。アンソンはこれに強硬に抵抗し、ヒクソンのヒーリング手法である聖油の塗布と手かざしを軸とする報告書がまとめられた[36]。

スピリチュアル・ヒーリング検討委員会の報告書では、ヒクソンの手法が採り入れられた一方で、医師と心理学者に対して非常に融和的な姿勢が示された。この報告書は、身体を看護する者と魂を看護する者の協同を謳い、宗教家たちは心理療法と心理学を学ぶべきであるとする、医学と宗教の画期的な協同宣言であった[37]。しかも、宗教の役割を、信者に信頼、愛、神の理解をすすめることとしながらも、病者は聖職者に医師のような役割を期待すべきではないと述べており、医師の領分を侵そうとはしなかった。

しかし、聖油の塗布と手かざしだけは譲れない点であった。その結果、実にお粗末なことだが、オールバットとアームストロング゠ジョーンズは聖油の塗布と手かざしに反対し、報告書への署名を拒否するという結末になった[38]。彼らが離反した意味は大きかった。リヴァーズやハドフィールドは医業界においては異端者とでもいうべき存在であり、彼らの支持だけでは科学と宗教の協同とは言いがたかった（ちなみに、リヴァーズは報告書刊行前に死亡している）。国教会はその後も何度となく、医師側にスピリチュアル・ヒーリングに関する検討委員会設置の話をもちかけた[39]。しかし、第二次世界大戦後しばらくすると、国教会側にはスピリチュアル・ヒーリングを推しすすめる者はほとんどみられなくなった。

この帰結をみる限りは、国教会におけるスピリチュアル・ヒーリング熱は一過性のものであって、最終的に失敗に終わったと評価することもできるだろう。国教会が教会組織を用いて体系的にスピリチュアル・ヒーリングを実践することはなかったからである。しかし、興味深いのは、オールバットにしろアームストロング－ジョーンズにしろ、スピリチュアル・ヒーリングを端から拒否したわけではなかったことである。最終的な結論にいたるまでの過程においては、魂と精神の病を取り扱うものという立場をめぐって、聖職者、心理学者、精神科医は争うわけでもなく、むしろ協力関係を築こうとした。次項以下で、この点をさらに検討してゆきたい。

暗示の心理学とスピリチュアル・ヒーリング

スピリチュアル・ヒーリングをめぐる科学と宗教の協力関係は、一九世紀末から二〇世紀初頭にかけての心理学の発展を基礎としていた。この心理学の発展とは、ひとつには学術的な実験心理学の発展、そして精神分析に代表される臨床心理学の発展を意味するものであった。そもそも一九世紀末までのイングランドにおいて、「心理学」（Psychology）という言葉は学術的な意味合いをほとんどもたなかった。それが一九世紀末に学術的な装いを得るようになり、また大戦期に無意識や副次的意識へ働きかける心理療法が実践されると、聖職者たちは、この新しい科学によってスピリチュアル・ヒーリングを正当化できるのではないかと考えるようになった。

一九世紀末のイングランドにおいて、心理学は大学に基盤をおく確固たる学術分野ではなかった。心理学という言葉は、人間の行動を理論や法則として整理することを意味するだけのものであり、大学に所属する心理学者たちによっておこなわれる実験や観察にもとづくものではなかった[40]。たとえば、イングランド実践的心理学クラブの創設者アナ・モード・ハラームにとっての心理学とは、人間心理における霊的あるいは宗教的な原因論も包摂するものであった[41]。つまり、神学をインスピレーションの源とした心理学であった。

イングランドの心理学は、一八九七年、W・H・R・リヴァーズがケンブリッジ大学内に実験心理学教室を開設したことによって、学術的な転回を経験した。一九〇一年になると、リヴァーズらは英国心理学協会を創設し、同協会は会誌『英国心理学雑誌』を創刊した(42)。この雑誌の編集主幹には、後に戦争神経症の治療で有名となる心理学者チャールズ・サミュエル・マイヤーズが迎えられた。

この時点では、心理学者の登場は国教会に対してほとんど印象を残さなかった。リヴァーズとマイヤーズが第一次世界大戦期に精神分析の知見を用いた戦争神経症の治療に活躍し、臨床心理学の社会的評価が高まってはじめて、聖職者たちはその可能性に注目した。すでに述べたように、精神分析は医業の世界においてたいへん不興を買っていた。症状を性的病因に還元する理論のために批判の対象となっていた。しかし、リヴァーズらはこうした批判を避けて、無意識に働きかける心理療法だけを採り入れることで戦争神経症の治療における効果を主張した。つまり、精神分析の病理学は避ける一方で、心理療法だけを輸入し、新しい心理学の成果としたのである。

国教会の聖職者たちが心理学に眼をつけたのも、その病理学的側面ではなく治療法に対してであった。彼らがとくに関心を寄せたのは、心理学者ハドフィールドによる暗示(Suggestion)の研究であった。ここでハドフィールドの経歴について述べておきたい(43)。彼は、一八八二年に南太平洋のロイヤルティ諸島で伝道師の家庭に生まれた。その後、オックスフォードのクィーンズ・カレッジ、エディンバラ大学などで教育を受け、一九一六年にエディンバラで医業資格を取得した。その直後に海軍の外科医に転じたが、すぐに帰国し、オックスフォードのアッシュハースト神経科病院の神経科医となった。一九二〇年にはバーミンガム大学で心理療法の講師となり、学術的なキャリアを積む一方で、数年後にはロンドンで顧問医として開業し、タヴィストック・クリニックに勤務した。一九三一年にはロンドン大学で精神衛生・精神病理学の講師の職責を得た。こうしたキャリアにより、精神分析を研究・実践する医師・心理学者としてより広く知られることとなった(44)。

国教会の聖職者がハドフィールドに注目したのは、心理療法のひとつである暗示がスピリチュアル・ヒーリングを正当化する可能性を秘めていたからである。たとえば、一九一七年、『ランセット』に掲載された彼の論文では、催眠的暗示により身体に水泡ができた症例、暗示により体温の上下動があった症例が報告されている。[45]副次的意識への働きかけによって身体状態が左右できるとする、この論文は聖職者たちにとって重要な示唆を与えた。彼らは、暗示という手法を援用すれば、聖職者が信者に説諭することで信者の体調の不良を改善できると考えた。つまり、ハドフィールドの研究が正しければ、信仰という思念的なものによって身体的な病もまた治り得るのではないか、国教会によるスピリチュアル・ヒーリングは暗示の心理学という科学的知見によって正当化できるのではないか。聖職者たちはそう期待したのである。

聖職者によるハドフィールド心理学の援用をみる前に、ここで少し紙幅を割いて、当時の心理療法について説明しておきたい。二〇世紀初頭において、心理療法とは、人間の心理的な想像力を用いて疾患状態を改善することを意味する。[46]実質的には、暗示や説得といった、一九世紀後半にフランスで発達した心理操作技法のことを指す。説得（Persuasion）とは、患者に対して自身が感じる症状が非合理的だと信じさせる方法である。患者に自身が抱く恐怖や不安の非在を訴えかけることで、病を生じさせる精神的諸力に対抗する力を育てようというのである。ハドフィールドによると、軽度の症状であれば説得はかなりの確率で有効だという。[47]

他方で、暗示とは、ある特定の考えを人為的に患者の心理に埋め込んでゆく手法である。説得が合理的な考えを説くのに対して、暗示では、病理を解決するものであれば、その内容は合理的なものでなくてよい。また、暗示の内容に対する患者の判断能力を下げるために、暗示を受容できる状態（催眠状態）にもってゆくことが必要となる。催眠状態が確立されれば、そこで、患者の副次的意識に向けて健康状態を維持するための訓示をすることができる。

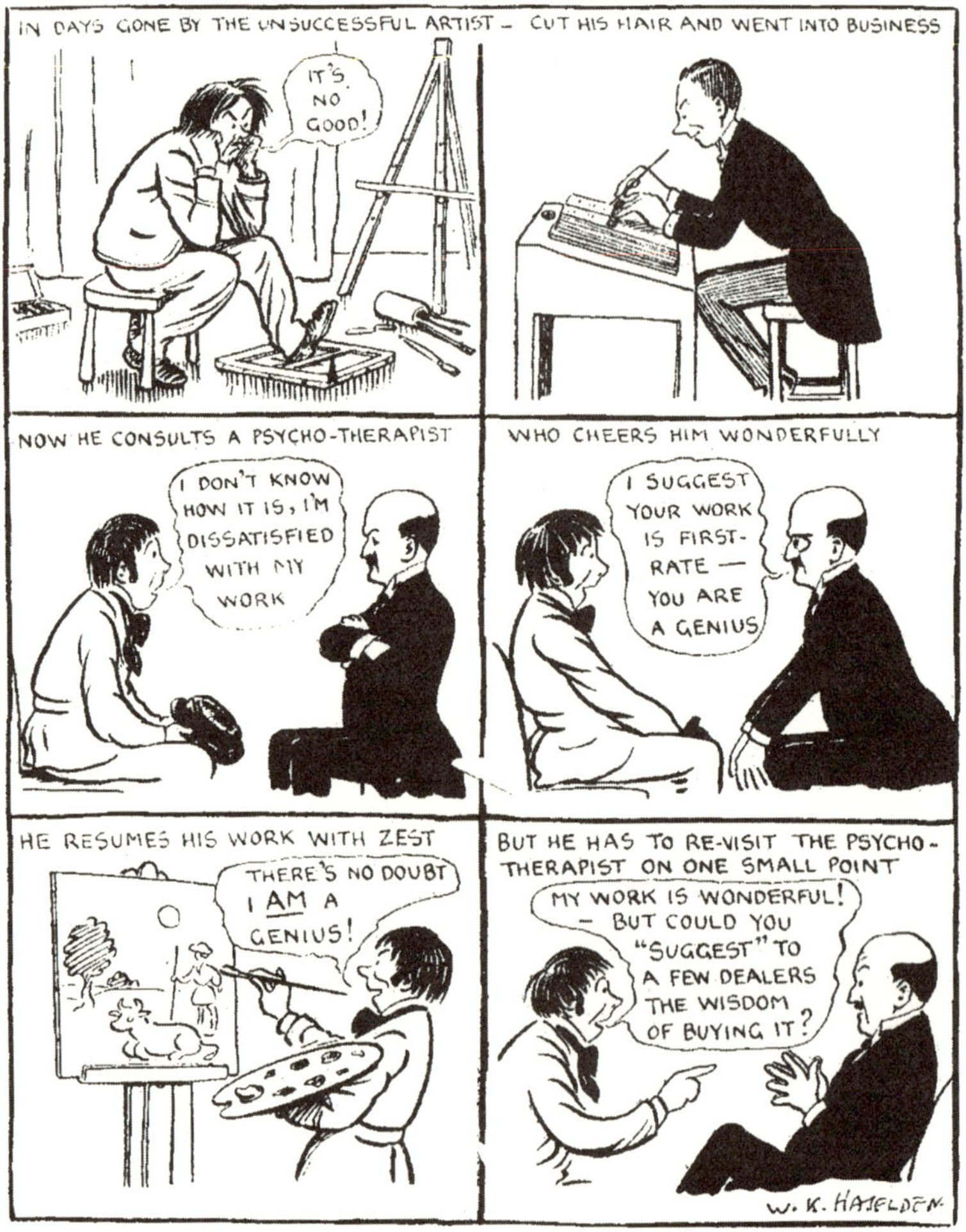
IN DAYS GONE BY THE UNSUCCESSFUL ARTIST —
IT'S NO GOOD!
CUT HIS HAIR AND WENT INTO BUSINESS
NOW HE CONSULTS A PSYCHO-THERAPIST
I DON'T KNOW HOW IT IS, I'M DISSATISFIED WITH MY WORK
WHO CHEERS HIM WONDERFULLY
I SUGGEST YOUR WORK IS FIRST-RATE — YOU ARE A GENIUS
HE RESUMES HIS WORK WITH ZEST
THERE'S NO DOUBT I AM A GENIUS!
BUT HE HAS TO RE-VISIT THE PSYCHO-THERAPIST ON ONE SMALL POINT
MY WORK IS WONDERFUL! — BUT COULD YOU "SUGGEST" TO A FEW DEALERS THE WISDOM OF BUYING IT?
W. K. HASELDEN
図版 7－1　暗示の心理学を揶揄した諷刺画［W. K. Haselden, "Suggestion: The hated cure for everything", *Daily Mirror*, 5 Mar. 1921（©Mirrorpix）］　この諷刺画のあらすじは以下のとおりである。自分の作品に満足できない画家が心理療法士のもとを訪れると，そこで療法士はその画家の絵は天才的だと暗示をかけた。すると，画家はすぐに自信を取り戻し，自分の作品を自画自賛するようになった。しかし，その後彼はまた療法士のもとを訪れて，こう言った。画商たちにこの作品を買うように「暗示」をかけてくれないか，と。この諷刺画は，暗示の心理学が一般化していた当時の世相を皮肉っている。

ハドフィールド心理学は聖職者たちに受け入れやすいものだった。それは、彼が宗教に対して協調的な姿勢を示していたためである。これは、彼が聖職者の家庭に生まれたことと関係があるだろう。ちなみに、前出のオールバットとアームストロング゠ジョーンズも聖職者の家庭を出自とした医師である。ハドフィールドは主著のなかで、「心理学は宗教の助けとなるもの」であり、「人間の魂に関する理解」にもまた重要な示唆をもつものだと述べている[48]。ハドフィールドは、心理学が既存の宗教と親和的な関係を築きうるものだという信念をもっており、その彼に国教会の聖職者が好意的な反応を示したのも当然のことであった。

イングランド国教会の聖職者が実際にハドフィールドの知見を援用した例を挙げてみよう。一九二五年、ダラム主教ハーバート・ヘンズリー・ヘンソンは、『スピリチュアル・ヒーリング覚書』なる著作において、スピリチュアル・ヒーリングを心理療法の一種として定義し、教会がスピリチュアル・ヒーリングを実践するときには心理学を参照するよう主張した[49]。具体的にはヘンソンは、ヒクソンのスピリチュアル・ヒーリングを評価する際、ハドフィールドの心理学をその根拠とした。聖職者による信仰心の奨励や病気を患う信者への励ましをすること、つまり告解と指導（Direction）は、心理学でいえば暗示や説得といった治療法に相当するものであり、ヒクソン流のスピリチュアル・ヒーリングは、心理学による裏づけを得た科学的かつ宗教的な癒しの技術だと主張したのである。

同様の考え方は、前出のアンソンが主宰した「健康のためのギルド」にも認められる。アンソン自身は、基本的には医学に対してあまり寛容ではない立場をとっており、身体的な疾患への癒しは霊的な次元でなされるべきだという信念をもっていた。彼は、病が神の意思に反した生活の結果であり、もし神の意思に沿う生活をしていれば、人は病から自由でいられると主張した[50]。しかし、敬虔な信者であっても病にかかることはある。そこで、彼は暗示の心理学を参照した。聖職者は、特殊な類の暗示を執りおこなうことができるとし、聖油の塗布と手かざしによる心理療法の必要性を主張したのである。

さらに、聖職者版の暗示をおこなうにあたって、アンソンは「スピリチュアル・ドクター」の育成を提案した。[51]スピリチュアル・ヒーリングの担い手を国教会が育成すべきだというのである。アンソンは、急進的なスピリチュアル・ヒーリング支持者であったが、この提案が医師や心理学者に対する領域侵犯であるかのように映ることは理解していたようである。彼は、スピリチュアル・ヒーリングが医療や心理学の代替となるとはけっして言わなかった。スピリチュアル・ドクターに関しても、国教会が資格を認可するような制度にすることも望まなかった。

こうした姿勢は、彼のギルドが身体的疾患の患者に対して治療行為を施す際にも徹底されていたようである。一九〇九年の『英国医学雑誌』の記事によると、筋無力症に八年間苦しんできた女性に対して、このギルドは六週間のスピリチュアル・ヒーリングを施した。[52]その際、スピリチュアル・ヒーリングに先立って医師が呼ばれ、不治の病だということが確認される。そして、ギルドでは、この女性に励ましの言葉を投げかけ、寄り添うという宗教的癒しの実践をおこなう。最終的に、かの女は自力歩行が可能なほどに回復したというのである。アンソンにとっては、病者が不治かどうかで棲み分けることが医師と聖職者の望ましい協力関係であった。

暗示をめぐる心理学的知見はクリスチャン・サイエンスに関する議論においても援用された。たとえば、ノリッジ大聖堂主任司祭ウィリアム・レフロイは、一九〇三年にキリスト教知識普及協会から出版したパンフレットにおいて、精神の力は身体に対して優越するというクリスチャン・サイエンスの主張に言及している。[53]その際レフロイは、物質主義的な考え方だけでは病の治療は不可能だという点で、暗示はクリスチャン・サイエンスの主張とも一致すると論じた。

こうして、暗示の心理学は、聖職者がスピリチュアル・ヒーリングを正当化する際の典型的なクリシェになったのであるが、それは精神科医と無縁の出来事ではなかった。レフロイのパンフレットには、一九世紀後半のイングランドを代表する精神科医であるヘンリ・モーズリーの著作から、つぎの言が引かれている。

おそらくわれわれは、内科医として、病の創出における精神的要因を十分に考慮していないのだろう。あるいは、病を治すうえで、それを十分に活用することの利点を見逃しているかもしれない。偽医者たちはまるで、正規医が立ち入ることのできない真実をつかんでいるかのようだ。最も有能な内科医とは、治療に絶対の自信をもちながらも、患者の想像力を強めたり弱めたりできる人物である。もし彼が数滴のペパーミント水を、病を治そうとする自信に満ちた雰囲気で用いたならば、最もよく認知された科学的なやりかたで治療するよりも、確実な結果がもたらされるだろう。患者を回復させるのだという確信を表明しないのであれば、結果は望めないだろう。(54)

ここでレフロイが言わんとしたことは、モーズリーのいう「ペパーミント水を自信をもって提供すること」が、心理学がいうところの暗示だということであり、ペパーミント水は「聖油」に置き換えられうるということである。このことをいうのに、わざわざ精神科医の言葉を引いたことには注意が必要である。国教会の聖職者たちは医師との衝突を避け、精神科医たちとも良好な関係を築こうとしていた。それは、アームストロング－ジョーンズをスピリチュアル・ヒーリング検討委員会に招いたことからも理解できる。アームストロング－ジョーンズは、モーズリーの次の世代を代表する精神科医だった。それでは、精神科医にとってスピリチュアル・ヒーリングとはどのような問題だったのか。この点が次項の課題となる。

精神医学とスピリチュアル・ヒーリング

心理学者ハドフィールドが教会に接近し、聖職者が暗示の心理学を好んで援用するようになったとき、精神科医はこれにどのように関わりをもったのか。繰り返しになるが、当時の精神科医たちは精神分析や心理学に総じて否定的な態度で応じていたことを思い返さねばならない。精神科医にとって、精神分析医と心理学者、あるいは心理療法士は支配的業域をめぐる競争相手であった。

しかし、スピリチュアル・ヒーリングの問題に際しては、心理学者と彼らの理論を援用する国教会の聖職者たちは必ずしも競争の対象とはならなかった。それは、身体に対する精神の優越という考え方は精神科医たちがかねてから主張してきたことだったからであり、この考えによって精神医療を医療一般と接合しようという彼らの願望があったからである。また、精神科医たちにとって、聖職者たちと手を結ぶことには別のメリットがあった。その勢力に衰えがみられつつあったとはいえ、国教会は依然としてイングランドにおいて無視できない巨大な組織であり、彼らと結びつくことで社会的なステータスの向上を期待することができた。当時、教会の意向を無下にし、スピリチュアル・ドクター構想を門前払いにできるほど、精神科医は強力な集団ではなかった。一九一四年のイングランドにおいて、精神科医はたった五〇〇名弱の職能集団だった。

そこでとられた戦略は実に興味深いものであった。精神科医たちは、暗示の心理学を横取りし、自らの専門性の内に位置づけようとしたのである。精神科医が築いてきた精神医学理論をいったんよそにおき、暗示の心理学をわがものにし、聖職者との協力関係の中心に収まること。これが、スピリチュアル・ヒーリング問題に対する精神科医の処世術であった。

これは、二〇世紀初頭においても、イングランドの精神科医たちが精神疾患に関する有効な病理学理論を確立できずにいたことが背景にある。ダニエル・ハック・テューク、トマス・スミス・クラウストン、モーリス・クレイグ、チャールズ・メルシエら、精神医学の教科書を執筆した有力な精神科医たちは、精神の病を身体的な原因に還元し、論じようとしていた。彼らは、遺伝、栄養、脳への刺激と反応、神経の疲労、血液循環の不順を、精神疾患の主要な病因とした。これは、ヒポクラテス的な養生論、一九世紀後半の生理学、大陸精神医学の脳病説、イングランド伝統の神経理論などを折衷したものである。もう少し詳しく述べるならば、クレイグは、血液の状態を精神疾患の主たる病因だと主張しているのだが、その理由は、身体的な疾患の場合も血液状態が重視される傾向があったからであり、独自の精神病理学があったわけではなかった(55)。また、メルシエも同様に血液の状態を重視し、栄養不足や飢餓状態から生じる精神疾患症状を強調している(56)。こうした仮説を唱えたとき、彼らは精神病院での臨床経験を参照することで独自性を主張した。しかし、最終的な結論は、身体を対象とした医学一般とほとんど変わりがなかった。

他方で、当時の精神医学は、精神分析よりも性に関する道徳的な示唆を含んでいた。たとえば、クレイグとメルシエは両者とも、性欲の過剰を主たる病因のひとつとみなしている(57)。彼らによると、性交はエネルギーの消費であり、生命を危険にさらす行為であった。以上の説は、精神科医たちによる精神分析的な病理学への批判を考えると、それと同様に患者に対して道徳的な非難を含むものであった。

このような身体的な観点と道徳的な観点に立脚したイングランドの精神医学は、第一次世界大戦期における戦争神経症の多発によって見直しを迫られていった。それは、脳、遺伝、血液、体温、性欲などにかかわらず、多くの人々が精神疾患にかかりうることを戦争が証明してしまったからであり、無意識と副次的意識への働きかけによる心理療法が一定の成果を上げたからである。その結果、精神科医たちは心理療法と向き合わざるをえなくなった。そして、大戦以前は毛嫌いし、ほとんど目も向けなかった精神分析や心理学の手法を援用してゆくのである。

だが、精神分析を批判し、リヴァーズやマイヤーズの主張を遠ざけていた手前、精神科医たちは公然とその手法を援用するわけにはいかなかった。彼らは水面下で心理療法を援用するようになったのであり、その援用の際も単純な模倣を疑われないよう慎重さを期した。前述のスピリチュアル・ヒーリング検討委員会の委員であった、精神科医ロバート・アームストロング＝ジョーンズの議論が例になる。

アームストロング＝ジョーンズについてあらためて確認しておくと、彼は二〇世紀初頭を代表する精神科医のひとりである。一九二〇年代において、アームストロング＝ジョーンズはロンドンを代表する顧問精神科医のひとりであった。彼はどちらかというと、クレイグやメルシエに近い古いタイプの精神病院医であり、心理学には疎かった。その彼が、大戦後の時期になると、心理学に関する発言を増やした。それは、スピリチュアル・ヒーリング問題に関して、聖職者との協力関係を築くうえで、暗示の心理学をわがものとすることに価値をみいだしたからだったと思われる。

第一次世界大戦以前のアームストロング＝ジョーンズは心理学に否定的であり、第六章でみたように、とくにフロイトの精神病理学を嫌悪していた。しかし、大戦期に心理療法が広く用いられるようになると、その意義をある程度は認めるようになった。ただし、フロイトを肯定したわけではなかった。むしろフロイトから離れたところで、心理療法は有効なものだと主張した。具体的には、説得や暗示といった心理療法の技術はフロイトや臨床心理学に固有のものではなく、また非医学的な場面でも日常的に用いられるものだと主張したのである。

この主張について、アームストロング＝ジョーンズが一九二六年に『コンテンポラリー・レヴュー』というオピニオン雑誌に発表した論文をみてみよう。(58) ここで、彼はまず、心理療法には四つの手法があると整理した。（一）再教育（Re-education）、（二）暗示、（三）説得、そして（四）フロイト精神分析である。この分類からは、精神分析は心理療法のひとつにすぎないという彼の考え方がうかがえる。事実、この論文で彼は、無意識下に抑圧された性にまつわる記憶だけが精神の失調をもたらすものではないと述べ、精神分析の病理学理論を明確に否定した。なぜなら、戦争神経症にかかった兵士のほとんどは、性にまつわる記憶ではなく、戦場の恐怖や苛酷さから精神の失調へといたったからである。彼はこうした点をもって、スピリチュアル・ヒーリングに関して、精神分析は何の助けにもならないと結論づけている。彼は、フロイト精神分析という選択肢を排除したうえで、暗示の有効性を主張した(59)。催眠状態においた患者の副次的な意識に対して、あるべき健康な行動をなぞるよう仕向けること、それが可能だと信じさせることによって、身体的な状態は改善すると論じた。心理学に疎い伝統的な精神科医であるアームストロング－ジョーンズの主張とは、にわかには信じがたいものである。

さらにアームストロング－ジョーンズは、暗示の日常的性格を強調することで、医師や心理学者だけではなく聖職者や教師も実践可能なものだと論じた。日常的かつ応用可能なものとすることで、心理療法をフロイトや心理学者の占有物にはしなかったのである。もう少し具体的にいうと、彼は、教師や聖職者の仕事は学生や信者の意識を啓蒙し、あらぬ感情を正し、より道徳的で希望のある方向へと導くことであるが、それは心理学でいうところの説得ないしは再教育にあたると主張した(60)。そしてとくに、信者の信頼を得ている聖職者にはそれが容易にできるはずだと述べ、聖職者のスピリチュアル・ヒーリングに道を拓こうとした。

心理療法の日常的性格について、アームストロング－ジョーンズはよそでも好んで取り上げた。一九二五年一月、聖バーソロミュー病院でおこなわれた薬剤師の団体が主催した講演において、彼は、薬剤処方における暗示の効果に言及している(61)。薬剤師に対して心理療法の力を説くというと、身体的効果をもたらす物質の提供という彼らの本来の任務とそぐわないイメージをもつかもしれない。彼はその点を意識したうえで、精神が身体に及ぼす力、今日でいうところのプラセボ効果が薬剤処方の重要な副次的効果だと述べた。具体的には、背高帽をかぶった医師が厳粛な雰囲気で小瓶を持ち出すという仕草が治癒を望む患者の精神に大きく働きかけるのと同様に、薬剤師もまた処方の際の身ぶりに注意すべきだというのである。これは厳密にいえば、暗示ではない。催眠状態にある患者に対して、その副次的意識や無意識へ働きかける技法が暗示であり、アームストロング＝ジョーンズのいっていることは、にわか素人の域を出ない精神科医による心理学の横取りのようなものだった。

一九二六年の論文に戻ると、ひとつ興味深いのは、聖職者が暗示を用いる場面を限定していたことである。アームストロング＝ジョーンズの考えでは、聖職者が暗示を用いることが許されるのは、医師が患者の身体を医学的に検査し、不治の病と診断した場合のみであった。[62]つまり、医師の手に負えない場合のみ、聖職者の出番を認めたということである。ここには、ターミナル・ケア（終末期医療）としての観点においてのみ、スピリチュアル・ヒーリングは肯定された。ここには、スピリチュアル・ヒーリングを認める代わりに、医師の支配的業域には立ち入らせないという明確な意思表示がみてとれるだろう。

聖職者のスピリチュアル・ヒーリングを認めつつも、アームストロング＝ジョーンズは聖油の塗布と手かざしを許容できなかった。それは、医師の多くが聖油の使用と手かざしには批判的だったからである。一九二〇年スピリチュアル・ヒーリング検討委員会の報告書の内容が明らかになると、医学メディアには批判的な論調が展開された。『英国医学雑誌』の編集主幹は、ヒクソンの治療法をほとんどそのまま肯定する報告書の結論について、合理主義者を満足させないものと強く非難した。[63]また、『ランセット』の編集主幹も批判的であった。身体に対する精神の影響については肯定した一方で、腸チフスや骨折は祈禱で治らないとして、信仰による治療にはあくまで否定的な意見を述べている。[64]アームストロング＝ジョーンズが聖油の塗布と手かざしに反対したとき、それは医業界の主流派に沿った振る舞いだった。

以上の議論から、精神科医はスピリチュアル・ヒーリング問題に際して、支配的業域の保全と拡大を念頭においた行動をとったことが確認できるだろう。精神科医は、国教会の聖職者が主張する暗示的手法を利用したスピリチュアル・ヒーリングには一定の賛意を寄せたうえで、彼らに対する心理学者の影響力を削ぐべく、暗示の心理学の日常性を強調し、自らの学問の一部であるかのように装った。また、聖職者への賛同は、自らの支配的業域に触れないよう、ターミナル・ケアの領域にとどめることを企図しており、その点も抜かりがなかった。つまり、精神科医は、聖職者を従軍牧師や刑務所で礼拝を執りおこなうチャプレンと同じ程度にしかみていなかったのである。自らの支配的業域に触れない限りにおいて、聖職者の存在を許容し、かつ利用する。そのような振舞いがここに確認できるのである。

四　小　括

本章でみてきたように、二〇世紀初頭にいたっても、身体的な不調や精神的な状態の失調を魂の不全に帰し、信仰による治療を試みることは社会的に否定されるものではなかった。スピリチュアル・ヒーリングの流行はその証左である。ただし、その社会的流行は宗教界に大きな衝撃を与えた。スピリチュアル・ヒーリングは初期教会の癒しの秘儀を再興しようというものであり、教会側がその手法を採り入れて信者獲得を目指すのか、あるいは科学信仰という時代の潮流に乗ってオカルト的なものとして拒絶するのかは、大きな決断だったからである。

国教会の末端聖職者たちは、スピリチュアル・ヒーリングに信者獲得の可能性を認めたが、高位聖職者たちは、その神秘主義的な手法が医者たちに批判されることを強く恐れていた。そこで彼らは、スピリチュアル・ヒーリングは暗示という心理療法の一種であると主張し、自らの科学性を装った。そうすることで、精神科医や心理学者からのお墨付きを得て、教会版スピリチュアル・ヒーリングを展開しようと試みたのである。

このような動きに対して、精神科医と心理学者たちの反応は悪くなかった。病者を精神的に励ます程度であれば、許容範囲であった。しかし、国教会側は、聖油の塗布と手かざしという初期教会特有のヒーリング手法にこだわりをみせ、それが最終的に精神科医たちとの意見の不一致を招くことになった。細菌学や外科技術の進展など、医学の進歩が目覚ましい時代にあって、聖油の塗布と手かざしのような神秘主義的な振る舞いは許容されず、最終的に、聖職者たちのスピリチュアル・ヒーリング実践への道は終末期医療を除いて閉ざされていった。

一方で、終末期医療におけるスピリチュアル・ヒーリングは今日まで生きながらえている。英米圏の病院内では、スピリチュアル・ヒーラーたちが回復の見込みのない患者の看護の一端を担い、クリスチャン・サイエンスも往年の勢いはないものの活動を続けている[65]。こうしたスピリチュアル・ヒーリングの役回りは、二〇世紀中葉に、指導的なヒーラーであるハリー・エドワーズと彼が設立した英国心霊療法士連盟によって先鞭が付けられた。エドワーズは、スピリチュアル・ヒーラーを医療の現場に派遣する活動を推進し、一九五〇年代以降、国立の病院施設に会員を公式に訪問させる許可を得た[66]。その結果、四三五ある英国の病院施設のうち二三五施設が、スピリチュアル・ヒーラーの受け入れを許可するにいたった。このことは、二〇世紀の後半にいたっても、魂の治療という問題がキリスト教社会において重要視されていたことを示唆している。

話を戻すと、本書でスピリチュアル・ヒーリングという問題を取り上げたのは、この問題の検討を通じて、精神の失調という問題領域をめぐる競争と交渉の過程がみえるからである。この過程には、スピリチュアル・ヒーラー、イングランド国教会、心理学者、そして精神科医がそれぞれの思惑から参加し、病んだ精神（あるいは魂）という業域を争った。しかし、この競争において明確な勝者は存在しなかった。国教会版スピリチュアル・ヒーリングは構想に終わり、心理学者と精神科医はこの問題に深入りすることはなかった。

このような経緯はアメリカでの事例といささか異なる。アボットは、アメリカの聖職者が、個人の精神的な問題解決という業域を神経科医と精神科医に譲り渡していったことを、主著で明らかにしている。[67]他方でイングランドにおいては、一時的とはいえ、国教会の聖職者と精神科医は協同関係を築いた。精神科医にとっては、心理学、とくに精神分析こそが支配的業域をめぐる敵であった。聖職者たちが心理学にもとづいてスピリチュアル・ヒーリングを正当化するのを目の当たりにして、精神科医は、精神分析の主張を退け、心理療法の技法をまるでわがものであるかのように話すようになった。そうすることで、彼らは自らの支配的業域を競争相手から維持防衛しようとしたのである。

本章の最後に第Ⅱ部全体について述べておくと、そこで描かれたのは一貫して、精神科医による支配的業域の防衛であり拡大であった。精神科医たちは、自らの医業形態を顧問医へと変化させ、一八九〇年狂気法時代の生き延び方を開発していった。それは精神病院においても同様であった。そして、それを邪魔する競争相手に対して、精神科医たちは、時に交渉によって、または圧力によって、自らの支配的業域を守っていったのである。

終　章　精神医療の過去から今へ――二〇世紀後半の英国精神医療をめぐって

精神医療はなぜ脱施設化へ向かうのか

本書は冒頭で、精神医療がなぜ脱施設化へ向かったのかを問うた。それに対する端的な答えは、二〇世紀前半のイングランドにおいては、精神科医という専門職集団がその支配的業域を開拓ないし維持するために推しすすめたものだったということになる。歴史家ハロルド・パーキンがいうように、二〇世紀は医師や科学者を代表とする専門職の社会的な影響力が高まっていった時代、すなわち専門職社会であった[1]。このことは、精神科医についても例外ではなかった。

本書で検討したさまざまな局面を通じて、精神科医の伸長は容易に確認できる。しかし、その「専門職社会」とは、精神科医が垂直的かつ権威的な力を手に入れ、行使したということを意味するものではない。すでに述べたように、かつて一九七〇年代の社会学者たちはこう論じた。専門職は、専門的知識や技術を資格制度によって独占し、専門職集団としての自律性を確保する。そして、その独占的な立場を利用して、その知識や技術を必要とする消費者に対して垂直的な支配関係を構築する、と。本書において確認されたのは、精神科医は専門職としての自律性を容易には確立できなかったことである。彼らは、支配的業域をめぐる競争と交渉、政治言語の洗練によって、自らの専門職としての領分を形づくった。それは、専門的知識や資格制度があればよいわけではなく、精神科医たちと彼らを取り巻く社会経済的な諸条件と政治言語空間との相互作用によってつくり上げられたものなのである。

ここで、本書の内容を要約してみよう。一九世紀末までのイングランドでは、精神病院の数の増加とともに精神科医の活動の場は拡大し、彼らの社会経済的な地位も徐々に上昇していった。その時代の精神科医の職階の頂点にあったのは私立精神病院の経営者である。彼らは、医師として診療をおこなうだけでなく、経営者として施設自体の利益も手にしていた。この職階は、精神科医の社会経済的な地位の上昇には欠かせなかった。

しかし、一八九〇年狂気法が成立すると、状況は一変した。私立精神病院の新規設立が禁じられたことにより、精神科医の社会経済的な基盤が著しく掘り崩され、彼らは新たなキャリア・パターンを考案せねばならなくなった。また同法によって、精神病院への私費入院に対して治安判事の裁可が求められることとなり、私費入院のイメージは著しく悪化した。その結果、精神病院は忌避されるようになり、精神病院のあいだ、あるいは正規と非正規の医療施設のあいだでの患者獲得競争が激しさを増していった。つまり、一八九〇年法は、精神科医個人のキャリア編成と精神病院施設の運営という二つの点において、危機的状況をもたらしたのである。本書が主として依拠した社会学者アンドリュー・アボットの概念を借りれば、支配的業域の混乱によって専門職集団の職階と実践場所に変化がもたらされたということになる。

この危機に直面した精神科医たちは、当然のことではあるが、一八九〇年法の改正を強く望んだ。しかし、その望みはすぐには叶わなかった。世紀転換期における一八九〇年法改正法案はことごとく廃案となった。そのため彼らは、法改正に先行して実践面での対応策を講じざるをえなくなった。

専門職のキャリア編成をめぐる危機について、精神科医たちは、新たな診療形態として顧問精神科医というキャリア・パターンを切り開いた。これにより、施設を経営することで利益を稼ぐのではなく、個人診療所を中心とした診療方式へと転換していった。顧問精神科医というのは、単に個人診療所で患者を待っている存在ではない。篤志一般病院、神経科病院などで職責を得ることで、その病院の理事たちとの人脈を確立し、富裕層から患者を見つけてくるという医業形態である。また、一般病院や神経科病院にいた患者たちに、入院治療とは別に個人的な診療サービスを提供し報酬を得る点も、その特徴である。精神科医たちは、一八九〇年法の危機に対して、よく言えば逞しく、悪く言えば狡賢く立ち回った。

精神病院の運営に関しても、一八九〇年法のもたらした問題を解決すべく、さまざまな方策が講じられた。第五章でみたホロウェイ・サナトリアム精神病院の事例は、精神病院施設で実践された一八九〇年法への対処法を教えてくれる。患者の入院意欲をできるだけ削がないよう、治安判事の裁可を必要としない任意入院の制度を活用したこと。高額の入院費を支払うことのできる患者を施設に引き留め、施設の収入を最大限確保しようとしたこと。さらには、支出を減らすために患者への看護水準を低く抑えたことなど、施設の生き残りのため、さまざまな「工夫」が凝らされた。

精神科医たちがミクロな実践の次元で積み上げてきた一八九〇年法への対処法は、一八九〇年法改正の前提となっていった。一八九〇年法に代わる一九三〇年精神治療法の骨子は、精神科医のキャリア編成法と精神病院の施設運営方法の変化を法的に裏打ちするものであった。たとえば、顧問精神科医の診療をより容易にするために、一般病院への精神科設置が求められた。また、精神病院での患者獲得を容易にするために、任意入院制度の運用条件の緩和が法改正の案には盛り込まれた。これらの施策は一見すると、精神医療の脱施設化を志向するものにみえる。しかしその直接の背景は、精神科医の実践上の利害だった。

ただし、法改正を達成したければ、専門職の利害を直接的に表現するわけにはいかなかった。当然といえば当然のことだが、「精神障害の早期治療」が公益に資するものだと主張されなければ法改正は難しかった。そのため、精神科医たちは、当時流行していた政治的な修辞表現を援用して、一八九〇年法の改正を正当化した。援用した修辞表現は多岐にわたる。救貧法批判の言説、公衆衛生の言説、国家効率の言説などから、一八九〇年法を批判する言葉が選ばれ用いられていった。政治的な修辞を充実させたことは、一八九〇年法改正の帰趨に大きく影響した。政治的な訴求力は眼に見えて高まり、政治家や政府のなかにも支持者を獲得していった。

偶発的な事態ではあったが、第一次世界大戦において戦争神経症が多発したことは、精神科医が主導する一八九〇年法改正運動を後押しする効果をもった。戦争神経症の多発は、それまでの歴史にない規模で精神疾患の患者を生み出し、社会の多様な層がこれに向き合わなければならなくなった。その結果、精神病院を中心とした既存の精神医療制度に対する疑念が噴出し、一八九〇年法の改正に弾みがついていった。これによって、精神科医たちは、戦間期の政府や議会の内部により多くの支持者を獲得するようになった。そして最終的に、一九二九年、労働党政権のもとで一八九〇年狂気法を改正する一九三〇年精神治療法が成立した。精神科医たちは一八九〇年法という危機を乗り越え、自らの支配的業域を安定的に確保するための支配的業域に関する裁定がここにもたらされた。

注意すべきは、精神科医たちは彼らを取り巻く社会経済的な諸条件、あるいは競合する他の集団と向き合いながらこの道のりを歩んできたということである。彼らは、自らが支配する（あるいは支配すべき）診療領域をめぐって、競合する医業者や非正規医業者たちとの競争と交渉を繰り広げた。つまり、精神医療とはけっして一枚岩なものではなく、精神分析医、篤志家、私立保養所、スピリチュアル・ヒーラー、そしてイングランド国教会までもが関係する複雑な支配的業域が存在していた。精神科医たちは競争と交渉により、これを制しなければならなかった。

二〇世紀前半のイングランドにおける精神科医たちは、ミクロな次元で競争と交渉を繰り広げ、専門職の発展を導くキャリア編成のしかたと施設の経営法を編み出した。彼らは、専門的知識を独占し、社会問題を精神医学のもとに読み解き、病院施設に君臨することで、専門職の権威を確立したわけではない。日々の競争と交渉によって、支配的業域を拡大し、保全し、さらにはその正当化のための言説を創り上げることではじめて、精神医療を手中に収めたのである。精神医療の脱施設化、すなわち精神病院での長期にわたる入院治療ではなく一般病院の外来や任意入院制度を活用することは、精神科医の利害と一致した場合にのみ可能となった。

それでは、二〇世紀後半以降、精神医療の脱施設化はどのように展開していったのか。以下では、一九五〇年代から一九六〇年代にかけての福祉国家時代、一九七〇年代以降の新自由主義時代における英国精神医療を概観し、「いま」につないでみたい。

福祉国家時代における精神医療

二〇世紀後半以降、英国では、精神病院での入院治療中心の精神医療から、一般病院の外来病棟など入院施設外での医療、精神保健センターを中心としたアウトリーチ型の精神医療へと変化を遂げていった。ここでいう「アウトリーチ型」とは、精神科医、精神科看護師、ソーシャル・ワーカーらから成る精神科医療チームが、地域の精神保健センター（精神医療版保健所）を中心として、その地域の潜在的患者への予防的措置、在宅患者への訪問看護、生活支援などの社会的サービスをおこなう形態を指す。つまり、脱施設型の医療サービスがいっそう展開されていった。

このような新しい精神医療サービスは、福祉国家全盛の時代に、より民主的で普遍主義的な医療サービスを志向する潮流のなかで構想されていった。先駆的な事例としては、一九三〇年代にディングルトン精神病院、ウォーリンガム・パーク精神病院、マッパリー精神病院などで実験的におこなわれた開放病棟システム運動がある。(2)これらの病院では、社会から隔絶された精神病院への入院が患者の症状および社会復帰後の生活に大きな影響を与えることが問題視され、より社会に開放された精神医療が目指された。そして、こうした実験的な運動から、精神科医のマックスウェル・ジョーンズは、医療従事者と患者のユートピア的共住を理論的支柱とした治療コミュニティ論を唱えた。(3)こうした考え方は、第二次世界大戦中に閉鎖的な精神病院の環境が治癒への障害だと認識されたことにも後押しされた。

第二次世界大戦後になると、一九四六年国民保健サービス法が成立したことにより、民主的な医療サービスの実現を求める声は精神医療にも及んだ。同法は、原則無料の医療サービスを提供すること、すなわち階級や貧富の格差によって健康を求める権利は侵害されないことを主旨とするものであり、その精神は精神医療に関しても分かち合われることになった。(4)

一九五四〜五七年に開催された「精神疾患と精神薄弱関連法令に関するロイヤル・コミッション」では、病院ではなく地域における医療看護体制を指す「コミュニティ・ケア」が新たなレジームとして打ち出された。(5)コミュニティ・ケアは、一九三〇年代以降の開放病棟システム運動を精神医療全体の根本原理とする概念として登場した。すなわち、精神医療と社会の垣根をなくし、精神病者の社会的生活を担保することが目指されたのである。

このロイヤル・コミッションの提言を受けて成立した一九五九年精神保健法（Mental Health Act）は、精神医療の入院手続きを医療一般と同一次元におこうとするものだった。(6)たとえば、精神病院の入院手続きから治安判事の役割は完全に排除され、狂気法監督局も廃止された。その代わりに提言されたのが、入院治療を必ずしも要さない症状に対する地方自治体による病院外での治療、すなわちコミュニティ・ケアであった。しかし、地方自治体への補助金支出の増加を懸念する政府側の意向から、コミュニティ・ケアはあくまで推奨事項にとどまった。

一九六一年五月、保健相エノック・パウエルが精神医療の脱施設化を保健省の正式な政策指針として発表した。[7] 彼は、精神病院の入院病床を減少させ、その代わりに地域自治体によるレジデンシャル・ホステルや各州訓練施設の設置、ソーシャル・ワーカーの雇用を柱とする新たな医療サービスを提案した。しかし、一九六〇年代後半になっても、具体的な財源の計画や実施の枠組みは考案されず、実態としてはほとんど変化がなかった。

実際にコミュニティ・ケアが展開されるのは、一九八〇年代以降、精神疾患患者の団体によって患者の人権擁護が広く主張されるようになったため、そしてサッチャリズムのもとで営利的な精神医療が復権し、精神医療をサービス産業として再確立してゆく動きが強まったためだった。[8] 皮肉なことに、精神医療の脱施設化は、民主的かつ普遍主義的な医療サービスという福祉国家の理念とは異なる動機から推進されてゆくのである。

新自由主義時代における精神医療

一九七九年にサッチャー政権が発足すると、医療政策における経済性が重視されるようになり、それは精神医療にも及んでいった。不治の患者たる精神疾患患者の入院治療は高コストだという認識のもと、単科精神病院の閉院政策がとられた。その結果、一九七二年には六五拠点あった一〇〇〇床以上の精神病院は、一九八二年には二三拠点にまで減らされた。病床数でみると、一九五四年には一五万二〇〇〇床が単科精神病院に設けられていたが、一九八二年になると七万二〇〇〇床、一九九三年には四万三〇〇〇床にまで減少した。[9] その代替となったのは主として民間の医療施設であった。

サッチャー以降の保守党政権は、単科精神病院の閉院に際して、患者の受け皿となる施設やサービスを十分に用意しなかった。それはとくに重症患者に対して顕著であった。その結果、これは英国よりもアメリカにおいて顕著なことではあるが、統合失調症患者などの重篤な患者がホームレス化するという新たな社会問題が生じた[10]。サッチャリズム以後の英国では、医療サービスが徐々に民間委託されるようになり、質の高い医療は私費でという原則が徐々に浸透し、精神医療の脱施設化は商業的な精神医療の再興とともにもたらされた。

受け皿なき脱施設化の影響から、一般病院に設けられた精神科への入院は増加に転じた。一般病院の精神科では入退院を繰り返す「回転ドア現象」が起こり、脱施設化の失敗が語られることになった。一九九〇年代中葉以降になると、精神疾患患者の他害事件がメディアを賑わせ、精神医療はふたたび治安問題としてのニュアンスを帯びるようになってしまう。一九九二年、クリストファー・クルニスという統合失調症患者による殺人事件は、彼を医療看護体勢が十分に整わないコミュニティへ戻した結果であったともいわれている[11]。

一方で、治癒の余地がある比較的軽症の精神疾患患者に対しては、アウトリーチ型精神医療を基調理念とした制度が、地域偏差はあるものの、徐々に構築されていった。医師、看護師、臨床心理士、ソーシャル・ワーカーという多職種による精神医療サービスが形成され、施設で患者を待つのではなく、施設の外に出て患者の治療と看護、そして予防的施策を担うことが一般的となった[12]。今日、この多職種精神医療サービスは、最新の医療モデルとして世界的な影響力をもつにいたった。ただ、こうした取り組みは地域的なものであり、新自由主義時代にあっては、国家が積極的に取り組むべき問題とはみなされなかった。

精神医療の脱施設化と精神科医

精神科医たちは、福祉国家時代と新自由主義時代を専門職としてどのように生き抜いていったのか。彼らにとって、福祉国家時代は冬の時代だった。無料の医療サービスを提供する国民保健サービスのもとでは、「個人の自由」「選択の自由」といった自由主義的なイデオロギーに依拠して自由診療を謳歌することは、もはやできなかった。彼らの支配的業域は国家によって規定され、彼らが政治的なレトリックによって操作する余地は限りなく狭まった。

そうした点からすると、サッチャリズムは、精神科医たちにとって好都合だったようにもみえる。なぜならそれは、自由主義的なイデオロギーの再興や民間医療施設の復権を推し進めるものだったからである。事実、国民保健サービスの適用範囲外となる自由診療の領域は徐々に拡大し、よりよい医療を求めるならば私診療へという誘導がなされていった。

しかし、医療サービスをめぐる専門職のヒエラルキーは、サッチャリズムによって別の改編を被ることとなった。一九七九年、サッチャリズムの登場とともに、英国医療は新時代を迎えた。国民保健サービスは大きな政府の非効率さの象徴となり、経営の論理が導入された。その結果、医療サービスは医師ではなく経営学の専門職によって、費用対効果の概念によって、計画・運営される時代が始まった[13]。薬剤や医療器具の調達も経営学的なコントロールの対象となった。こうして、医師の支配的業域は医師自らが決められるものではなくなっていった。

しかも、サッチャリズム以降に編成された多職種精神医療サービスにおいて精神科医は、看護師、臨床心理士、ソーシャル・ワーカーといった他の専門職とのチームを組むことになった。そこではもちろん管理者となり、医療サービスのありかたを主導する存在ではあるが、以前のような唯一無二の専門職ではなくなった。

また、新自由主義の影響により、薬剤生産に関しても普遍主義ではなく資本主義の論理がまかり通るようになる。その結果、グローバル製薬企業の存在感が高まり、薬剤は高価な付加価値商品となった。英国の精神科医デイヴィッド・ヒーリーが明らかにしたように、精神科医たちは、グローバル製薬企業の要請にもとづいて薬剤の効果を保証し、対価として研究費を受け取るという従属的な立場におかれることになった[14]。ヒーリーによると、薬効の立証にあたっては、医師たちではなく、製薬企業が用意したゴーストライターが論文の執筆にあたることも珍しくなかった。

このような時代において、医師＝専門職はもはや、キャリアのありかたを自ら編成し、診療実践の方法を調整する、あるいはそれを完全に支配できる存在ではない。彼らは経営の駒であり、巨大製薬資本に左右される医療の一パーツにすぎなくなっていった。より高度な資本主義のもと、英国の精神医療は医師＝専門職不在の商業化を経験しつつある。これは英国に限った話ではない。

その点において、精神医療専門職の発展は二〇世紀前半の歴史的現象であったということができるだろう。それが、本書を歴史学の書として成立させているといってもよい。しかし、二〇世紀後半から二一世紀初頭の精神医療についても、本書が示唆するところがないわけではない。精神医療の支配的業域に関するポリティクスは、精神科医を主語としなくてもさまざまな形でもって執りおこなわれる可能性を秘めている。「専門職は、支配的業域が空白となったとき発展する」というアボットの言葉の主語になるのは、薬学者、製薬企業経営者、看護師、臨床心理士、作業療法士、ソーシャル・ワーカーかもしれない。私たちは依然として、専門職という問題を避けて精神医療を語ることはできないのである。

註記

序章　精神医療の今から過去へ——専門職という視点から

（1）「こころの世紀」については、二〇〇二年に横浜で開催された第一二回世界精神医学会のスローガン「手をつなごう、こころの世紀に」がひとつの契機となり、定着したと思われる（大熊輝雄「『こころの世紀』二十一世紀に向けて——世界精神医学会横浜大会を振り返って」『学術の動向』八巻五号、二〇〇三年、九七～九九頁）。「心理学化」とは、近代以降において、ある特定の事象が心理学の用語によって解釈される事象を指す（斎藤環『心理学化する社会』河出書房新社、二〇〇九年、九頁）。

（2）近年の脳神経科学の発展について批判的に検討する研究として、本書では、Suparna Choudhury and Jan Slaby (eds), *Critical neuroscience: a handbook of the social and cultural contexts of neuroscience*, Chichester: Wiley-Blackwell, 2012; Nikolas Rose and Joelle M. Abi-Rached, *Neuro: The new brain sciences and the management of the mind*, Princeton, NJ: Princeton University Press, 2003 を参照。また、NHK取材班『NHKスペシャル　病の起源　うつ病と心臓病』宝島社、二〇一四年では、進化論的な視角から現代のうつ病が論じられている。

（3）*The World Health Report 2001: Mental Health: New understanding, new hope*, Geneva: World Health Organization, 2001.

（4）日本の精神医療史については、なによりもまず岡田靖男『日本精神科医療史』医学書院、二〇〇二年を参照。岡田の近著としては、『吹き来る風に——精神科の臨床・社会・歴史』中山書店、二〇一一年がある。そのほかに、松下正明総編集・浅井昌弘ほか編『臨床精神医学講座：補遺一　精神医療の歴史』中山書店、一九九九年も有益である。

(5) 二〇〇九年当時のデータになるが、厚生労働省平成二一年地域保健医療基礎統計の第22表「精神科・心療内科を標ぼうする医療施設数（重複計上）の年次推移、一般病院——一般診療所・都道府県別」を参照（http://www.mhlw.go.jp/toukei/saikin/hw/hoken/kiso/21.html; accessed on 17 October 2016）。

(6) 佐藤雅浩『精神疾患言説の歴史社会学——「心の病」はなぜ流行するのか』新曜社、二〇一三年。

(7) 北中淳子『うつの医療人類学』日本評論社、二〇一四年。

(8) 精神薬理学の発展を重視する歴史家の著作として、Edward Shorter, *A history of psychiatry: from the era of the asylum to the age of Prozac*, New York: John Wiley, 1997 を参照。

(9) 二〇世紀後半の英国における精神医療の脱施設化については、Peter Barham, *Closing the asylum: the mental patient in modern society*, London: Penguin, 1992 を参照。また、German E. Berrios and Hugh Freeman (eds), *150 years of British psychiatry, 1841-1991*, London: Gaskell, 1991; German E. Berrios and Hugh Freeman (eds), *150 years of British psychiatry, Volume 2: the Aftermath*, London; Atlantic Highlands, NJ: Athlone, 1996 の諸論稿も参照。

(10) Roy Porter, "The patient's view: doing medical history from below", *Theory and Society*, 14 (2), 1985, pp. 175-198; Ludmilla Jordanova, "Has the social history of medicine come of age?", *Historical Journal*, 36 (2), 1993, pp. 437-49.

(11) Talcott Parsons, "The professions and social structure", in Talcott Parsons, *Essays in sociological theory*, New York & London: Free Press, 1954, pp. 34-49.

(12) Magali Sarfatti Larson, *The rise of professionalism: a sociological analysis*, Berkeley: University of California Press, 1977; エリオット・フリードソン（進藤雄三・宝月誠訳）『医療と専門職支配』恒星社厚生閣、一九九二年。

(13) Andrew Abbott, *The system of professions: an essay on the division of expert labour*, Chicago: University of Chicago Press, 1988.

(14) たとえば、本章註（9）で挙げた Berrios and Freeman の編著二冊はいずれも、古典的な専門職研究の常套的な視角である、専門化組織の発展、偉大な医者の伝記、学問上重要な思想への注目などを柱としている。

(15) 精神医療は、一九一九年の保健省設立までは大法官と内務省の管轄対象であり、これらの行政文書に各種統計や事件などに関する記述が収録されている。また、第三章で大戦期や戦間期の問題を取り扱う関係から、陸軍省や年金省に関する文書も多く用いている。

(16) 前二者は週刊の全国誌であり、医学論文のほかに医学関連のニュース、会告、人事、広告などが掲載されている。そもそもの設立経緯からすると、『ランセット』は急進的な医療改革運動家トマス・ウェイクリーの個人機関紙であり、『英国医学雑誌』は英国医師会という開業医団体の機関紙である。しかし、一九世紀末ともなると、そうした違いは紙面に必ず表現されるわけではない。むしろ、両誌はほとんど重複した内容の記事を出していた。『精神科学雑誌』は、医学心理学協会なる精神科医の団体が発行する季刊誌であり、医学論文のほかに精神科医に関わる諸情報を掲載している。いずれの医学雑誌も現在はデジタル化され、インターネット上で公開されている。ただし、『ランセット』と『精神科学雑誌』については有料。医学雑誌に関する史料論については、W. F. Bynum, Stephen Lock, and Roy Porter (eds), *Medical journals and medical knowledge: historical essays*, London & New York: Routledge, 1992; P. W. J. Bartrip, *Mirror of medicine: a history of British medical journal*, Oxford & New York: Clarendon Press; Oxford University Press, 1990を参照。

（17） Richard R. Trail (ed.), *Lives of the fellows of the Royal College of Physicians of London continued to 1965*, London: Royal College of Physicians of London, 1968; G. H. Brown (ed.), *Lives of the fellows of the Royal College of Physicians of London, 1826-1925*, London: Royal College of Physicians of London, 1955; *Plarr's lives of the fellows of the Royal College of Surgeons of England*, London: Royal College of Surgeons of England, 1997.

（18） 『医師年鑑』は毎年発行される医師の住所録兼略歴書のような書物である。教育歴、学位、職歴、専門分野、主要論文、住所などが掲載されている。

（19） ロンドン州議会監督下の公立精神病院の史料、聖トマス病院、聖ルカ精神病院の史料はロンドン首都文書館（London Metropolitan Archives）に所蔵されている。ホロウェイ・サナトリアム精神病院の史料はサリ歴史センター（Surrey History Centre）所蔵。

第I部　脱施設化された精神医療への途——支配的業域の危機から権益確保の主張形成へ

第1章　精神医療へのアプローチ

（1） ミシェル・フーコー（田村俶訳）『狂気の歴史』新潮社、一九七五年。

（2） スカルの代表的な著書としては、Andrew T. Scull, *Museums of madness: the social organization of insanity in nineteenth-century England*, London: Allen Lane, 1979を参照。そのほかに、Andrew Scull, *Social order/mental disorder: Anglo-American psychiatry in historical perspective*, Berkeley: University of California Press, 1989; Andrew Scull, *The most solitary of afflictions: madness and society in Britain, 1700-1900*, New Haven & London: Yale University Press, 1993; Andrew Scull, Charlotte MacKenzie, and Nicholas Hervey (eds), *Masters of Bedlam: the transformation of the mad-doctoring trade*, Princeton, NJ: Princeton University Press, 1996; Jonathan Andrews and Andrew Scull (eds), *Undertaker of the mind: John Monro and mad-doctoring in eighteenth-century England*, Berkeley: University of California Press, 2001; Andrew Scull, *The insanity of place/the place of insanity: essays on the history of psychiatry*, London & New York: Routledge, 2006; Andrew Scull, *Madness in civilization: the cultural history of insanity, from the Bible to Freud, from the madhouse to modern medicine*, London: Thames & Hudson, 2015 がある。スカルの議論を受けた研究として、日本では松村高夫「『貧民狂人』とモラル・トリートメント――一八四五年『狂気法』のパラドックス」草光俊雄・近藤和彦・斎藤修・松村高夫編『英国をみる歴史と社会』リブロポート、一九九一年、一七五～一九八頁がある。

（3） Roy Porter, *Mind-forg'd manacles: a history of madness in England from the Restoration to the Regency*, London: Athlone, 1987.

（4） ただし、アンドリュー・スカルの研究は実証性をともなったものであり、評価が完全に覆されたわけではない。彼の諸研究はいまもなお、大きな信頼を寄せられている。

（5） 精神病院の勃興過程における救貧法行政の役割に関する研究書としては、Peter Bartlett, *The poor law of lunacy: the administration of pauper lunatics in mid-nineteenth century England*, New York: Leicester University Press, 1999。治安判事の役割に着目したのは、Akihito Suzuki, "Lunacy in seventeenth- and eighteenth-century England: analysis of quarter sessions records, Part I", *History of Psychiatry*, 2 (8), 1991, pp. 437-56; Akihito Suzuki, "Lunacy in seventeenth- and eighteenth-century England: analysis of quarter sessions records, Part II", *History of Psychiatry*, 3 (9), 1992, pp. 29-44。

（6） Joseph Melling and Bill Forsythe, *The politics of madness: the state, insanity, and society in England, 1845-1914*, London & New York: Routledge, 2006.

（7） David Wright, "Getting out of the asylum: understanding the confinement of the insane in the nineteenth century", *Social History of Medicine*, 10 (1), 1997, pp. 137-155.

（8） Janet Oppenheim, *Shattered nerves: doctors, patients, and depression in Victorian England*, Oxford: Oxford University Press, 1991.

（9） Akihito Suzuki, *Madness at home: the psychiatrist, the patient, and the family in England, 1820-1860*, Berkeley: California University Press, 2006.

（10） Roy Porter and David Wright (eds), *The confinement of the insane: international perspectives, 1800-1965*, Cambridge: Cambridge University Press, 2003.

（11） 以下の論文集もまた、比較史の観点から、フーコー史観の再検討に貢献している。Marijke Gijswijt-Hofstra, Harry Oosterhuis, Joost Vijselaar, and Hugh Freeman（eds), *Psychiatric cultures compared: psychiatry and mental health care in the twentieth century*, Amsterdam: Amsterdam University Press, 2006.

（12） Nikolas Rose, *The psychological complex: psychology, politics and society in England, 1869-1939*, London & New York: Routledge, 1985.

（13） Mathew Thomson, *Psychological subjects: identity, culture, and health in twentieth-century Britain*, Oxford: Oxford University Press, 2006.

（14） その他の二〇世紀イングランドにおける精神医療に関する研究として、エドガー・ジョーンズ、ルイーズ・ウェストウッド、ヴィッキー・ロングらの研究を挙げることができる。ジョーンズは、精神科医という自身の属性もあって、進歩史観を前提とした、医学理論と医師に偏重した記述が多い。たとえば、Edgar Jones, Shahina Rahman, and Robin Woolven, "The Maudsley Hospital: design and strategic direction, 1923-1939", *Medical History*, 51（3), 2007, pp. 357-378 を参照。ウェストウッドは二〇世紀初頭における女性医師と精神医療、ロングは狂気表象の問題を記述的に分析するものであるが、いずれも本書との関連は薄い。Louise Westwood, "A quiet revolution in Brighton: Dr Helen Boyle's pioneering approach to mental health care, 1899-1939", *Social History of Medicine*, 14（3), 2001, pp. 439-457; Vicky Long, "Changing public representations of mental illness in Britain 1870-1970", unpublished Ph.D. thesis, University of Warwick, 2004. なお、二〇世紀イングランドの精神医療法制度に関する基本的な書としては、Kathleen Jones, *Asylums and after: a revised history of the mental health services from the early 18th century to the 1990s*, London: Athlone Press, 1993; Clive Unsworth, *The politics of mental health legislation*, Oxford: Clarendon Press, 1987 がある。

（15） 医療の歴史における専門職概念の変遷については、J. C. Burnham, "How the idea of profession changed the writing of medical history", *Medical History Supplement*, 18, 1998, pp. 1-195 を参照。

（16） A. M. Car-Saunders and P. A. Wilson, *The professions*, Oxford: Oxford University Press, 1933.

（17） Talcott Parsons, "The professions and social structure", in Talcott Parsons, *Essays in sociological theory*, New York & London: Free Press, 1954.

（18） パーソンズの研究は、マックス・ヴェーバーの官僚論に対して、近代化論をいかにして立ち上げるのかという観点が念頭にあった。つまり、位階的命令系統によって特徴づけられる官僚制に対して、独自の自律性、利他的動機と倫理綱領をもつ職業集団として専門職を定義し直す意図があった。

(19) ここではとくに、イヴァン・イリッチ（金子嗣郎訳）『脱病院化社会——医療の限界』晶文社、一九七九年を参照。

(20) Magali Sarfatti Larson, *The rise of professionalism: a sociological analysis*, Berkeley: University of California Press, 1977; エリオット・フリードソン（進藤雄三・宝月誠訳）『医療と専門職支配』恒星社厚生閣、一九九二年。

(21) Andrew Abbott, *The system of professions: an essay on the division of expert labour*, Chicago: University of Chicago Press, 1988.

(22) Abbott, *The system of professions*, pp. 98-108.

(23) Abbott, *The system of professions*, pp. 101-102.

(24) Abbott, *The system of professions*, pp. 28-30.

(25) Abbott, *The system of professions*, p. 20.

(26) Abbott, *The system of professions*, pp. 86-96.

(27) Abbott, *The system of professions*, pp. 79-85, 118-120.

(28) Abbott, *The system of professions*, pp. 125-129.

(29) Abbott, *The system of professions*, pp. 59-79.

(30) Abbott, *The system of professions*, pp. 98-104.

(31) Abbott, *The system of professions*, p. 3.

(32) アボットを援用した研究としては、社会学者の宝月理恵による、近代日本における歯科医専門職（口腔衛生）に関する研究がある（宝月理恵『近代日本における衛生の展開と受容』東信堂、二〇一〇年）。ただし、西洋史研究の分野においては、アボットの研究はほとんど参照されていない。依然として、専門知識、資格制度、専門職団体の問題に限定された議論が展開されてきた（たとえば、望月幸男編『近代ドイツ＝資格社会の展開』名古屋大学出版会、二〇〇三年）。

(33) Eric J. Engstrom, *Clinical psychiatry in Imperial Germany: a history of psychiatric practice*, Ithaca: Cornell University Press, 2003.

(34) この施設は後に、ベスレム精神病院となる。同病院の歴史については、Jonathan Andrews, Asa Briggs, Roy Porter, Penny Tucker, and Keir Waddington, *The history of Bethlem*, London & New York: Routledge, 1997 が詳しい。Scull, MacKenzie, and Hervey (eds), *Masters of Bedlam* も参照。

(35) ジョージ三世の症状は、史料からの症状再現と現代医学による診断の試みによって、急性ポルフィリン欠乏症とする見方が近年は有力である（Ida Macalpine and Richard A. Hunter, *George III and the Mad-business*, London: Pimlico, 1991）。

(36) 鈴木晃仁「一八・一九世紀イギリスの精神医療」松下正明総編集・浅井昌弘ほか編『臨床精神医学講座：補遺一　精神医療の歴史』中山書店、一九九九年、一〇六頁。

(37) 鈴木「一八・一九世紀イギリスの精神医療」一〇七頁。

(38) Porter, *Mind-forg'd manacles*.

(39) Madhouses Act, 1828, 9 George IV, Ch. 41.

(40) Charlotte MacKenzie, *Psychiatry for the rich: a history of Ticehurst Private Asylum, 1792-1917*, London & New York: Routledge, 1992.

(41) Trevor Turner, "Rich and mad in Victorian Britain", *Psychological Medicine*, 19（1), 1989, p. 41.

(42) そのほかにも、瀉血、下剤、嘔吐剤、アヘンや臭素カリウムなどの薬剤の使用などもまた、同様に付加価値のある身体療法であった。ベスレム精神病院では、冷水浴、温水浴、電気療法なども一七世紀末から一八世紀末にかけて試されていた。さらに、ブリストルの医師ジョセフ・メイソン・コックスが開発した遠心回転椅子治療法（毎分一〇〇回の回転による嘔吐、利尿、眩暈、昏睡の効果を狙ったもの）などがあった（鈴木「一八・一九世紀イギリスの精神医療」一〇四、一〇八、一二四頁）。

(43) William Ll. Parry-Jones, *The trade in lunacy: a study of private madhouses in England in the eighteenth and nineteenth centuries*, London: Routledge and K. Paul, 1971.

(44) Scull, *Museum of madness*, pp. 59-70.

(45) County Asylums Act, 1808, 48 George III, Ch. 96.

(46) Scull, *Museum of madness*, pp. 76-82. スカルは、この委員会において、狂気への博愛的な精神、すなわち動物ではなく人として狂人をみなす啓蒙主義的なまなざしが生まれたことを強調している。

(47) Madhouse Act, 1828, 9 George IV, Ch. 41.

(48) Akihito Suzuki, "Politics and ideology of non-restraint: the case of the Hanwell Asylum", *Medical History*, 39（1), 1995, pp. 1-17.

(49) ヨーク・リトリートに関する重要な研究としては、Anne Digby, *Madness, morality, and medicine: a study of the York Retreat, 1796-1914*, Cambridge: Cambridge University Press, 1985 がある。

(50) Anne Digby, "Moral treatment at the Retreat, 1796-1846", in W. F. Bynum, Roy Porter, and Michael Shepherd（eds), *Institutions and soci-*

ety (*The anatomy of madness: essays in the history of psychiatry*), Vol. 2, London & New York: Routledge, 2004, pp. 52-72.

(51) Poor Law Amendment Act, 1834, 4 & 5 William IV, Ch. 76.

(52) County Asylums Act, 1845, 8 & 9 Victoria, Ch. 126.

(53) Lunatics Act, 1845, 8 & 9 Victoria, Ch. 100.

(54) *Annual Report of the Commissioners in Lunacy*, London: H.M.S.O., 1889.

(55) *Annual Report of the Commissioners in Lunacy*, 1889.

(56) 週あたり三〜五ギニーの入院費を要する施設も存在した（鈴木「一八・一九世紀イギリスの精神医療」三九五頁）。

(57) David Wright, "The certification of insanity in nineteenth-century England and Wales", *History of Psychiatry*, 9 (35), 1998, pp. 267-290.

(58) John Crammer, *Asylum history: Buckinghamshire County Pauper Lunatic Asylum - St John's*, London: Gaskell; Royal College of Psychiatrists, 1990, pp. 110-111.

(59) 一八三八年の時点における救貧法委員会（Poor Law Commission）の報告書によると、救貧院入所者の朝食はパン六オンスとオートミール粥一・五パイント、昼食に肉五オンス（隔日）、じゃがいも〇・五ポンド（隔日）、スープ一・五パイント（隔日）、ライス・プディング一四オンス（週一日）、夕食にパン六オンス、チーズ二オンス（隔日）、スープ一・五パイント（隔日）である。救貧院の食餌については、大沢真理『イギリス社会政策史――救貧法と福祉国家』東京大学出版会、一九八六年、一二〇頁を参照。

(60) Daniel Pick, *Faces of degeneration: a European disorder, 1848-1918*, Cambridge: Cambridge University Press, 1989; Michael Neve, "The influence of degenerationist categories in nineteenth century psychiatry, with special reference to Great Britain", in Yosio Kawakita, Shizu Sakai, and Yasuo Otsuka (eds), *History of psychiatric diagnoses: proceedings of the 16th International Symposium on the Comparative History of Medicine-East and West: September 1-8, 1991*, Tokyo: Ishiyaku EuroAmerica, 1997, pp. 141-163.

(61) Wright, "Getting out of the asylum".

(62) 一九世紀後半の精神疾患患者の増加について、アンドリュー・スカルは、専門家としての縄張り拡大を目指す精神科医たちが精神疾患の範囲を徐々に拡大したことなどを原因として論じている（Andrew Scull, "Was insanity increasing?", in Scull, *Social order/mental disorder*, pp. 239-249）。また、ジョゼフ・メリングらも、精神病院への入院は、階級、ジェンダー、エスニシティといった問題が背景となっていることを論じており、その点からも、一九世紀後半の患者増を単純にモラル・トリートメントの失敗に帰すことはできない（Melling and Forsythe, *The politics of madness*）。

第2章　一八九〇年狂気法と早期治療言説の形成

（1）狂気商売については、William Ll. Parry-Jones, *The trade in lunacy: a study of private madhouses in England in the eighteenth and nineteenth centuries*, London: Routledge and K. Paul, 1971 の書名に掲げられた言葉であり、同時代的にも侮蔑の意味をもって使われていた。

（2）Peter McCandless, "Liberty and lunacy: the Victorians and wrongful confinement", in Andrew Scull（ed.), *Madhouses, mad-doctors, and madmen: the social history of psychiatry in the Victorian era*, London: Athlone Press, pp. 339-362.

（3）Kathleen Jones, *Asylums and after: a revised history of the mental health services from the early 18th century to the 1990s*, London: Athlone, 1993, pp. 102-104.

（4）Clive Unsworth, *The politics of mental health legislation*, Oxford: Clarendon Press, 1987, p. 83.

（5）Lunatics Act Amendment Act, 1889, 52 & 53 Victoria, Ch. 41.

（6）Lunacy Act, 1890, 53 Victoria, Ch. 5.

（7）*Report of the Royal Commission on Lunacy and Mental Disorder*, London: H.M.S.O., 1926, p. 133.

（8）*Report of the Royal Commission on Lunacy and Mental Disorder*, p. 133. 一九二六年の狂気法監督局内部文書では、私立精神病院で経営者に支払われる高額な賞与は、アメニティの売上げによるものだという批判的な報告がなされている（MH51/826: Renewal of licence to Camberwell House under the Lunacy Act of 1890, 1926, National Archives, Kew）。

（9）*Annual Report of the Board of Control*, London: H.M.S.O., 1889, *Annual Report of the Board of Control*, 1914; *Annual Report of the Board of Control*, 1930 の諸統計を利用。

（10）*Annual Report of the Board of Control*, 1914; *Annual Report of the Board of Control*, 1930 の諸統計を利用。表1－1も参照されたい。

（11）*Annual Report of the Board of Control*, 1914; *Annual Report of the Board of Control*, 1930 の諸統計を利用。

（12）Charlotte MacKenzie, *Psychiatry for the rich: a history of Ticehurst Private Asylum, 1792-1917*, London & New York: Routledge, 1992, p.

204.

(13) *The Justice of the Peace*, 61, 25 June 1898, p. 412.

(14) MH51/71, Correspondence relating to alleged lunatics detained at R. D. Hurd's private asylum Portland Grange, Matlock. No. 27206, 1902-09, National Archives, Kew.

(15) MH51/71.

(16) スミスの経歴については、"Obituary", *The Lancet*, 237 (6147), 1941, p. 774 を参照。

(17) R. Percy Smith, "Correspondence: the working of the new Lunacy Act", *British Medical Journal*, 2 (1542), 1890, p. 178; R. Percy Smith, "The working of the new Lunacy Act", *Journal of Mental Science*, 36 (155), 1890, pp. 597-599; R. Percy Smith, "Defects in the working of the Lunacy Act, 1890", *Journal of Mental Science*, 37 (156), 1891, pp. 61-62.

(18) Smith, "Correspondence: the working of the new Lunacy Act", p. 178.

(19) Smith, "The working of the new Lunacy Act", pp. 598.

(20) Smith, "Defects in the working of the Lunacy Act, 1890", pp. 61-62.

(21) "Quarterly Meetings at the Medico-Psychological Association, held at Bethlem Hospital, November 20, and at Glasgow, November 13", *Jornal of Mental Science*, 37 (156), 1891, p. 194.

(22) レイナーの経歴については、"Obituary", *The Lancet*, 207 (5348), 1926, p. 466 を参照。

(23) "Sixty-Fourth Annual Meeting of the British Medical Association", *British Medical Journal*, 2 (1865), 1896, pp. 797-827.

(24) "Sixty-Fourth Annual Meeting of the British Medical Association", p. 798.

(25) "Sixty-Fourth Annual Meeting of the British Medical Association", pp. 798-799.

(26) 精神衛生運動については、Mathew Thomson, "Mental hygiene as an international movement", in Paul Weindling (ed.), *International health organisations and movements, 1918-1939*, Cambridge: Cambridge University Press, 1995, pp. 283-304; Eunice E. Winters, "Adolf Meyer and Clifford Beers, 1907-1910", *Bulletin of the History of Medicine*, 43 (5), 1969, pp. 414-443 を参照。なお、国際的な精神衛生運動の画期としては、一九三〇年のワシントン国際精神衛生委員会(International Committee for Mental Hygiene)第一回会合が挙げられる。

(27) "Medico-Psychological Association of Great Britain and Ireland", *Journal of Mental Science*, 43 (183), 1897, pp. 867-868.

(28) A bill intituled an act to amend the lunacy acts, Twentieth Century House of Commons Sessional Papers, Bills, 1897, 329; A bill intituled an act to amend the lunacy acts, Twentieth Century House of Commons Sessional Papers, Bills, 1898, 298; A bill intituled an act to amend the lunacy acts, Twentieth Century House of Commons Sessional Papers, Bills, 1899, 225; A bill intituled an act to amend the lunacy acts, Twentieth Century House of Commons Sessional Papers, Bills, 1900, 119（House of Commons Parliamentary Papers Online). これらの法案の起草作業については、以下の未刊行史料を参照した。Minutes of the Parliamentary Committee, 1906-1923, Royal College of Psychiatrists Archive, London.

(29) "Lunacy legislation", *Journal of Mental Science*, 50（210), 1904, p. 523.

(30) シーボルドの経歴は、"Obituary", *The Lancet*, 165（4263), 1905, p. 1304 を参照。

(31) John Sibbald, "The treatment of incipient mental disorder and its clinical teaching in the wards of general hospitals", *Journal of Mental Science*, 48（201), 1902, pp. 215-226.

(32) アーヴィング・ゴフマン（石黒毅訳）『スティグマの社会学――傷つけられたアイデンティティー』せりか書房、一九七〇年。なお、スティグマの複数形「スティグマタ」（Stigmata）は聖痕を意味する。

(33) Paul Spicker, *Stigma and social welfare*, London & New York: Croom Helm; St. Martin, 1984.

(34) 一九世紀末から二〇世紀初頭の救貧法改革とその言説については、Derek Fraser, *The evolution of the British welfare state: a history of social policy since the industrial revolution*, London: Macmillan, 1973 を参照。

(35) 新救貧法に関する邦語文献として、大沢真理『イギリス社会政策史――救貧法と福祉国家』東京大学出版会、一九八六年、パット・セイン（深澤和子・深澤敦監訳）『イギリス福祉国家の社会史――経済・社会・政治・文化的背景』ミネルヴァ書房、二〇〇〇年が有益である。

(36) セイン『イギリス福祉国家の社会史』一三～一三頁を参照。セインは、貧困観から道徳的な要素がすぐになくなったわけではないことも指摘している。

(37) Spicker, *Stigma and social welfare*, pp. 16-17.

(38) "The proposed psychiatric clinique in Edinburgh", *Journal of Mental Science*, 48（201), 1902, p. 382.

(39) "Seventieth Annual Meeting of the British Medical Association", *British Medical Journal*, 2（2181), 1902, p. 1205.

(40) ガワースの経歴については、G. H. Brown（ed.), *Lives of the fellows of the Royal College of Physicians of London, 1826-1925*, London:

Royal College of Physicians of London, 1955, p. 264; Macdonald Critchley, *Sir William Gowers, 1845-1915*, London: William Heinemann Medical Books, 1949 を参照。

(41) この点については、Janet Oppenheim, *Shattered nerves: doctors, patients, and depression in Victorian England*, Oxford: Oxford University Press, 1991 が詳しい。

(42) William Gowers, "An address on lunacy and the law", *The Lancet*, 160 (4134), 1902, pp. 1369-1373.

(43) Gowers, "An address on lunacy and the law", p. 1369.

(44) Gowers, "An address on lunacy and the law", p. 1369.

(45) Gowers, "An address on lunacy and the law", p. 1370.

(46) Gowers, "An address on lunacy and the law", p. 1369.

(47) "The Medico-Psychological Association of Great Britain and Ireland", *Journal of Mental Science*, 49 (204), 1903, p. 195.

(48) ロウの経歴については、"Obituary", *The Lancet*, 236 (6107), 1940, pp. 346-347 を参照。

(49) Nathan Raw, "The relation of mental symptoms to bodily disease, with special reference to their treatment outside lunatic asylums", *Journal of Mental Science*, 50 (208), 1904, pp. 13-31.

(50) Raw, "The relation of mental symptoms to bodily disease", p. 13.

(51) Raw, "The relation of mental symptoms to bodily disease", p. 14.

(52) William F. Bynum, "The nervous patient in 18th- and 19th-century Britain: the psychiatric origins of British neurology", in R. M. Murray and T. H. Turner (eds), *Lectures on the history of psychiatry: the Squibb series*, London: Gaskell, 1990, pp. 115-127; Michael J. Clark, "The rejection of psychological approaches to mental disorder in late nineteenth-century British psychiatry", in Scull (ed.), *Madhouses, mad-doctors, and madmen*, pp. 271-312.

(53) A bill to amend the Lunacy Acts, Twentieth Century House of Commons Sessional Papers, Bills, 1904, 210 (House of Commons Parliamentary Papers Online).

(54) Minutes of the Parliamentary Committee, 1906-1923, Royal College of Psychiatrists Archive.

(55) "Delayed lunacy legislation", *Journal of Mental Science*, 55 (230), 1909, p. 523.

(56) アームストロング－ジョーンズの経歴については、Brown (ed.), *Lives of the fellows of the Royal College of Physicians of London,*

1826-1925, pp. 480-481 を参照。ちなみに、彼の名前はもともとはロバート・ジョーンズであった。しかし、同時代人にロバート・ジョーンズという著名な外科医がおり、彼と混同されないために、母方の名からアームストロングをつけたといわれている。

（57）「国家効率」については、G. R. Searle, *The quest for national efficiency: a study in British politics and political thought, 1899-1914*, Oxford: Blackwell, 1971 を参照。

（58）Robert Armstrong-Jones, “The rational treatment of incipient insanity and the urgent need for legislation”, *Transactions of the Medico-Legal Society*, 8, 1914, pp. 20-58.

（59）Armstrong-Jones, “The rational treatment of incipient insanity and the urgent need for legislation”, p. 25.

（60）Armstrong-Jones, “The rational treatment of incipient insanity and the urgent need for legislation”, p. 24.

（61）二〇世紀初頭の出産奨励主義的な社会政策については、セイン『イギリス福祉国家の社会史』八〇～八二頁を参照。

（62）公衆衛生の歴史については、Dorothy Porter, *Health, civilization, and the state: a history of public health from ancient to modern times*, London & New York: Routledge, 1999 を参照。

（63）Searle, *The quest for national efficiency*, p. 65.

（64）Armstrong-Jones, “The rational treatment of incipient insanity and the urgent need for legislation”, p. 22.

（65）Armstrong-Jones, “The rational treatment of incipient insanity and the urgent need for legislation”, p. 32.

（66）“A proposed bill relating to incipient mental disorder”, *British Medical Journal*, 2（2792）, 1914, p. 27.

（67）“A proposed bill relating to incipient mental disorder”, p. 28.

（68）“A proposed bill relating to incipient mental disorder”, p. 27.

（69）“The proposed amendment of the law relating to lunacy”, *The Lancet*, 183（4719）, 1914, pp. 397-398.

（70）ラッセル伯の経歴については、“Obiturary”, *Transactions of Medico-Legal Society*, 26, 1931, p. 100 を参照。

（71）一九一四年法案は、大戦開戦による混乱のためか議会史料には収録されていない。そのため、以下のアーカイヴ史料にて確認した。HL/PO/JO/10/10/561: House Bills T-WEST, 1914, Parliamentary Archives.

（72）*Parliamentary debates: House of Lords*, London: H.M.S.O., 17, 1914, p. 89.

（73）HL/PO/JO/10/10/561.

（1） W. G. Macpherson, W. P. Herrigham, and T. R. Elliott（eds), *History of the Great War based on official documents: Medical services - Diseases of the war*, Vol. 2, London: H.M.S.O., 1924, p. 8（以下、*Diseases of the war* と略記).

（2） C. Stanford Read, *Abnormal mental strain: a contribution to psychopathology*, London: H. K. Lewis, 1920, p. 25.

（3） この点については、高林陽展「戦争神経症の『歴史』から『文化史』へ――戦争と神経症はなぜ結びついたのか」『精神医学史研究』第二〇巻一号、二〇一六年、三二～三六頁を参照されたい。

（4） T. J. Mitchell and G. M. Smith, *Medical services, casualties and medical statistics of the Great War*, London: H.M.S.O., 1931, p. 115.

（5） Thomas W. Salmon, *The care and treatment of mental diseases and war neuroses*（*"shell shock"*）*in the British Army*, New York: War Work Committee of the National Committee for Mental Hygiene, Inc., 1917, p. 7.

（6） *Report of the War Office Committee of Enquiry into 'Shell-Shock'*, London: H.M.S.O., 1922, p. 189.

（7） *Diseases of the war*, p. 13.

（8） *Diseases of the war*, pp. 45-50; WO293/2: War Office Instructions, 1914; Peter Leese, *Shell shock: traumatic neurosis and the British soldiers of the First World War*, Basingstoke: Palgrave Macmillan, 2002, pp. 68-69.

（9） WO293/4: 1-1304（Army Council: Instructions), 1916, National Archives, Kew; WO293/5: 1308-2449（Army Council: Instructions), 1916, National Archives, Kew.

（10） William Aldren Turner, "Arrangements for the care of cases of nervous and mental shock coming from overseas", *The Lancet*, 187（4839), 1916, pp. 1073-1075.

（11） Charles S. Myers, *Shell shock in France, 1914-18: based on a war diary kept*, Cambridge: Cambridge University Press, 1940.

（12） WO95/45: Branches and Services: Director General Medical Services, National Archives, Kew. ちなみに、第一次世界大戦期の英国では、本土と西部戦線にそれぞれ一名の陸軍軍医総監がおかれていた。

（13） WO95/45.

（14） Ted Bogacz, "War neurosis and cultural change in England, 1914-22: The work of the War Office Committee of Enquiry into 'Shell-Shock'", *Journal of Contemporary History*, 24（2), 1989, pp. 227-256. Gerard Oram, *Worthless men: Race, eugenics and the death penalty in the*

British Army during the First World War, London: Francis Boutle Publishers, 1999 によると、軍事法廷で裁かれた事例の一部では死刑判決もみられた（約三〇〇〇件）。その多くは後に減刑された。

（15） WO95/45.

（16） 第一次世界大戦期に刊行された戦争神経症に関する諸論稿については、Elmer Ernest Southard, *Shell-shock and other neuropsychiatric problems presented in five hundred and eighty-nine case histories from the War literature, 1914-1918*, Boston: W. M. Leonard, 1919 が詳しい。また、大戦期においてシェル・ショックに言及した『タイムズ』紙の記事は一九〇件に及ぶ（Times Digital Archive, 1785-2010）。

（17） *Diseases of the war*, p. 10.

（18） リヴァースら精神分析派の医師たちによる戦争神経症治療については、Martin Stone, “Shellshock and the psychologists”, in W. F. Bynum, Roy Porter, and Michael Shepherd（eds), *Institutions and society*（*The anatomy of madness: essays in the history of psychiatry*), Vol. 2, London & New York: Routledge, 2004, pp. 242-271; Elaine Showalter, *The female malady: women, madness, and English culture, 1830-1980*, London: Virago, 1987 を参照。

（19） *Parliamentary debates, House of Commons*, London: H.M.S.O., 69, 1915, p. 146.

（20） *Parliamentary debates, House of Commons*, 69, 1915, p. 146.

（21） *Parliamentary debates, House of Commons*, 69, 1915, p. 515.

（22） *Parliamentary debates, House of Commons*, 69, 1915, p. 515.

（23） *Parliamentary debates, House of Commons*, 72, 1915, p. 494.

（24） *Parliamentary debates, House of Commons*, 74, 1915, p. 332.

（25） *Parliamentary debates, House of Commons*, 74, 1915, p. 1019; *Parliamentary debates, House of Commons*, 70, 1915, p. 816.

（26） *Parliamentary debates, House of Commons*, 85, 1916, p. 1259.

（27） *Parliamentary debates, House of Commons*, 94, 1917, p. 950.

（28） Mark Swenarton, *Homes fit for heroes: the politics and architecture of early state housing in Britain*, London: Heinemann Educational Books, 1981.

（29） *Parliamentary debates, House of Commons*, 87, 1916, p. 783.

(30) *Parliamentary debates, House of Commons*, 91, 1917, p. 317.

(31) *Parliamentary debates, House of Commons*, 85, 1916, p. 15.

(32) *Parliamentary debates, House of Commons*, 85, 1916, p. 1257.

(33) A bill to facilitate the early treatment of mental disorder of recent origin arising from wounds, shock, and other causes, Twentieth Century House of Commons Sessional Papers, Bills, 1914-16, 54 (House of Commons Parliamentary Papers Online); *Parliamentary debates, House of Commons*, 71, 1915, p. 1816.

(34) MH51/239: Circular Letters of the Commissioners in Lunacy, 1914-1921, National Archives, Kew.

(35) MH51/239.

(36) Mental Deficiency Act, 1913, 3 & 4 George V, Ch. 28.

(37) MH51/694: Conference between Board of Control and Ministry of Pensions: memorandum on pensioning of "service patients" of unsound mind, 1917, National Archives, Kew.

(38) MH51/694. 軍務患者計画についての詳細な研究としては、Peter Barham, *Forgotten lunatics of the Great War*, New Haven & London: Yale University Press, 2004 を参照。

(39) *Blackburn Times*, 1 September 1917; MH51/693: Service Patients: miscellaneous correspondence, 1917-22, National Archives, Kew; Barham, *Forgotten lunatics of the Great War*, pp. 181-182.

(40) *Parliamentary debates, House of Commons*, 90, 1917, p. 1689.

(41) *Liverpool Post*, 26 July 1917.

(42) *Blackburn Times*, 1 September 1917; MH51/693.

(43) MH51/694; *Annual Report of the Board of Control*, London: H.M.S.O., 1918, pp. 23-31.

(44) 同様の展開は、スコットランドにおいても確認できる。グラスゴウの鉄鋼商人であり、保守党党首アンドリュー・ボナ・ローを育てた一家の長であったウィリアム・キッズトンは、一九一五年二月、ボナ・ローに書簡を送っている（BL/36/4/42: Letter from Mackinnon Wood, Scottish Office, SW, 1915, Bonar Law Papers, Parliamentary Archives）。その趣旨は、戦争神経症の兵士のための特別な治療施設の建設を提案することであった。理由は、精神病院のスティグマだと述べられている。ボナ・ローは、この書簡を内閣のスコットランド担当相であるトマス・マッキノン・ウッドに転送し、対応を指示した。ウッドはすぐに、スコットランド狂気法委員に連絡をとり、同年九月にはグラスゴウに特別病院が建設されることとなった。George Henry Savage, "Hospital treatment v. lunacy treatment", *The Lancet*, 186（4802), 1915, p. 623; Bedford Pierce, "An address on the absence of proper facilities for the treatment of mental disorders in their early stages: delivered at a meeting of the Yorkshire Branch of the British Medical Association", *British Medical Journal*, 1（2871), 1916, p. 42 も参照。

（45） Pierce, "An address on the absence of proper facilities for the treatment of mental disorders in their early stages", p. 41.

（46） R. G. Rows, "Mental conditions following strain and nerve shock", *British Medical Journal*, 1（2882), 1916, p. 441.

（47） ロウズの経歴については、"Lieut.-Col. Richard Gundry Rows, C.B.E., D.Sc., M.D., Pathologist, County Mental Hospital, Prestwich", *Journal of Mental Science*, 71（293), 1925, p. 350 を参照。

（48） マッガルでの治療についての詳細な論文として、Ben Shepard, "The early treatment of mental disorders: R. G. Rows and Maghull 1914-1918", in German E. Berrios and Hugh Freeman（eds), *150 years of British psychiatry, 1841-1991*, London: Gaskell, 1991, pp. 434-464 を参照

（49） Rows, "Mental conditions following strain and nerve shock", p. 441.

（50） "The effect of the war upon psychiatry in England", *The Lancet*, 190（4905), 1917, p. 353.

（51） "The problem of the insane sailor and soldier", *The Lancet*, 190（4912), 1917, pp. 612-613.

（52） G. Elliott Smith and T. H. Pear, *Shell shock and its lessons*, Manchester: Publications of the University of Manchester, 1917, p. 81.

（53） スミスの経歴については、Richard R. Trail（ed.), *Lives of the fellows of the Royal College of Physicians of London continued to 1965*, London: Royal College of Physicians of London, 1968, p. 545 を参照。ピアについての伝記情報は医学雑誌や新聞上では確認できない。

（54） Smith and Pear, *Shell shock and its lessons*, p. 79.

（55） "Early treatment of mental disorders", *Journal of Mental Science*, 64（265), 1918, p. 213.

（56） "Early treatment of mental disorders", p. 213.

（57） MS4578: Medico-Psychological Association of Great Britain and Ireland: Lunacy Legislation Committee, Draft Report, 1918, Wellcome Library Western Manuscripts and Archives.

（58） LCO2/477: Mental Treatment Bill, 1922, National Archives, Kew.

（59） MH51/687: Reconstruction Committee: correspondence with Board of Control on the promotion and conservation of the health of the population, 1916-17, National Archives, Kew.

(60) MH51/687.

(61) D. J. Mellett, "Bureaucracy and mental illness: the Commissioners in Lunacy, 1845-90", *Medical History*, 25 (3), 1981, pp. 221-250.

(62) Ministry of Health Act, 1919, 9 & 10 George V, Ch. 21.

(63) アディソンの伝記情報については、Kenneth Morgan and Jane Morgan, *Portrait of a progressive: the political career of Christopher, Viscount Addison*, Oxford: Oxford University Press, 1980 を参照。

(64) Ministry of Health (Miscellaneous Provisions) Bill, Twentieth Century House of Commons Sessional Papers, Bills, 1920, 215 (House of Commons Parliamentary Papers Online).

(65) *Parliamentary Debates, House of Commons*, 172, 1920, p. 532.

(66) *Report of the Proceedings of the Conference convened by Sir Frederick Willis, Chairman of the Board of Control between Commissioners of the Board and Medical Superintendents and Chairman of Visiting Committees of County and Borough Mental Hospitals, and Medical Superintendents and Chairmen of Managing Committees of Registered Mental Hospitals, and certain others*, London: H.M.S.O., 1922 (以下、*1922 Conference Report* と略記).

(67) *1922 Conference Report*, p. 5.

(68) Mental Treatment Bill, Twentieth Century House of Commons Sessional Papers, Bills, 1923, 169 (House of Commons Parliamentary Papers Online).

(69) "Medical notes in Parliament", *British Medical Journal*, 1 (3258), 1923, p. 990.

(70) Kathleen Jones, *Asylums and after: a revised history of the mental health services from the early 18th century to the 1990s*, London: Athlone Press, 1993, pp. 130-131. ロマックスの告発内容については、Montague Lomax, *The experiences of an asylum doctor: with suggestions for asylum and lunacy law reform*, London: George Allen & Unwin, 1921 を参照。

(71) *Minutes of evidence taken before the Royal Commission on Lunacy and Mental Disorder*, London: H.M.S.O., 1926, pp. 960-966 (以下、*1926 Royal Commission Evidence* と略記).

(72) *1926 Royal Commission Evidence*, pp. 952-959.

(73) *Report of the Royal Commission on Lunacy and Mental Disorder*, London: H.M.S.O., p. 17.

（74）　*Report of the Royal Commission on Lunacy and Mental Disorder*, pp. 18-19.

（75）　*Report of the Royal Commission on Lunacy and Mental Disorder*, p. 43.

（76）　労働党に近い委員としては、ヒュー・パティソン・マクミラン、ウィリアム・アレン・ジューイット、ヘンリ・スネル、マデレン・ジェイン・ロビンソンなどがいた。

（77）　Mental treatment Bill, Twentieth Century House of Commons Sessional Papers, Bills, 1929-30, 107（House of Commons Parliamentary Papers Online).

（78）　賛成派の下院議員としては、自由党からロバート・フォーガン、保守党からはフランシス・フレマントル、労働党には、エセル・ベンサム、サマーヴィル・ヘイスティングス、ジョン・キンリー、ウィリアム・ジョン・ブラウンらが挙げられる。

（79）　*Parliamentary debates, House of Commons*, 235, 1930, p. 16.

（80）　*Parliamentary debates, House of Commons*, 235, 1930, p. 972.

（81）　*Parliamentary debates, House of Commons*, 235, 1930, pp. 1053, 1065.

（82）　*Parliamentary debates, House of Commons*, 235, 1930, pp. 957-964.

（83）　*Journals of the House of Commons*, 185, p. 441.

（84）　Mental Treatment Act, 1930 20 & 21 George V, 1930, Ch. 23.

第Ⅱ部　精神科医・精神病院・非正規医療——支配的業域をめぐる諸局面

第４章　一八九〇年狂気法と精神科医

（１）　顧問医に関しては、以下の文献の第六章、第一〇章を参照。Brian Abel-Smith, *The hospitals, 1800-1948: a study in social administration in England and Wales*, London: Heinemann, 1964.

（２）　A bill intituled an act to amend the lunacy acts, Twentieth Century House of Commons Sessional Papers, Bills, 1897, 329; A bill intituled an act to amend the lunacy acts, Twentieth Century House of Commons Sessional Papers, Bills, 1898, 298; A bill intituled an act to amend the lunacy acts, Twentieth Century House of Commons Sessional Papers, Bills, 1899, 225; A bill intituled an act to amend the lunacy acts, Twentieth Century House of Commons Sessional Papers, Bills, 1900, 119（House of Commons Parliamentary Papers Online).

（3）A bill to amend the Lunacy Acts, Twentieth Century House of Commons Sessional Papers, Bills, 1904, 210（House of Commons Parliamentary Papers Online); HL/PO/JO/10/10/561: House Bills T-WEST, 1914, Parliamentary Archives, 1914; Ministry of Health（Miscellaneous Provisions）Bill, Twentieth Century House of Commons Sessional Papers, Bills, 1920, 215（House of Commons Parliamentary Papers Online).

（4）Ministry of Health（Miscellaneous Provisions）Bill, Twentieth Century House of Commons Sessional Papers, Bills, 1920, 215.

（5）"Ministry of Health（Miscellaneous Provisions）Bill", *Journal of Mental Science*, 67（276), 1920, p. 55.

（6）"Treatment of incipient mental disease", *Journal of Mental Science*, 66（274), 1920, p. 338.

（7）一九一一年六月一日、一九一一年国民保険法の議論に際して、英国医師会は「六点の根幹的論点」（Six Cardinal Points）と呼ばれる要求書を公表した。その二点目には「医師選択の自由」（Free choice of doctor）が含まれている（Ernest Muirhead Little, *History of the British Medical Association, 1832-1932*, London: British Medical Association, 1932, p. 326)。また、一九四六年国民保健サービス法の議論に際しては、一九四六年三月三〇日、同会は「七原則」（Seven principles）を公表した。その三点目には「選択の自由」（Freedom of choice）が含まれている（Elston Grey-Turner and F. M. Sutherland, *History of the British Medical Association, 1932-1981*, London: British Medical Association, 1982, pp. 51-54)。

（8）*Minutes of evidence taken before the Royal Commission on Lunacy and Mental Disorder*, London: H.M.S.O., 1926, p. 582. ちなみに、ダウンは、現在は学習障害、当時は精神薄弱（Mental deficiency）と呼ばれた疾患の治療施設を経営する著名な精神科医である。彼の経歴については、"Obituary", *The Lancet*, 265（6877), 1955, pp. 1279-1280 を参照。

（9）Nathan Raw, H. G. L. Haynes, and R. Worth, "Mental Treatment Bill, 1929: Report of the Parliamentary Committee", *Journal of Mental Science*, 76（313), 1930, pp. 324-326.

（10）Edward Renvoize, "The Association of Medical Officers of Asylums and Hospitals for the Insane, the Medico-Psychological Association, and their Presidents", in German E. Berrios and Hugh Freeman（eds), *150 years of British psychiatry, 1841-1991*, London: Gaskell, 1991, p. 41.

（11）ベスレム精神病院の給与水準を参照（*Annual Report of the Bethlem Royal Hospital*, Bethlem Royal Hospital Archive, 1894)。

（12）"Vacancies", *The Lancet*, 139（3571), 1892, p. 341; "Vacancies", *The Lancet*, 143（3694), 1894, p. 1539; "Vacancies", *The Lancet*, 148（3811), 1897, p. 793.

（13） 以下、参考にした医務官の募集広告の例を挙げておく。①ケント州立精神病院：上級医務官に年俸二五〇ポンド（“Vaccancies”, *The Lancet*, 135（3474), 1890, p. 730）。②ウィルトシャー州立精神病院：下級医務官に年俸一〇〇ポンド（“Vaccancies”, *The Lancet*, 136（3505), 1890, p. 954）。③ロンドン州議会精神病院：下級医務官に年俸一五〇ポンド（“Vaccancies”, *The Lancet*, 139（3571), 1892, p. 341）。④ハンプシャー州立精神病院：下級医務官に年俸一〇〇ポンド（“Vaccancies”, *The Lancet*, 148（3811), 1896, p. 793）。

（14） ハーリー・ストリートについての直接的な研究書はとても少ない。ここでは、John Crawford Adams, *Harley Street: a brief history: with notes on nearby Regent's Park*, London: Royal Society of Medicine Press, 2008 を挙げておきたい。

（15） ジョン・チャーチル社から刊行されていた『医師年鑑』（*Medical Directory*, London: John Churchill and Sons）の一九一四年版を参照。

（16） *Medical Directory*, London: John Churchill and Sons, 1930 を参照。

（17） H01/ST/K/10/046: Psychological medicine, history of Department of Psychological Medicine, including extracts from minutes books referring to early treatment of mental illness, St. Thomas's Hospital Papers, London Metropolitan Archives.

（18） Probate Calendars（Probate Department, Principal Registry Family Division).

（19） H09/GY/A3/11/1: Hospital Committee Minutes, 1883-99, Guy's Hospital Records, London Metropolitan Archives; C. Cameron, *Mr. Guy's Hospital: 1726-1948*, London: Longman, 1954, pp. 358-359, 375-376.

（20） W. Hunter, *Historical account of Charing Cross Hospital and Medical School*, London: J. Murray, 1914, p. 162.

（21） Z. Cope, *The history of St. Mary's Hospital Medical School: or, A century of medical education*, Toronto: Heinemann, 1954, pp. 90-91, 236.

（22） W. R. Merrington, *University College Hospital and its Medical School: a history*, London: Heinemann, 1976, pp. 226-229.

（23） ここで遺産目録について付記しておくと、この史料が明らかとするのは死亡したときの財産であり、経済状況を正確に示すものではない。当時は、生前分与が相続税対策として横行しており、極端に少額の遺産目録が確認されることも珍しくないからである。しかし、富裕者たちがみな、死期を悟り、あるいはその前からせっせと節税に励んでいたわけでもない。また、医師が診療に関わる会計史料をほとんど残していない以上、この史料は稼得状況を知るうえで可能性のある唯一の史料である。生前分与に関する議論については、M. J. Daunton, “‘Gentlemanly capitalism’ and British industry 1820-1914: Reply”, *Past and Present*, 132,

1991, pp. 170-187を参照。

（24）精神医学教育については、John L. Crammer, “Training and education in British psychiatry, 1770-1970”, in German E. Berrios and Hugh Freeman（eds), *150 years of British psychiatry, Volume 2: the Aftermath*, London; Atlantic Highlands, NJ: Athlone, 1996, pp. 209-242を参照。

（25）聖ルカの病院の歴史については、C. N. French, *The story of St. Luke's Hospital*, London: William Heinemann, 1951を参照。

（26）H64/A/09/006: Reports, 1900-1923, Saint Luke's Hospital Papers, London Metropolitan Archives.

（27）H64/A/01/007: Minute Book, 1909-56, Saint Luke's Hospital Papers, London Metropolitan Archives; H64/A/09/006. 大戦直前の聖ルカ精神病院は毎年八〇〇ポンドほどの支出超過となっていた。

（28）H64/A/03/013: Minute Book, 1907-1931, Saint Luke's Hospital Papers, London Metropolitan Archives.

（29）H64/A/03/013. さらに予備的情報としては、外来部門を担当するギルモアの給与は一九二二年時点で年四〇〇ポンドだったことに触れておきたい。この額は一般的な篤志精神病院院長の給与水準の半額程度であるが、それは顧問医業での収入を前提としているためと解釈できるだろう。

（30）H64/A/09/006.

（31）H64/A/01/007.

（32）SC/PPS/093/39: King Edward's Fund Collection, Annual Reports from London Hospitals and Charities, 1867-1947, London Metropolitan Archives.

（33）*Medical Directory*, 1930, p. 125.

（34）H64/A/03/013.

（35）“Medico-Psychological Association of Great Britain and Ireland”, *Journal of Mental Science*, 69（287), 1923, p. 551.

（36）キャセールの経歴については、“Sir Ernest Cassel: maker of a great fortune”, *Times*, 42833, 1921, p. 5を参照。

（37）*Annual Report of the Cassel Hospital for Functional Nervous Diseases*, 1926, Cassel Hospital Papers, Planned Environment Therapy Trust Archive.

（38）22.29, Cassel Hospital Papers, Planned Environment Therapy Trust Archive.

（39）ロスの経歴については、Richard R. Trail（ed.), *Lives of the fellows of the Royal College of Physicians of London continued to 1965*,

London: Royal College of Physicians of London, 1968, pp. 359-360 を参照。

（40） クレイグの経歴については、Trail (ed.), *Lives of the fellows of the Royal College of Physicians*, p. 474 を参照。

（41） “How lunatics are made”, *Truth*, 66, 1919, pp. 1088-1089.

（42） たとえば彼は、一九二六年に刊行された早期治療に関係する論文集に寄稿している。Maurice Craig, “Early treatment of mental disorder”, in Early mental disease, *The Lancet*, extra numbers; No. 2, London: Wakley & Sons, 1926, pp. 191-194.

（43） Medical Committee Minutes, 22 June 1922, Cassel Hospital Papers, Planned Environment Therapy Trust Archive.

（44） General and House Committee Minutes, 6 July 1921, Cassel Hospital Papers, Planned Environment Therapy Trust Archive.

（45） Medical Committee Minutes, 14 December 1922, Cassel Hospital Papers, Planned Environment Therapy Trust Archive.

（46） Medical Committee Minutes, 15 January 1929, Cassel Hospital Papers, Planned Environment Therapy Trust Archive.

（47） Medical Committee Minutes, 6 July 1921, Cassel Hospital Papers, Planned Environment Therapy Trust Archive.

（48） Medical Committee Minutes, 14 December 1922, Cassel Hospital Papers, Planned Environment Therapy Trust Archive.

（49） “How lunatics are made”, *Truth*, 66, 1919, pp. 1088-1089.

（50） “The trade in lunatics”, *Truth*, 66, 1919, p. 1146.

（51） “The trade in lunatics”, *Truth*, 66, 1919, pp. 1146-1147.

第5章　一八九〇年狂気法と精神病院

（1） ルネサンス期イタリアの病院については、John Henderson, *Piety and charity in late medieval Florence*, Oxford: Clarendon Press; Oxford University Press, 1994 を参照。

（2） サヴォイ病院については、Robert Somerville, *The Savoy: manor, hospital, chapel*, London: The Chancellor and Council of the Duchy of Lancaster, 1960 を参照。

（3） Roy Porter, *The greatest benefit to mankind: a medical history of humanity*, London: HarperCollins, 1997, pp. 298-299.

（4） 一八世紀英国の慈善事業の歴史については、長谷川貴彦「イギリス産業革命期における都市ミドルクラスの形成——バーミンガム総合病院　一七六五～一八〇〇年」『史學雜誌』一〇五巻一〇号、一九九六年、一～三九頁、金澤周作『チャリティとイギリス近代』京都大学術出版会、二〇〇八年を参照。

（5）ブースについての邦語文献として、阿部實『チャールズ・ブース研究——貧困の科学的解明と公的扶助制度』中央法規出版、一九九〇年がある。

（6）この問題について一九〇四年に刊行された政府報告書として、*Report of the Inter-Departmental Committee on Physical Deterioration*, London: H.M.S.O., 1904 がある。また、研究文献としては、Bentley B. Gilbert, “Health and politics: the British physical deterioration report of 1904”, *Bulletin of the History of Medicine*, 39, 1965, pp. 143-53; Tania McIntosh, *A social history of maternity and childbirth: key themes in maternity care*, London & New York: Routledge, 2012 を参照。

（7）Martin Daunton（ed.）, *Charity, self-interest and welfare in the English past*, London: University College London Press, 1996, p. 13.

（8）Keir Waddington, “‘Grasping gratitude’: charity and hospital finance in late-Victorian London”, in Daunton（ed.）, *Charity, self-interest and welfare in the English past*, p. 181.

（9）Waddington, “‘Grasping gratitude’”, p. 192.

（10）国民保険制度の形成については、Norman R. Eder, *National health insurance and the medical profession in Britain, 1913-1939*, New York: Garland, 1982 を参照。

（11）Margaret May and Edward Brunsdon, “Commercial and occupational welfare”, in Robert M. Page and Richard L. Silburn（eds）, *British social welfare in the twentieth century*, Basingstoke: Macmillan, 1999, p. 277.

（12）May and Brunsdon, “Commercial and occupational welfare”, p. 277.

（13）外来部門の濫用については、Brian Abel-Smith, *The hospitals, 1800-1948: a study in social administration in England and Wales*, London: Heinemann, 1964 および Waddington, “‘Grasping gratitude’” が詳しい。

（14）*Annual Report of the Commissioners in Lunacy*, London: H.M.S.O., 1863, pp. 12-13.

（15）Lunatics Act Amendment Act, 1862, 25 & 26 Victoria, Ch. 111.

（16）Lunacy Act, 1890, 53 Victoria, Ch. 5.

（17）*Report from the Select Committee on Lunacy Law, House of Commons*, London: H.M.S.O., 1877, p. vi; *Annual Report of the Commissioners in Lunacy*, London: H.M.S.O., 1878, p. 137.

（18）ホロウェイの伝記としては、Anthony Harrison-Barbet, *Thomas Holloway: Victorian philanthropist a biographical essay*, Royal Holloway, University of London, 1994; Anon., *The story of Thomas Holloway*（*1800-1883*）, Glasgow: Robert Maclehose, 1933; *Oxford DNB* がある。

（19）　同病院の設立の経緯については、2620/1/1: Minutes of Annual and Ordinary Meetings of the General Committee, 1886-1915, Holloway Sanatorium Papers, Surrey History Centre; Harrison-Barbet, *Thomas Holloway*, pp. 21-42 を参照。トマス・ホロウェイの伝記作家アンソニー・ハリソン－バーベットによれば、トマスは約三〇万ポンドをホロウェイ・サナトリアム精神病院の設立に費やしたとされる。ちなみに、トマスの死亡時の遺産額は五九万六三三五ポンド八シリング五ペンスである（*Oxford DNB*）。

（20）　“The Holloway Sanatorium”, *Times*, 31474, 1885, p. 11.

（21）　2620/6/22: Pamphlet providing information on the origins of Holloway Sanatorium and a description of the building, undated, Holloway Sanatorium Papers, Surrey History Centre.

（22）　*Oxford DNB*.

（23）　2620/1/4: Annual Reports nos 16-20, 1906-10, Holloway Sanatorium Papers, Surrey History Centre.

（24）　2620/6/9: Regulations for the Holloway Sanatorium approved by the Secretary of State, 1885-1925, Holloway Sanatorium Papers, Surrey History Centre.

（25）　*Medical Directory*, London: John Churchill and Sons, 1896, Vol. 2, p. 953.

（26）　2620/1/1.

（27）　*Medical Directory*, London: John Churchill and Sons, 1914, Vol. 2, p. 863.

（28）　2620/1/4.

（29）　“The Holloway Sanatorium”, *Times*, 31474, 1885, p. 11.

（30）　Andrews, Jonathan, Asa Briggs, Roy Porter, Penny Tucker, and Keir Waddington, *The history of Bethlem*, London & New York: Routledge, 1997, pp. 519-520.

（31）　2620/1/1.

（32）　2620/1/4.

（33）　2620/1/9. Annual Reports, loose copies: no 29, dated 1914; nos 42-49, dated 1927-34; nos 51-62, dated 1936-47; and copies marked as proofs, dated 1932, 1938 and 1941, Holloway Sanatorium Papers, Surrey History Centre.

（34） 2620/1/1. 一八九六年から一九三〇年にかけて、ホロウェイ・サナトリアム精神病院は一一万七二三〇ポンドを現金、株式、国債などで保有していた（2620/1/1-2）。

（35） 2620/7/3: Bundle of stock receipts and certificates and related correspondence, 1902-42, Holloway Sanatorium Papers, Surrey History Centre.

（36） *Annual Report of the Commissioners in Lunacy*, 1895, p. 118.

（37） *Annual Report of the Commissioners in Lunacy*, 1895, p. 118.

（38） *Annual Report of the Commissioners in Lunacy*, 1895, p. 119; "The Holloway pack-pill", *Truth*, 37, 1895, p. 210.

（39） *Annual Report of the Commissioners in Lunacy*, 1895, p. 118.

（40） "The Holloway pack-pill", *Truth*, 37, 1895, p. 210.

（41） *Annual Report of the Commissioners in Lunacy*, 1895, p. 123.

（42） *Annual Report of the Commissioners in Lunacy*, 1895, p. 119.

（43） *Annual Report of the Commissioners in Lunacy*, 1895, p. 123.

（44） "The Holloway pack-pill", *Truth*, 37, 1895, p. 211.

（45） 一八九五年に『トゥルース』はホロウェイ・サナトリアムに関する一〇点の記事を掲載している。

（46） ニュー・ジャーナリズムについては、Joel H. Wiener（ed.）, *Papers for the millions: the new journalism in Britain, 1850s to 1914*, New York: Greenwood Press, 1988 を参照。

（47） Gary Weber, "Henry Labouchere, *Truth* and the New Journalism of late Victorian Britain", *Victorian Periodicals Review*, 26（1）, 1993, pp. 38.

（48） 『トゥルース』の価格は、『ピープル』や『ニュース・オブ・ザ・ワールド』といった一ペンスで売られている大衆的な週刊紙よりも高価であった（*Newspaper Press Directory and Advertiser's Guide*, London: C. Mitchell and Co., 1919, p. 94）。

（49） *Newspaper Press Directory and Advertiser's Guide*, 1919, p. 94. ラビューシャーの調査報道については、John S. North（ed.）, *The Waterloo directory of English newspapers and periodicals, 1800-1900*, Waterloo: North Waterloo Academic Press, 1997 も参照（現在はオンライン版もあり）。

（50） *Oxford DNB*.

(51) 議会下院でもラビューシャーはホロウェイ・サナトリアム・スキャンダルの真相解明を内務大臣に要求している（*Parliamentary debates, House of Commons*, 30, 1895, pp. 748-749）。

(52) "Revelations of the Holloway Sanatorium: a grave public scandal", *Truth*, 37, 1895, p. 523.

(53) 2620/1/1.

(54) 2620/1/9.

(55) 2620/1/4.

(56) *Oxford DNB*.

(57) "The scandal at Holloway Sanatorium: grave censures by the Commissioners", *Truth*, 38, 1895, pp. 1522-1523.

(58) "The scandal at Holloway Sanatorium: an appeal to the Home Office", *Truth*, 38, 1895, p. 613.

(59) "The Holloway In-Sanatorium: more cases for inquiry", *Truth*, 37, 1895, p. 587.

(60) "The scandal at Holloway Sanatorium: an appeal to the Home Office", *Truth*, 38, 1895, p. 612.

(61) "The scandal at Holloway Sanatorium: an appeal to the Home Office", *Truth*, 38, 1895, p. 612; "The scandal at Holloway Sanatorium: grave censures by the Commissioners", *Truth*, 38, 1895, p. 1523.

(62) "The scandal at Holloway Sanatorium: grave censures by the Commissioners", *Truth*, 38, 1895, p. 1523.

(63) *Annual Report of the Commissioners in Lunacy*, 1896, p. 42.

(64) *Annual Report of the Commissioners in Lunacy*, 1896, pp. 42-43.

(65) *Annual Report of the Commissioners in Lunacy* より一八九一～九四年版の諸統計を参照。これらによると、この期間の任意患者から狂気患者への待遇変更の件数は、マンチェスター狂人病院五四件、ベスレム精神病院五三件、その他の篤志精神病院一三三件、私立精神病院六九件である。

(66) 2620/6/3: Files containing correspondence and papers relating to Charity Commissioners' schemes, 1888-1930, Holloway Sanatorium Papers, Surrey History Centre.

(67) 2620/6/3.

(68) 2620/6/3.

(69) 2620/6/3.

(70) 2620/6/3.

(71) 2620/6/6: Sealed copies of Charity Commissioners' schemes, 1889, 1905, Holloway Sanatorium Papers, Surrey History Centre.

(72) "The scandal at Holloway Sanatorium: an appeal to the Home Office", *Truth*, 38, 1895, p. 613.

(73) 2620/1/1.

(74) 2620/1/1.

(75) *Annual Report of the Commissioners in Lunacy*, 1891, p. 68.

(76) *Annual Report of the Commissioners in Lunacy*, 1906, p. 52.

(77) *Annual Report of the Board of Control*, London: H.M.S.O., 1929, pp. 10-11.

(78) *Annual Report of the Commissioners in Lunacy*, 1896, pp. 54-55.

(79) *Annual Report of the Commissioners in Lunacy*, 1887, p. 38.

(80) "British Medical Association", *The Lancet*, 138 (3545), 1891, pp. 316-317; P. Maury Deas, "An address delivered at the opening of the Section of Psychology", *British Medical Journal*, 2 (1596), 1891, p. 242.

(81) "Medicine and the law", *The Lancet*, 200 (5159), 1922, p. 148.

(82) "Medicine and the law", *The Lancet*, 200 (5181), 1922, p. 1299.

(83) *Parliamentary debates, House of Commons*, 146, 1921, pp. 1814-1815; *Parliamentary debates, House of Commons*, 157, 1922, p. 446; *Parliamentary debates, House of Commons*, 171, 1924, pp. 652-653; *Parliamentary debates, House of Commons*, 171, 1924, pp. 2631-2632; *Parliamentary debates, House of Commons*, 175, 1924, pp. 630-631; *Parliamentary debates, House of Commons*, 176, 1924, p. 902; *Parliamentary debates, House of Commons*, 198, 1926, pp. 2299-2300.

(84) *Annual Report of the Board of Control*, 1922, p. 28.

第6章　精神医療をめぐる競争の諸相

(1) ウェザリーの伝記情報については、"Obituary", *British Medical Journal*, 2 (4157), 1940, pp. 340-341 を参照。

(2) Lionel A. Weatherly, *The care and treatment of the insane in private dwellings*, London: Griffith and Farran, 1882.

(3) Lionel A. Weathery, "The treatment of incipient and unconfirmed insanity", *The Lancet*, 183 (4720), 1914, p. 497.

(4) Lionel A. Weathery, "The work of the registered hospitals for the insane, *The Lancet*, 188 (4849), 1916, p. 248.

(5) Weathery, "The work of the registered hospitals for the insane, p. 248.

(6) *Medical Directory*, London: John Churchill and Sons, 1930, pp. 2220-2223.

(7) Weathery, "The work of the registered hospitals for the insane", p. 248.

(8) Lionel A. Weathery, *A plea for the insane: the case for reform in the care and treatment of mental disorder*, London: Grant Richards, 1918; Lionel A. Weathery, "Incipient mental diseases", *The Lancet*, 194 (5004), 1919, p. 174.

(9) Weatherly, *A plea for the insane*, p. 127.

(10) 戦争神経症と精神分析の関係については、第三章註(18)を参照。

(11) タヴィストック・クリニックの歴史については、H. V. Dicks, *Fifty years of the Tavistock Clinic*, London: Routledge & Kegan Paul, 1970を参照。

(12) Michael J. Clark, "The rejection of psychological approaches to mental disorder in late nineteenth-century British psychiatry", in Andrew Scull (ed.), *Madhouses, mad-doctors, and madmen: the social history of psychiatry in the Victorian era*, London: Athlone Press, pp. 271-312.

(13) Charles Mercier, "Functional nervous disease", *The Lancet*, 187 (4820), 1916, p. 154.

(14) Robert Armstrong-Jones, "Functional nervous disease", *The Lancet*, 187 (4821), 1916, pp. 210-211.

(15) Suzanne Raitt, "Early English psychoanalysis and the Medico-Psychological Clinic", *History Workshop Journal*, 58 (1), 2004, p. 71.

(16) "Obituary", *The Lancet*, 273 (7063), 1959, p. 105.

(17) ちなみに、二〇世紀中葉以降に精神分析クリニックの通院治療が可能となるのは、向精神薬が開発されたことが大きい。心理療法と投薬を組み合わせることによって、通院治療が可能となったのである。しかしそれは、二〇世紀前半においては望むべくもなかった。

(18) MH51/287: Application for approval of nursing home under Mental Treatment Act, 1930: Dr M M Lilley, Oxhey Grove, Hatch End, Middlesex, 1928-37, National Archives, Kew.

(19) MH51/287.

(20) ヒステリーの歴史に関する研究書として以下の四点を挙げておきたい。Andrew Scull, *Hysteria: the disturbing history*, Oxford: Oxford University Press, 2011; Andrew Scull, *Hysteria: the biography*, Oxford: Oxford University Press, 2009; Mark S. Micale, *Approaching hysteria: disease and its interpretations*, Princeton, NJ: Princeton University Press, 1995; Elaine Showalter, *Hystories: hysterical epidemics and modern culture*, London: Picador, 1997.

(21) Lunacy Act, 1890, 53 Victoria, Ch. 5.

(22) MH51/287.

(23) MH51/287.

(24) PIN15/2500: Ex-services Welfare Society: activities in connection with mental cases, 1924-1925, National Archives, Kew.

(25) PIN15/2502: Ex-services Welfare Society: activities in connection with mental cases, 1927-1928, National Archives, Kew.

(26) "Lord Knutsford's Appeal", *Times*, 40695, 1914, p. 9.

(27) PIN15/2500.

(28) PIN15/2499: Ex-services Welfare Society: public appeal for funds on behalf of mentally broken ex-servicemen, 1922-24, National Archives, Kew.

(29) "Ex-service men in asylums- Sir F. Milner on 'stigma of lunacy'", *Times*, 42973, 1922, p. 9; "Ex-soldiers in pauper asylums", *Times*, 43144, 1922, p. 5; "Ex-Service home at Beckenham opening ceremony - The Duke of Connaught's hope", *Times*, 43790, 1924, p. 11.

(30) PIN15/2499.

(31) PIN15/2499.

(32) PIN15/2499.

(33) ロバートソンの経歴については、"Obituary", *The Lancet*, 219 (5667), 1932, pp. 805-807 を参照。

(34) PIN15/2499.

(35) PIN15/2499.

(36) PIN15/2499.

(37) PIN15/2499.

(38) PIN15/2501: Ex-services Welfare Society: activities in connection with mental cases, 1925-1927, National Archives, Kew.

（39） PIN15/2501.
（40） PIN15/2501.
（41） PIN15/2501.
（42） PIN15/2501.
（43） PIN15/2499.
（44） Sara Elizabeth White, "Hospital treatment v. lunacy treatment", *The Lancet*, 186（4795）1915, pp. 199-200. ホワイトは、ロンドン女医学校の卒業生であり、医学雑誌上で精神医療の問題にたびたび批評文を投稿している。しかし、かの女に精神病院の勤務経験はなく、医学雑誌上では精神科医たちにはほとんど相手にされなかった。しかし、ラビューシャー、ムンロなどと同様に、精神科医業に縁がないからこそ、かの女の批評には制約がなかったとみることもできる。事実、その内容は本書の内容と共鳴する部分が非常に多い。
（45） *Medical Directory*, London: John Churchill and Sons,1930, p. 2212; p. 2227.
（46） Nursing and Private Nursing Homes（Registration）Bill, Twentieth Century House of Commons Sessional Papers, Bills, 1904, 114; Nursing and Private Nursing Homes（Registration）Bill, Twentieth Century House of Commons Sessional Papers, Bills, 1905, 110; Nursing and Private Nursing Homes（Registration）Bill, Twentieth Century House of Commons Sessional Papers, Bills, 1907, 157; Nursing Homes（Registration）Bill, Twentieth Century House of Commons Sessional Papers, Bills, 1924-25, 81（House of Commons Parliamentary Papers Online）.
（47） *Report from the Select Committee on Nursing Homes*（*Registration*）*together with the proceedings of the committee, minutes of evidence, appendices and index*, London: H.M.S.O., 1926, pp. v-vi.
（48） "Medico-Psychological Association of Great Britain and Ireland", *Journal of Mental Science*, 68（283）, 1922, p. 429.
（49） "Medico-Psychological Association of Great Britain and Ireland", p. 429.
（50） *Report from the Select Committee on Nursing Homes*（*Registration*）, pp. xviii.
（51） Nursing Homes Registration Act, 1927, 17 & 18 George V, Ch. 38.
（52） Lunacy Act, 1890, 53 Vict., Ch. 5.
（53） MH51/570: Nursing Homes Registration Act 1927, National Archives, Kew.
（54） MH51/570.

(55) MH51/570.
(56) MH51/570.
(57) MH51/570.

第7章 精神医学とスピリチュアル・ヒーリング

(1) 医師資格をもたない人たちによる病者への治療行為は通常、非正規医療（Unorthodox medicine）あるいは代替医療（Alternative medicine）と呼ばれる。偽医者や代替医療をめぐる医学史研究としては以下を参照。Roger Cooter (ed.), *Studies in the history of alternative medicine*, Basingstoke: Macmillan Press, 1988; W. F. Bynum and Roy Porter (eds), *Medical fringe & medical orthodoxy, 1750-1850*, London: Croom Helm, 1987.

(2) Roy Porter, *The greatest benefit to mankind: a medical history of humanity*, London: HarperCollins, 1997, p. 110.

(3) ジャネット・オッペンハイム（和田芳久訳）『英国心霊主義の抬頭――ヴィクトリア・エドワード朝時代の社会精神史』工作舎、一九九二年、八八〜九一頁。

(4) 英米圏におけるスピリチュアリズムの興隆については、フランク・ポドモアによる批判的な研究書とアーサー・コナン・ドイルによる信奉者側からの歴史書が古典的な著作として挙げられる（Frank Podmore, *Modern spiritualism: a history and a criticism*, London: Methuen, 1902; Arthur Conan Doyle, *The history of spiritualism*, 2 Vols., London: Cassell and Co., 1926）。学術的な研究としては、Geoffrey K. Nelson, *Spiritualism and society*, New York: Schocken Books, 1969; Alex Owen, *The darkened room: women, power and spiritualism in late Victorian England*, London: Virago, 1989; Alex Owen, *The place of enchantment: British occultism and the culture of the modern*, Chicago: University of Chicago Press, 2004 を参照。

(5) Stuart Mews, "The revival of spiritual healing in the Church of England, 1920-26", in W. J. Sheils (ed.), *The Church and healing: papers read at the Twentieth Summer Meeting and the Twenty-first Winter Meeting of the Ecclesiastical History Society*, Oxford: Basil Blackwell, 1982, pp. 299-331.

(6) Nelson, *Spiritualism and society*, p. 89.

(7) 一九世紀後半のイングランドにおける心霊主義者の組織化と雑誌創刊については、Nelson, *Spiritualism and society*, pp. 89-102.

(8) Nelson, *Spiritualism and society*, pp. 157-159.

(9) Nelson, *Spiritualism and society*, pp. 162-172. この摘発の根拠となったのは、公衆の面前でトランス状態で発話することや霊的手段によるヒーリングを犯罪行為とする一八二四年浮浪者法（Vagrancy Act, 1824, 5 George IV, Ch. 83）と一七三五年魔女法（Witchcraft Act, 1735, 9 George II, Ch. 5）である。この二法は、最終的に、一九五一年偽霊媒師法（Fraudulent Mediums Act, 1951, 14 & 15 George VI, Ch. 33）によって廃止された。

(10) Mews, "The revival of spiritual healing in the Church of England, 1920-26", pp. 306-307. ヒクソンの伝記情報については、"Mr. J. M. Hickson: Missons of spiritual healing", *Times*, 46602, 1933, p. 9 を参照。

(11) Mews, "The revival of spiritual healing in the Church of England, 1920-26", p. 312.

(12) アメリカについてはJames Moore Hickson, *Heal the sick*, London: Methuen, 1924 の第一章、南アフリカは第六章、オーストラリアは第七章を参照。

(13) Hickson, *Heal the sick*, pp. 81-88.

(14) 聖バルナバ・ミッションについては、廣川和花『近代日本のハンセン病問題と地域社会』大阪大学出版会、二〇一一年を参照。

(15) "Spiritual healing missions", *British Medical Jounal*, 2 (3330), 1924, p. 775.

(16) Hickson, *Heal the sick* の第一〇章から第一二章が理論と実践面の紹介となっている。

(17) Mews, "The revival of spiritual healing in the Church of England, 1920-26", pp. 304-305.

(18) Hickson, *Heal the sick*, p. 265.

(19) エディの伝記情報については、Sibyl Wilbur, *The life of Mary Baker Eddy*, Boston: Christian Science Publication Society, 1913 を参照。

(20) Mary Baker Eddy, *Science and health with key to the scriptures*, Boston: E. J. Foster Eddy, 1896.

(21) Mews, "The revival of spiritual healing in the Church of England, 1920-26", p. 310.

(22) Jan Ehrenwald, *The history of psychotherapy: from healing magic to encounter*, New York: Jason Aronson, 1976, pp. 141-151.

(23) 一九六〇年代までのイングランド宗教史研究者たちは、一九世紀以降の時代における世俗化の影響を重視した。それは、工業化と都市化によって日曜礼拝参加者が減少したことを根拠としている場合が多い。たとえば、一八一六〜二〇年までのグラスゴウにおける日曜礼拝参加率は三〜二八パーセント程度だった（Callum G. Brown, *The death of Christian Britain: understanding secularisation, 1800-2000*, London & New York: Routledge, 2001, p. 146）。

（24）一九七〇年代以降のイングランド宗教史研究者は、洗礼や結婚を通じた教会とのかかわりを統計的に探求し、それ以前の理解を修正してきた。この点は、Brown, *The death of Christian Britain* の第七章に詳しい。

（25）アンソンの経歴については、“Canon H. Anson: master of the temple”, *Times*, 52896, 1954, p. 8 を参照。

（26）英国における細菌学と外科手術の発展については、Porter, *The greatest benefit to mankind*, pp. 370-372; Michael Worboys, *Spreading germs: disease theories and medical practice in Britain, 1865-1900*, Cambridge: Cambridge University Press, 2000; Peter Stanley, *For fear of pain: British surgery, 1790-1850*, Amsterdam: Rodopi, 2003.

（27）Mews, “The revival of spiritual healing in the Church of England, 1920-26”, p. 309.

（28）Mews, “The revival of spiritual healing in the Church of England, 1920-26”, p. 312.

（29）Mews, “The revival of spiritual healing in the Church of England, 1920-26”, pp. 312-313.

（30）The Lambeth Conference, resolution archive from 1920, London: Anglican Communion Office, 2005（以下、*Lanbeth Conference resolutions* と略記）. 同史料は http://www.anglicancommunion.org/resources/document-library.aspx?author=Lambeth+Conference&year=1920 よりダウンロード（accessed on 20 October 2016）。

（31）*Lanbeth Conference resolutions*, 1920.

（32）*Lanbeth Conference resolutions*, 1920.

（33）Mews, “The revival of spiritual healing in the Church of England, 1920-26”, pp. 307-308.

（34）Mews, “The revival of spiritual healing in the Church of England, 1920-26”, p. 319.

（35）Mews, “The revival of spiritual healing in the Church of England, 1920-26”, pp. 319-320.

（36）Anon., *Ministry of healing*, London: Society for the Promotion of Christian Knowledge, 1924, pp. 16-21.

（37）Mews, “The revival of spiritual healing in the Church of England, 1920-26”, pp. 324-325.

（38）*Conference of bishops of the Anglican Communion, 1920, The ministry of healing, Report of the Committee appointed in accordance with resolution 63 of the Lambeth Conference, 1920*, London: Society for Promoting Christian Knowledge, 1924, p. 21.

（39）一九二六年にふたたび、カンタベリ大主教の主催のもとに、スピリチュアル・ヒーリング検討委員会が開かれている（“Advisory Committee on Spiritual Healing”, *British Medical Journal*, 2（3440), 1926, pp. 1141-42）。また、一九四七年には、英国医師会と国教会ヒーリング評議会（Churches’ Council of Healing）のあいだで、スピリチュアル・ヒーリングに関する合意がなされた

（“Medical news”, *British Medical Journal*, 2（4567), 1948, pp. 183-184）。

（40） Mews, “The revival of spiritual healing in the Church of England, 1920-26”, pp. 116-124.

（41） Mews, “The revival of spiritual healing in the Church of England, 1920-26”, pp. 124-130.

（42） G. C. Bunn, A. D. Lovie, and G. D. Richards, *Psychology in Britain: historical essays and personal reflections*, Leicester: British Psychological Society, 2001, pp. 1-5.

（43） “James Arthur Hadfield”, *The Lancet*, 290（7516), 1967, pp. 618-619.

（44） “J. A. Hadfield”, *British Medical Journal*, 3（5567), 1967, p. 742.

（45） J. A. Hadfield, “The influence of hypnotic suggestion on inflammatory conditions”, *The Lancet*, 190（4914), 1917, pp. 678-679.

（46） J. A. Hadfield, *Psychology and mental health: a contribution to developmental psychology*, London: Allen & Unwin, 1950, pp. 392-393.

（47） Hadfield, *Psychology and mental health*, pp. 394-401.

（48） Hadfield, *Psychology and mental health*, pp. 24-25.

（49） Herbert Hensley Henson, *Notes on spiritual healing*, London: Williams & Norgate, 1925.

（50） Henson, *Notes on spiritual healing*, p. 27.

（51） Harold Anson, *Spiritual Healing: a discussion of the religious element in physical health*, London: University of London Press, 1923, p. 923.

（52） Stanley Bousfield, “Spiritual healing and the ‘Guild of Health’”, *British Medical Journal*, 2（2590), 1910, pp. 464-465.

（53） William Lefroy, *“Christian Science”: contrasted with Christian faith, and with itself*, London: Society for Promoting Christian Knowledge, 1903.

（54） Lefroy, *“Christian Science”*, pp. xi-xii.

（55） Maurice Craig, *Psychological medicine: a manual on mental diseases for practitioners and students*, London: J. & A. Churchill, 1905. 彼の生物学的な精神医学の志向は、Maurice Craig, “Early treatment of mental disorder”, in Early mental disease, *The Lancet*, extra numbers; No. 2, London: Wakley & Sons, 1926 にも確認できる。

（56） Charles Arthur Mercier, *A text-book of insanity: and other mental diseases*, London: G. Allen and Unwin, 1914.

（57） L. S. Hearnshaw, *A short history of British psychology, 1840-1940*, New York: Barnes and Noble, 1964, p. 148.

(58) Robert Armstrong-Jones, "The ministry of healing, psychological and psychic", *Contemporary Review*, 130, 1926, pp. 190-195.

(59) Armstrong-Jones, "The ministry of healing, psychological and psychic", pp. 190-195.

(60) Armstrong-Jones, "The ministry of healing, psychological and psychic", p. 191.

(61) Robert Armstrong-Jones, "Suggestion in social life", *The Lancet*, 206 (5327), 1925, pp. 705-710.

(62) Armstrong-Jones, "The ministry of healing, psychological and psychic", pp. 192-193.

(63) "Spiritual healing in the English church", *British Medical Journal*, 1 (3290), 1924, pp. 119-121.

(64) "Spiritual healing: the cure and the cure", *The Lancet*, 203 (5239), 1924, p. 189.

(65) Jules Evans, "Spiritual healing on the NHS?", *Times*, 14 July 2008 (http://www.thetimes.co.uk/tto/health/article1791436.ece; accessed on 26 September 2015).

(66) Nelson, *Spiritualism and society*, p. 171.

(67) アボットによれば、一九世紀の後半までのアメリカでは、家庭、職業、経済、感情、身体など、個人が抱える諸問題を解決する第一の手段は、家族、その次が聖職者であった。しかし、一九世紀後半において工業化と都市化の進展にともない、それまでの社会的紐帯《ちゅうたい》のネットワークが破壊され、教会から人々が切り離されてゆくのにしたがい、個人の悩みという問題領域に医師たちが参入することになったと論じている（Andrew Abbott, *The system of professions: an essay on the division of expert labour*, Chicago: University of Chicago Press, 1988, pp. 280-314）。

終　章　精神医療の過去から今へ——二〇世紀後半の英国精神医療をめぐって

(1) Harold Perkin, *The rise of professional society: England since 1880*, London & New York: Routledge, 1989.

(2) Douglas Bennett, "The drive towards the community", in German E. Berrios and Hugh Freeman (eds), *150 years of British psychiatry, Volume 2: the Aftermath*, London; Atlantic Highlands, NJ: Athlone, 1996, pp. 321-332.

(3) Maxwell Jones, *Social psychiatry: a study of therapeutic communities*, London: Tavistock Publications; Routledge & Kegan, 1952. ジョーンズの評伝として、Dennie Briggs, *A life well lived: Maxwell Jones, a memoir*, London: Jessica Kingsley Publishers, 2002; David Walter Millard, "Maxwell Jones and the therapeutic community", in Berrios and Freeman (eds), *150 years of British psychiatry, Volume 2: the*

Aftermath, pp. 581-604 がある。

（4） National Health Service Act, 1946, 9 & 10 George VI, Ch. 81.

（5） Clive Unsworth, *The politics of mental health legislation*, Oxford: Clarendon Press, 1987, pp. 265-273.

（6） Mental Health Act, 1959, 7 & 8 Elizabeth II, Ch. 72.

（7） John Welshman, “Rhetoric and reality: community care in England and Wales, 1948-74”, in Peter Bartlett and David Wright（eds), *Outside the walls of the asylum: the history of care in the community, 1750-2000*, London: Athlone Press, 1999, p. 211.

（8） Shulamit Ramon, “Community care in Britain”, in Anthony Lavender and Frank Holloway（eds), *Community care in practice: services for the continuing care client*, Chichester: John Wiley & Sons, 1988, pp. 19-21.

（9） Sarah Payne, “Outside the walls of the Asylum? — Psychiatric treatment in the 1980 and 1990s”, in Bartlett and Wright（eds), *Outside the walls of the asylum*, p. 247.

（10） Payne, “Outside the walls of the Asylum?”, p. 244.

（11） Payne, “Outside the walls of the Asylum?”, p. 261.

（12） 二〇〇〇年代の英国の精神医療法制の動向については、緒方あゆみ「イギリスにおける精神医療法制の動向」『同志社政策科学研究』五巻一号、二〇〇四年、一五一〜一六一頁がある。また、二〇〇七年精神保健（Mental Health Act, 2007, Ch. 12）については、川本哲郎「イギリスの新しい精神保健法」『産大法学』四一巻四号、二〇〇八年、一〜一六頁が解説している。

（13） たとえば、Mark Exworthy and Susan Halford（eds), *Professionals and new managerialism in the public sector*, Buckingham: Open University Press, 1999; Willem Tousijn, “Beyond decline: consumerism, managerialism and the need for a new medical professionalism”, *Health Sociology Review*, 15（5), 2006, pp. 469-480 を参照。

（14） デイヴィッド・ヒーリー（谷垣暁美訳）『抗うつ薬の功罪——ＳＳＲＩ論争と訴訟』みすず書房、二〇〇五年。

あとがき

英国の精神医療の歴史を研究するようになって、早くも二〇年あまりが過ぎようとしている。大学院生となった当初から、このテーマにたどり着いていたわけではない。当時は戦争と福祉の問題に関心があり、英国が戦争神経症という心の病にどのように対応したのかを調べていたにすぎなかった。その犠牲者は、英国だけでも何十万人ともいわれ、戦後の人々の精神にも大きな爪痕を残した。この病に最初に遭遇したのは、ＮＨＫのドキュメンタリー番組『映像の世紀』だったと記憶している。この病にかかったとされる人たちが言葉を発することもできず、ただ身体を震わせ、落ち着かない眼差しを不規則に空に投げている場面は、戦争が人にもたらした衝撃の大きさを物語っていた。この激烈な症状に、英国はどう向き合ったのか。そこに、近代社会のもつ歴史的特性がかいま見えるのではないか。あくまで回顧的にしか言うことができないが、そう直感した。

このような関心が修士論文へとつながっていった。一般的には、二〇世紀の二つの大戦における総力戦体制の経験によって、英国は福祉国家化を加速させたといわれる。しかし、心という内面的な問題に属する病についてはどうだったのか。そのような問いから生まれたのが私の修士論文だった。ロンドン大学へと留学した当初も、しばしこのテーマと問いは私の頭のなかに残っていた。だが、留学先のウェルカム医学史研究所で史料を調べるうちに、このテーマは精神医療の歴史というある特定の系統の歴史と深いかかわりがあることがわかり、軸足はしだいに精神医療の歴史へと移っていった。つまり、本書で明らかにしたように、近現代英国において心の病はいかなる処遇を受けたのか、その処遇の根源にあったのはどのような歴史的力学なのかといった問いへと移行し、そこから、言語表象やミクロな診療実践の次元における精神科医たちの政治経済的な動機に答えをみいだしていった。

この研究過程は、他の研究を志す方々と同様に、あるいはそれ以上に、多くの助けを必要とするものだった。最初に挙げなければならないのは、立教大学文学部・博士課程前期課程・博士課程後期課程を通じて指導教員であった青木康先生である。一八世紀英国政治史をご専門とされる先生のもとには、一八世紀や政治史に限らず、英国に関する多様なテーマを研究する学生が集まっていたのだが、私のテーマはとりわけ変わり種だったかもしれない。そんな私の研究に対しても、先生は常に真剣に向き合ってくださった。それにもかかわらず、私はどうにも雑駁で、先生がつねづね示された、システマティックな思考や細部へのこだわりに欠けるところがある。不肖の弟子としか言いようがない。そんな私に長いことお付き合いを頂いたことには、どれだけ感謝してもしきることはない。

つぎに、鈴木晃仁先生のことを記しておきたい。二〇〇四年に立教大学の博士課程後期課程を中断し、ロンドン大学のウェルカム医学史研究所へ留学してから、私は西洋史だけではなく医学史という分野に軸足をおくようになった。医学史を学ぶなかで、常に私の道しるべとなってくださったのが鈴木先生である。ウェルカム医学史研究所の先輩として、英国精神医療史の先輩として、日本での医学史研究者のまとめ役として、先生からはさまざまな場面で学ばせて頂いた。先生のお人柄、研究への姿勢、他の研究者へのコメントのしかたや接しかた、講義のしかたなどに、私は強く影響を受けた。また、鈴木先生との繋がりのなかで、医学史研究者である北中淳子先生、佐藤雅浩さん、宝月理恵さんの助力を得ることができたことは望外の喜びであった。

留学中は、ロジャー・クーター先生の指導のもと、厳しい修行に励ませてもらった。正直なところ、当時はとても辛い日々であったが、逆に、あの試練の日々がなかったら、私はもう研究をしていなかっただろうと思う。ただやみくもに辛かったわけではなく、クーター先生にしかできない圧迫的な手法が私にはとても合っていたのだと思う。もちろん、それは彼が一流の研究者だからできることである。また、ウェルカム医学史研究所では、クリストファー・ローレンス先生、マイケル・ニーブ先生、ジャネット・ブラウン先生や、院生仲間であるナンディニ・バッタチャリヤさん、ダニー・レオンさん、ステファン・キャスパーさん、キャンダイス・ドリールさんたちと出会えたことは、いまでも私の財産となっている。

立教大学では、学部の一年次から浦野聡先生や小井高志先生ら西洋史の先生方にお世話になった。また、同大学の大学院での先輩である大橋里見さん、青柳かおりさん、山本信太郎さん、大和久悌一郎さん、そして横島公司さんや鹿野美枝さんにも感謝を申し上げたい。とくに、一年先輩の大和久悌一郎さんとは、なにかにつけて喫茶店に行き、研究、映画、文学などを語り合った。このこともまた、感謝という言葉では済まされない念を抱いている。

現在の勤務先である清泉女子大学では、非常に寛容な同僚の先生方に囲まれ、これ以上ない支援を受けてきたことも申し添えておきたい。さらに、ここ数年共同研究をご一緒させていただいている金澤周作さん、那須敬さん、伊藤剛史さん、後藤はる美さん、赤松順子さんにも感謝したい。

そして、長いあいだ本書の企画にかかわってくださった編集者の勝康裕さん、ならびにみすず書房の守田省吾さんに感謝の意を表したい。勝さんには留学からの帰国後から、何度となく原稿を見ていただき、そのたびに有益なコメントを頂いた。年に何度か勝さんと新宿で飲みながらお聞きした話は、いまでは大きな糧となっている。
本書は、二〇一六年度の立教大学出版助成により出版されたものである。同大学および審査に携わってくださった方々に厚く感謝申し上げたい。また、本研究は日本学術振興会科学研究費（課題：二六七七〇二六一、同：二六二八四〇八八）の助成を受けたものであることも申し添えたい。

なお、本書は、二〇〇八年四月にロンドン大学から博士号を取得した博士論文"The political economics of English psychiatry in the early twentieth century"を大幅に改稿したものである。博士論文の一部についてはすでに日本語で公表したものもあるが、本書をまとめるにあたって各章が主に依拠した元論文は、左記のとおりである。

序　章　書き下ろし
第1章　書き下ろし
第2章　「精神衛生思想の構築——二〇世紀初頭イングランドにおける早期治療言説と専門家利害」『史學雜誌』一二〇巻四号、二〇一一年、四六一〜四九五頁
第3章　「第一次世界大戦期イングランドにおける戦争神経症——近代社会における社会的排除／包摂のポリティクス」『西洋史学』二三九号、二〇一〇年、二一七〜二三六頁
「戦争神経症と戦争責任——第一次世界大戦期及び戦間期英国を事例として」『戦争責任研究』七〇号、二〇一〇年、五三〜六一頁
第4章　「精神医療専門職の再検討——二〇世紀初頭イングランドにおける精神科医の職業構造を中心に」『精神医学史研究』一五巻一・二号合併号、二〇一一年、七二〜八〇頁
第5章　「慈善医療の商業化とスキャンダリズム——ホロウェイ・サナトリアム精神病院を中心に」『史林』

九四巻五号、二〇一一年、六九三～七三二頁
第6章　書き下ろし
第7章　「二〇世紀前半イギリスにおける教会・心理学者・精神科医の相克――スピリチュアル・ヒーリング問題をめぐって」『清泉女子大学キリスト教文化研究所年報』二二号、二〇一四年、五九～八五頁
終　章　書き下ろし

また、「二〇世紀前半イングランドにおける精神病院と患者――規律化から統治性へ」（『清泉女子大学人文科学研究所紀要』三六号、二〇一五年、一八二～一六〇頁）、「後期フーコーと近代史研究のこれから（特集　近代の編成原理――イギリス、アメリカ、日本における組織、倫理、専門知）」（『史苑』七六巻二号、二〇一六年、一四五～一五四頁）、「戦争神経症の『歴史』から『文化史』へ――戦争と神経症はなぜ結びついたのか（第一九回日本精神医学史学会　シンポジウム　戦争と精神医学）」（『精神医学史研究』二〇巻一号、二〇一六年、三三～三六頁）の各論稿も、本書に関連する議論を含んでいる。特記しておきたいのは、患者の問題を扱った段落冒頭の論考は、本書で精神科医という専門職を中心に論じたことを受けて書かれたものだということである。精神医療の歴史における患者の問題は、本書の第一章でも述べたように、近年大きく注目されてきた。この論稿では、患者が専門職に対して垂直的な権力を行使される対象だったのかという問題を、二〇世紀初頭の公立精神病院を事例に論じている。

その他の参考となるエッセイとしては、「近代イギリスにおける精神医療の歴史から（私の研究　私の論文）」（『清泉文苑』三一号、二〇一四年、九七～一〇一頁）と「ロンドン大学ユニヴァーシティ・カレッジ・ロンドンの博士課程を終えて」（『史苑』六九号、二〇〇九年、一～一四頁）を挙げておきたい。前者は研究テーマの紹介

であり、後者はロンドン大学での留学記である。

最後に、本書は、私の家族の協力なくしては存在しえなかったものであることを申し添えたい。二〇代をすべて大学院生活に費やすことを支えてくれた父の正廣と母の裕子、そして妻の花菜に本書をささげたい。

二〇一七年一月

高林　陽展

人名索引

＊存命中の人物，生没年不明の人物には生没年を記していない。

［ア　行］

アディソン，クリストファー（Christopher Addison, 1869-1951）　96-98
アボット，アンドリュー（Andrew Abbott）　7-8, 18-21, 49, 56, 104, 116, 141, 174, 226-227, 230, 274
アームストロング－ジョーンズ，ロバート（Robert Armstrong-Jones, 1857-1943）　66-72, 181, 211-213, 222-224, 250-251
アンソン，ハロルド（Harold Anson, 1867-1954）　208, 211-212, 217-218
アンダーソン，ウィリアム・クロフォード（William Crawford Anderson, 1877-1919）　86
イェイト，チャールズ（Charles Yate, 1849-1940）　85
イエローリース，ヘンリ（Henry Yellowlees, 1836-1921）　58, 120
イングストロム，エリック・J.（Eric J. Engstrom）　21
イングラム，アーサー・フォーリー・ウィニントン（Arthur Foley Winnington Ingram, 1858-1946）　211
ウィア，J. G.（J. G. Weir）　155-157, 168
ウィア，トマス（Thomas Weir）　155-157, 168
ウィリス，フランシス（Francis Willis, 1718-1807）　22
ウィルコックス，レオナルド・S.（Leonard S. Wilcox）　195, 196
ウィルソン，ポール・アレクサンダー（Paul Alexander Wilson）　17
ウェイクリー，トマス（Thomas Wakley, 1795-1862）　241
ウェザリー，ライオネル・アレクサンダー（Lionel Alexander Weatherly, 1852-1940）　177-180
ウェストウッド，ルイーズ（Louise Westwood）　243
ウェズレー，ジョン（John Wesley, 1703-91）　24
ウェッジウッド，ジョシュア・クレメント（Josiah Clement Wedgwood, 1872-1943）　85
ヴェーバー，マックス（Max Weber, 1864-1920）　243-244
ウェルドン，ジョージアナ（Georgiana Weldon）　42
ウッズ，J. F.（J. F. Woods, 1856-1947）　120
ウッド，キングスリー（Kingsley Wood, 1881-1943）　101
ウッド，T. オウターソン（T. Outterson Wood, 1843-1930）　124
ウッド，トマス・マッキノン（Thomas McKinnon Wood, 1855-1927）　254-255
ウッドワード，C.（C. Woodward, 1881-1957）　71
ウルフ，ヴァージニア（Virginia Woolf, 1882-1941）　123, 173
エクルス，F. A.（F. A. Eccles）　196
エディ，メアリ・ベイカー（Mary Baker Eddy, 1821-1910）　206-207
エドワーズ，ハリー（Harry Edwards, 1893-1976）　226
オコナー，トマス・パワー（Thomas Power O' Corner, 1848-1929）　158
オスラー，ウィリアム（William Osler, 1849-1919）　81
オッペンハイム，ジャネット（Janet Oppehheim）　15, 200
オールバット，クリフォード（Clifford Allbutt, 1836-1925）　173, 211, 212-213

［カ　行］

カー－サウンダース，アレクサンダー・モリ

ス（Alexander Morris Carr-Saunders, 1866–1966） 17
カーズウェル，ジョン（John Carswell, 1856–1931） 120, 191
ガリー，ウィリアム・コート（William Court Gully, 1835–1909） 161–162
ガワース，ウィリアム（William Gowers, 1845–1915） 59–62, 86
北中淳子 5
キッズトン，ウィリアム（William Kidston） 254
キャセール，アーネスト（Ernest Cassel, 1852–1921） 131
ギルモア，リチャード・ウィザース（Richard Withers Gilmore） 128–130, 260
キンリー，ジョン（John Kinley, 1878–1957） 257
クック，エドワード・マリオット（Edward Marriott Cooke, 1852–1931） 95–96
クラウストン，トマス・スミス（Thomas Smith Clouston, 1840–1915） 220–221
グリーンウッド，アーサー（Arthur Greenwood, 1880–1954） 102
クルニス，クリストファー（Christopher Clunis） 236
クレイグ，モーリス（Maurice Craig, 1866–1935） 120, 124, 133–135, 137–140, 190, 220–221
クレッグ，トラヴィス（Travis Clegg, 1874–1942） 91
コックス，ジョセフ・メイソン（Joseph Mason Cox, 1763–1818） 245
コノリー，ジョン（John Conolly, 1794–1866） 29–30, 32, 52
ゴフマン，アーヴィング（Erving Goffman, 1922–82） 57,
コール，ロバート・ヘンリ（Robert Henry Cole, 1866–1926） 123, 124
ゴール，リリアン・J.（Lillian J. Gaul） 173

[サ　行]

サヴィッジ，ジョージ・ヘンリ（George Henry Savage, 1842–1921） 123, 124, 133, 173
サッチャー，マーガレット（Margaret Thatcher, 1925–2013） 235–236
佐藤雅浩 5
サモン，トマス・W.（Thomas W. Salmon, 1876–1927） 78
シーボルド，ジョン（John Sibbald, 1833–1905） 56–59
シャフツベリ伯アンソニー・アレイ・クーパー（Anthony Ashley Cooper, 1st Earl of Shaftesbury, 1801–85） 33, 150, 153, 155
ジューイット，ウィリアム・アレン（William Allen Jowitt, 1885–1957） 257
ショウ，トマス・クレイ（Thomas Claye Shaw, 1846–1927） 120, 124
ジョウェット，フレデリック・ウィリアム（Frederick William Jowett, 1864–1944） 87
ジョージ3世（George III, 1738–1820, 位1760–1820） 22, 245
ジョーンズ，エドガー（Edgar Jones） 243
ジョーンズ，マックスウェル（Maxwell Jones, 1907–90） 234
スカル，アンドリュー（Andrew Scull） 14–15, 246
スキャットリフ，H.（H. Scatliff） 196
鈴木晃仁 14, 15
スティード，ウィリアム・トマス（William Thomas Stead, 1849–1912） 157
スネル，ヘンリ（Henry Snell, 1865–1944） 257
スピッカー，ポール（Paul Spicker） 57–58
スミス，グラフトン・エリオット（Grafton Elliot Smith, 1871–1937） 93–94
スミス，ロバート・パーシー（Robert Percy Smith, 1853–1941） 50–52, 120, 123, 124, 130, 137–138
スロゲット，アーサー（Arthur Sloggett, 1857–1929） 79–80

[タ　行]

ダウン，レジナルド・ラングドン・ラングドン（Reginald Langdon Langdon-Down, 1866–1955） 114–115
ターナー，ウィリアム・オルドレン（William Aldren Turner, 1864–1945） 78
デヴィッドソン，ランデール（Randall David-

son, 1848-1930)　209
デカルト，ルネ（René Descartes, 1596-1650）　198
テューク，ウィリアム（William Tuke, 1732-1822）　30
テューク，ダニエル・ハック（Daniel Hack Tuke, 1827-95）　220
ドイル，アーサー・コナン（Arthur Conan Doyle, 1859-1930）　203, 270
トゥーシ，ジョージ・アレクサンダー（George Alexander Touche, 1861-1935）　85
トムソン，マシュー（Mathew Thomson）　16
ドライヴァー，メアリ・アン（Mary Ann Driver）　151
トレヴァー，A. H.（A. H. Trevor, 1858-1924）　98
ドーントン，マーティン（Martin Daunton）　146

［ナ　行］

ナッツフォード子爵シドニー・ジョージ・ホランド（Sydney George Holland, 2nd Viscount Knutsford, 1855-1931）　188
ニューズホーム，アーサー（Arthur Newsholme, 1885-1935）　69
ネイピア，リチャード（Richard Napier, 1559-1634）　22-23

［ハ　行］

バイルズ，ウィリアム・P.（William P. Byles, 1839-1917）　90-91
バウアマン，チャールズ・ウィリアム（Charles William Bowerman, 1851-1947）　85
パウエル，エノック（Enoch Powell, 1912-98）　235
パーキン，ハロルド（Harold Perkin, 1926-2004）　229
バージ，ハーバート（Hubert Burge, 1862-1925）　211-212
パーソンズ，タルコット（Talcott Parsons, 1902-79）　17-18, 243
ハート，バーナード（Bernard Hart, 1879-1966）　123, 124, 133
ハドフィールド，ジェイムズ・アーサー（James Arthur Hadfield, 1882-1967）　211-212, 214-215, 217
バートレット，ピーター（Peter Bartlett）　14
バナマン，ヘンリ・キャンベル（Henry Campbell Bannerman, 1836-1908）　161
ハムズワース，アルフレッド（Alfred Harmsworth, 1865-1922）　158
ハムズワース，セシル（Cecil Harmsworth, 1869-1948）　88
ハラーム，アナ・モード（Anna Maud Hallam）　213
バロウズ，ローランド（Roland Burrows, 1882-1952）　70
ピア，トム・ヘザリィ（Tom Hatherley Pear, 1886-1972）　93-94
ビアス，クリフォード（Clifford Beers, 1876-1943）　54
ピアース，ベドフォード（Bedford Pierce, 1861-1932）　92-93
ヒクソン，ジェイムズ・ムーア（James Moore Hickson, 1868-1933）　203-206, 209-210, 212, 217
ヒスロップ，テオフィルス・バクリー（Theophilus Bulkeley Hyslop, 1863-1933）　120
ヒューム-ウィリアムズ，エリス（Ellis Hume-Williams, 1863-1947）　87
ヒーリー，デイヴィッド（David Healy）　237-238
フィリップス，サザランド・リー（Sutherland Rees Philipps）　152-153, 160-161, 162, 167-168
フィリップス，J. G. ポーター（J. G. Porter Phillips, 1877-1946）　137-138
フォーガン，ロバート（Robert Forgan, 1891-1976）　257
フォーサイス，デヴィッド（David Forsyth）　181
フーコー，ミシェル（Michel Foucault, 1926-84）　13-16, 24
ブース，チャールズ（Charles Booth, 1840-1916）　146
ブラウン，ウィリアム・ジョン（William John Brown, 1895-1960）　257
ブラウン，チャールズ・ブッカー（Charles Booker Brown）　168-169

フリードソン，エリオット（Elliot Friedson, 1923-2005） 18
ブルース，アレクサンダー（Alexander Bruce, 1855-1911） 58
フレマントル，フランシス（Francis Fremantle, 1872-1976） 257
ブロードベント，ウィリアム（William Broadbent, 1865-1946） 62
ヘイスティングス，サマーヴィル（Somerville Hastings, 1878-1967） 257
ベンサム，エセル（Ethel Bentham, 1861-1931） 257
ヘンソン，ハーバート・ヘンズリー（Herbert Hensley Henson, 1863-1947） 217
ヘンリ7世（Henry VII, 1457-1509, 位1485-1509） 144
ボイル，ヘレン（Helen Boyle, 1869-1957） 124
宝月理恵 244
ポーター，ロイ（Roy Porter, 1946-2002） 14-15
ポドモア，フランク（Frank Podmore, 1856-1910） 270
ホームズ，ゴードン・モルガン（Gordon Morgan Holmes, 1876-1965） 81
ホーラー，ジェラード（Gerard Hohler, 1862-1934） 86
ホールズベリ伯ハーディング・スタンリー・ジファール（Hardinge Stanley Giffard, 1st Earl Halsbury, 1823-1921） 42
ホロウェイ，ジョージ・マーティン（George Martin Holloway） 151
ホロウェイ，トマス（Thomas Holloway, 1800-1883） 150-151, 155, 263
ホロウェイ，ヘンリ・ドライヴァー（Henry Driver Holloway, 1831-1909） 151
ホワイト，アーネスト・ウィリアム（Ernest William White, 1851-1935） 124
ホワイト，サラ・エリザベス（Sara Elizabeth White） 193, 269
ボンド，チャールズ・ヒュバート（Charles Hubert Bond, 1870-1945） 95-96, 126-128

［マ 行］

マイヤー，アドルフ（Meyer, Adolf, 1866-1950） 54
マイヤーズ，チャールズ・サミュエル（Charles Samuel Myers, 1873-1946） 79, 214
マクドゥガル，ウィリアム（William McDougal, 1871-1938） 81
マクミラン，ヒュー・パティソン（Hugh Pattison Macmillan, 1873-1952） 257
マッケンジー，シャーロット（Charlotte McKenzie） 25
マポーザー，エドワード（Edward Mapother, 1881-1940） 191-192
ミューズ，スチュアート（Stuart Mews） 202
ミラー，ジェイムズ・ダンカン（James Duncan Millar, 1871-1932） 82-84
ミラー，ジョゼフィン（Josephine Miller） 184-186
ミラー，ヒュー・クライトン（Hugh Crichton Miller, 1877-1959） 181, 184-186
ミルナー，フレデリック（Frederick Milner, 1849-1931） 188-193
ムーア，ウィリアム・D.（William D. Moore） 152, 161
ムンロ，ヒューゴ（Hugh Munro） 136-139, 269
メスマー，フランツ・アントン（Franz Anton Mesmer, 1734-1815） 206
メリング，ジョゼフ（Joseph Melling） 15, 246-247
メルシエ，チャールズ・アーサー（Charles Arthur Mercier, 1851-1919） 181, 221
モーズリー，ヘンリ（Henry Maudsley, 1835-1918） 219
モット，フレデリック・ウォーカー（Frederick Walker Mott, 1853-1926） 81
モリス-ジョーンズ，ヘンリ（Henry Morris-Jones, 1884-1972） 101
モレル，ベネディクト・オーギュスタン（Bénédict Augustin Morel, 1809-73） 39
モンド，アルフレッド（Alfred Mond, 1868-1930） 98

［ラ 行］

ライカールト，アーネスト・ノエル（Ernest

Noel Reichardt） 49
ライト，デヴィッド（David Wright） 15, 40
ラーソン，マガリ・サーファティ（Magali Sarfatti Larson） 18
ラッセル，ジョン（John Russell, 1st Earl Russell, 1792-1878） 71
ラッセル，バートランド（Bertrand Arthur William Russell, 3rd Earl Russell, 1872-1970） 71
ラッセル伯ジョン・フランシス・スタンリー・ラッセル（John Francis Stanley Russell, 2nd Earl Russell, 1865-1931） 71-72, 98-99
ラビューシャー，ヘンリ（Henry Labouchere, 1831-1912） 157-164, 166, 169-170, 265
リー，メアリ・ヘレナ・コーンウォール（Mary Helena Cornwall Legh, 1857-1941） 204
リヴァーズ，ウィリアム・ホーレス・リヴァーズ（William Horace Rivers Rivers, 1864-1922） 81, 211-212, 214
リーズ公ジョージ・ゴドルフィン・オズボーン（George Godolphin Osbourne, 10th Duke of Leeds, 1863-1927） 126
リチャードソン，ロバート（Robert Richardson, 1862-1943） 173
レイナー，ヘンリ（Henry Rayner, 1840-1926） 52-55, 120, 123, 124
レフロイ，ウィリアム（William Lefroy, 1836-1909） 218-219
レンダル，エセルスタン（Athelstan Rendall, 1871-1948） 84
ロー，アンドリュー・ボナ（Andrew Bonar Law, 1858-1923） 254
ロウ，ネイサン（Nathan Raw, 1866-1940） 63-65, 124
ロウズ，リチャード・ガンドリー（Richard Gundry Rows, 1860-1925） 92-93
ロス，トマス・アーサー（Thomas Arthur Ross, 1875-1941） 132-136, 187
ローズ，ニコラス（Nikolas Rose） 16
ロバートソン，ジョージ・M.（George M. Robertson, 1864-1932） 189-192
ロビンソン，マデレン・ジェイン（Madeleine Jane Robinson, 1896-1957） 257
ロマックス，モンタギュ（Montague Lomax） 99
ロレンス，アラベラ・スーザン（Arabella Susan Lawrence, 1871-1947） 102
ロング，ヴィッキー（Vicky Long） 243

事項索引

[ア　行]
アウトリーチ型精神医療　233, 236
アサイラム（Asylum）　9
アスペルガー障害（Asperger disorder）　3
アーチャー神経訓練コロニー（Archer Nerve Training Colony）　193
アッシュハースト神経科病院（Ashurst Neurological Hospital）　214
アメリカ　54, 66, 235
暗示（Suggestion）　213-219, 222-224
医学・医療の社会史（Social history of medicne）　6-7
医学心理学協会（Medico-Psychological Association）　54, 60, 63, 65, 93, 95, 114-115, 116-117, 194, 241
医学心理学者（Medical psychologist）　9
医官，医務官（Medical Officer）　151
　上級医官　117-119, 121
　下級医官　117-119, 121
遺産目録　123, 124, 259-260
『医師年鑑』（*Medical Directory*）　9, 116, 178, 193, 241
医事法協会（Medico-Legal Society）　67, 70-71, 98
一時入院（Temporary admission）　102, 115
一般病院　103　→「篤志一般病院」も参照
イングランド外科医協会（Royal College of Surgeons, England）　9
イングランド国教会（Church of England）　201, 204-205, 207-213, 217-218, 220, 232
イングランド実践的心理学クラブ（Practical Psychology Club of England）　213
ヴァージニア・ウォーター（Virginia Water）　151
『ヴァニティ・フェア』（*Vanity Fair*）　158
ヴィクトリア陸軍病院（Victoria Army Hospital）　78
ウィルトシャー州立精神病院（Wiltshire County Asylum）　259
ウェストミンスター病院（Westminster Hospital）　144
ウェスト・ライディング精神病院（West Riding Asylum）　31
ウォーリンガム・パーク精神病院（Wallingham Park Mental Hospital）　234
ウォンフォードハウス精神病院（Wonford House Hospital）　153
うつ病（Depression）　3, 5
『英国医学雑誌』（*British Medical Journal*）　9, 50, 92, 204, 224, 241
英国医師会（British Medical Association）　52, 59, 92, 99, 114, 241, 258, 272
英国進歩的心霊主義者協会（Association of Progressive Spiritualists of Great Britain）　203
英国心理学協会（British Psychological Society）　214
『英国心理学雑誌』（*British Journal of Psychology*）　214
英国心霊療法士連盟（National Federation of Spiritual Healers）　226
英国精神医学の地位検討委員会（Committee on Status of British Psychiatry）　93
英国精神科医協会（Royal College of Psychiatrists）　117
英国麻痺癲癇病院（National Hospital for the Paralysed and Epileptic）　60, 78
「英雄にふさわしい住居を」（Home fit for heroes）　85
エディンバラ施療院（Royal Edinburgh Infirmary）　58
エディンバラ大学（University of Edinburgh）　120, 132, 214
エマニュエル会（Society of Emmanuel）　203

遠心回転椅子治療法　245
臆病者（Cowardice）　80-81
オックスフォード（Oxford）　139, 208, 214
オール・エンジェルス教会（All Angels Church）　204

[カ　行]
外傷性神経症（Traumatic neurosis）　5　→「トラウマ後心的障害」も参照
ガイズ病院（Guy's Hospital）　123, 133, 144, 146
回転ドア現象　236
開放病棟システム運動　234
外来部門の濫用（Outpatient abuse）　147　→「病院の濫用」も参照
『科学と健康』（*Science and health with key to the scriptures*）　206
家庭看護（家庭内看護）　22, 33, 37, 40
ガートナヴァル精神病院（Gartnavel Asylum）　58
カトリック　200, 205
カルデコート・ホール（Caldecote Hall）　193
カンタベリ大主教（Archbishop of Canterbury）　209, 210
キャセール神経科病院（Cassel Hospital for Functional Nervous Diseases）　131-136, 192
救貧法（Poor law）　14, 57-59, 60, 86-87, 89-90, 91, 100, 145, 178, 232, 246
　救貧院（Workhouse）　38, 60, 86, 246
　救貧患者（Pauper lunatics）　36, 38, 87, 176, 178
　救貧法改正法（Poor Law Amendment Act, 1834）　33, 58
教育法（Education Act, 1870）　58
狂気（Madness, insanity, lunacy）　10, 131, 163, 166, 176, 184-185, 186
狂気商売（Trade in lunacy）　41
狂気と精神障害に関するロイヤル・コミッション（Royal Commission on Lunacy and Mental Disorder）　45, 99-100
『狂気の博物館』（*Museum of madness*）　14
『狂気の歴史』（*History of madness*）　13-14
狂気法（Lunacy Act, 1890）　41-55, 56, 60, 61, 62, 63, 64, 65, 68, 72, 73, 82, 84, 89, 91, 92, 93, 94, 95, 96, 97, 99, 100, 103, 120, 125, 129, 131-132, 143-144, 147-150, 164, 184-186, 195, 230-231
　狂気法第315条　44, 61, 112-113, 184, 186
　狂気法改正法案（Lunacy Act Amendment Bill, 1897, 1898, 1899, 1900, 1904, 1914, 1915, 1923, 1929）　54-55, 65, 72-73, 88-89, 98-99, 100-102, 113, 230, 251
狂気法委員（Commissioners in Lunacy）　26, 29, 30, 33, 89, 95, 117, 149, 156-157, 166, 171, 172, 173
狂気法監督局（Board of Control）　30, 84, 89-91, 95-99, 171, 173, 184-186, 195-196, 234, 247
狂人（Lunatic）　149, 164, 167
狂人医（Mad-doctor）　22
『狂人たちへの願い』（*A plea for the insane*）　179-180
狂人法（Lunatics Act, 1845）　33-34, 36, 37, 38, 42
　狂人法改正法（Lunatics Act Amendment Act）
　　1862年狂人法改正法　149
　　1889年狂人法改正法　42
キリスト教　198
キリスト教心霊主義問題研究会（Christian Spiritual Enquiries）　202-203
キリスト教知識普及協会（Society for Promoting of Christian Knowledge）　218
緊急入院命令（Urgency Order）　185-186
草津　204
クライバリ精神病院（Claybury Asylum）　66, 139
グラスゴウ　120, 254-255
クリスチャン・サイエンス（Christian Science）　206-207, 218
グロスタ州立精神病院（Gloucestershire County Asylum）　168
軍事法廷　253
軍務患者計画（Service Patient Scheme）　88-91
啓蒙（Enlightenment）　13, 33, 200, 245
外科手術　19, 208
健康のためのギルド（Guild of Health）　208, 217-218

ケンジントン宮殿（Kensington Palace） 188
ケント州立精神病院（Kent County Asylum） 259
ケンブリッジ 79, 133
公衆衛生（Public health） 69, 232
公衆衛生官（Medical Officer of Health） 195, 196
『公衆衛生』（*Public Health*） 69
向精神薬 267
公立精神病院（Public asylum） 29-30, 33-34, 36, 37, 38-39, 48, 117, 118, 119, 176, 178-179
院長 117, 118, 119, 120, 121
国際精神衛生委員会（International Committee for Mental Hygiene） 248
国民保健サービス（National Health Service） 237
国民保健サービス法（National Health Service Act, 1946） 114, 234, 258
国民保険法（National Insurance Act, 1911） 97, 114, 146-147, 258
国家医療（State medicine） 145-147
国家効率（National efficiency） 66, 69, 72, 232
国教会ヒーリング評議会 272
コミュニティ・ケア（Community care） 4, 6, 234-235
顧問医（Consultant） 111-112, 117, 119, 120, 121, 128-129
顧問精神科医（Consulting psychiatrist） 122-139, 177, 183, 231
『コンテンポラリー・レヴュー』（*Contemporary Review*） 222

［サ 行］
再教育（Re-education） 222
細菌学 19, 208
再建委員会（Reconstruction Committee） 95-96
催眠（Hypnosis） 203, 206, 215
サヴォイ病院（Savoy Hospital） 144
サセックス 24
サッチャリズム（Thatcherism） 235-237
産褥精神病（Puerperal insanity） 67-68
サンタ・マリア・ヌオヴァ（Santa Maria Nuova） 144
『ジェイン・エア』（*Jane Eyre*） 22
シェル・ショック（Shell shock） 79, 80, 253
→「戦争神経症」も参照
『シェル・ショックとその教訓』（*Shell shock and its lessons*） 94
慈善委員会（Charity Commission） 167-169
慈善医療（Charitable medicine） 144-147
慈善信託法（Charitable Trusts Act, 1853） 167
実験心理学（Experimental pychology） 211, 213, 214
シティ・オブ・ポーツマス（City of Portsmouth） 179
シティ・オブ・ロンドン（City of London） 178-179
支配的業域（Jurisdiction） 20-21
私費患者［入院］（Private patient [admission]） 36, 42-43, 48, 90, 95, 176, 178-179
司法長官（Attorney-General） 65
社会ダーウィニズム（Social Darwinism） 21
宗教 199
自由党（Liberal Party） 82, 84, 85, 95
自由統一党（Liberal Unionist Party） 85, 87
終末期医療 →「ターミナル・ケア」を参照
州立精神病院法（County Asylums Act）
1808年州立精神病院法 29
1845年州立精神病院法 33
出産奨励主義 66
職階構造 20-21, 116-122
私立精神病院（Private asylum） 24-26, 29, 30, 33, 34, 41-48, 110-112, 114-115, 116-122, 136-141, 175-180, 230, 247
経営者 45, 110-112, 117-118, 120, 121, 136, 230
院長 117-118, 119
私立保養所（Nursing home） 48-49, 115, 175, 176, 184, 193-197, 232
新救貧法 →「救貧法改正法」を参照
神経学（Neurology） 60, 76, 81
神経科医（Neurologist） 132, 176, 179-180
神経科病院 130-136, 176, 180, 187, 231
神経症（Neurosis） 10, 60, 185
神経障害（Neurological disorder） 60 →「神経症」を参照

神経衰弱（Neurasthenia） 5
進行性麻痺（General paralysis of insane） 39, 137-138
信仰の危機 200, 207
『身体と精神の変質についての論考』（*Traité des Dégénérescences*） 39
心理学（Psychology） 16, 76, 81, 202, 209-210, 213-219, 220-225
心理学化（Psychologization） 3
心理学者（Psychologist） 210-214
心理療法（Psychotherapy） 24, 33, 183, 210, 213-215, 217-218, 221-223
スコットランド 56-57, 254-255
『スター』（*Star*） 158
スティグマ（Stigma） 57-60, 62, 64, 68, 72, 83-84, 86, 91, 92, 97, 98, 101, 103, 132, 254
スティグマタ（Stigmata） 249
『スティグマの社会学――傷つけられたアイデンティティ』 57
スピリチュアリズム（Spiritualism） 200-201, 202-203
スピリチュアル・ヒーリング（Spiritual healing） 199-213, 215, 217, 218, 219, 220, 223-225
『スピリチュアル・ヒーリング覚書』（*Notes on Spiritual Healing*） 217
スピリチュアル・ヒーリング検討委員会 210-212, 219, 222, 272
『スピリチュアル・マガジン』（*Spiritual Magazine*） 203
スプリングフィールド戦時精神病院（Springfield Military Mental Hospital） 132
聖アンドリュース精神病院（St. Andrew's Hospital for Mental Diseases） 173
聖ジョージ病院（St. George's Hospital） 144
精神医（Alienist） 9
精神医療行政に関する下院特別委員会 150
精神衛生（Mental hygiene） 54
精神衛生運動（Mental hygiene movement） 54
精神予防（Mental prophylaxis） 54
精神科医（Psychiatrist） 9
精神科外来 54, 96, 103, 110, 112, 122-126, 127-130, 231
『精神科学雑誌』（*Journal of Mental Science*） 9, 50, 52, 59, 65, 94-95, 113-114, 241
精神科看護師 233
精神疾患と精神薄弱関連法令に関するロイヤル・コミッション（Royal Commission on the Law Relating to Mental Illness and Mental Deficiency） 234
精神障害（Mental disorder） 10 →「狂気」も参照
精神障害の早期治療（Early treatment of mental disorder） 54, 56-72, 85, 91, 92-103, 109-115, 125, 127-130, 173-174
精神治療法（Mental Treatment Act, 1930） 76, 102-103, 115, 173-174, 231-232
精神薄弱（Mental deficiency） 129, 130, 258
精神薄弱者法（Mental Deficiency Act, 1913） 89, 95-96
精神病院（Mental hospital） 9
精神病院医協会（Association of Medical Officers of Asylums and Hospitals for the Insane） 116
精神分析（Psychoanalysis） 176, 180-186, 210, 211, 213, 214, 221-223, 232
精神保健センター 233
精神保健法（Mental Health Act, 1959） 234
精神薬理学（Psychopharmacology） 6
生前分与 259
聖トマス病院（St. Thomas' Hospital） 52, 122-123, 130, 241
聖バーソロミュー病院（St. Bartholomew's Hospital） 128
聖バルナバ・ミッション（St. Barnabas' Mission） 204
西部戦線 76, 79, 81
聖マリア病院（St. Mary's Hospital） 122, 123
聖ミカエル教会（St. Michael Church） 204
聖油（Unction） 201, 204-205, 210, 212, 217-218, 224
聖ヨハネ精神病院（St. John's Hospital） 38
聖ルカ精神病院（St. Luke's Hospital） 126-130, 155, 241, 260
世界保健機関（World Health Organization: WHO） 4-5
説得（Persuasion） 215, 217, 222
戦時精神病院（Military mental hospital） 79,

82, 89, 93, 94
戦時チャリティ　187-193
戦争神経症（War neurosis）　75-96, 131, 181, 187-189, 192, 209-210, 214, 221, 232, 254
戦争年金委員会（War Pensions Committee）　89-91
選択の自由（Freedom of choice）　114, 258
専門職（Profession）　6-8, 17-21, 238
　専門職社会（Professional society）　229
早期治療言説　→「精神障害の早期治療」を参照
早発性痴呆（Dementia praecox）　130
ソサエティ・ジャーナリズム（Society Journalism）　157-158
ソーシャル・ワーカー（Social worker）　233, 235, 236, 237, 238
ソヴィエト連邦　54
ソンムの戦い（Battle of Somme）　81

［タ　行］

第一次世界大戦（First World War）　73-74, 75-96, 126, 131, 181, 187, 203, 209-210, 221, 232
退役兵福祉協会（Ex-Service Welfare Society）　188-193
大監禁（Great confinement）　24, 33, 38
タイスハースト私立精神病院（Ticehurst Private Asylum）　24-26, 43, 46-47
代替医療（Alternative medicine）　270　→「非正規医療」も参照
大法官（Lord Chancellor）　9, 29, 30, 55
『タイムズ』（*The Times*）　151, 188, 189, 253
タヴィストック・クリニック（Tavistock Clinic）　181-183, 214
脱施設化された精神医療　4-6, 16
多動性障害　18-19　→「注意欠陥・多動性障害」も参照
ターミナル・ケア（Terminal care）　225
ダラム大学（Durham University）　128
単独看護（Single care）　30, 37, 176, 184, 195-196
治安判事（Justice of the peace）　14, 29, 36, 37, 42, 48, 50-51, 60, 61, 67, 89, 93, 97, 101, 148, 230, 234
『治安判事』（*Justice of the Peace*）　49
知識の抽象化（Abstraction）　18-21
地方行政局（Local Government Board）　69
　主任医療検査官（Chief Medical Inspector）　69
チャリング・クロス病院（Charring Cross Hospital）　123
注意欠陥・多動性障害（Attention deficit hyperactivity disorder: ADHD）　3
治療コミュニティ論（Therapeutic Community）　234
『デイリー・メール』（*Daily Mail*）　158
ディングルトン精神病院（Dingleton Mental Hospital）　234
手かざし（Laying on of hands）　201, 204-205, 210, 212, 217-218, 224
ドイツ　21, 54, 66
統合失調症（Schizophrenia）　236　→「早発性痴呆」も参照
トゥー・ブルック・ヴィラ精神病院（Tue Brook Villa Asylum）　46-47, 172
『トゥルース』（*Truth*）　136-139, 157-162, 264
篤志一般病院（Voluntary hospital）　111-112, 115, 122-123, 125, 126-130, 144-148, 231
篤志精神病院（Registered hospital）　30, 34, 37, 48, 117-118, 119, 126-130, 147-150, 171, 173, 176, 179
　院長　118
ドライ・パック（Dry pack）　156-157
トラウマ後心的障害（Post-traumatic stress disorder: PTSD）　3

［ナ　行］

内務省（Home Office）　9, 88, 96, 161-162
偽霊媒師法（Fraudulent Mediums Act, 1951）　271
日曜礼拝　271
日本　5, 204
ニュー・ジャーナリズム（New journalism）　157-158
『ニュース・オブ・ザ・ワールド』（*News of the World*）　264
任意入院（Voluntary admission）　102, 148-150, 155, 163-166, 172-174, 176, 231
　任意患者（Voluntary patient）　163-164,

166, 167-168
任意境界性患者（Voluntary boarder） 149, 167
年金省（Ministry of Pensions） 9, 187, 190

[ハ　行]

梅毒（Syphilis） 137 →「進行性麻痺」も参照
バッキンガムシャー（Buckinghamshire） 38
母親 66, 68-69
バーミンガム大学（University of Birmingham） 214
ハムステッド一般病院（Hampstead General Hospital） 71
パリ一般施療院（Hôpital Général, Paris） 24
ハーリー・ストリート（Harley Street） 120, 123, 129, 133, 191
ハンウェル精神病院（Hanwell Asylum） 32, 52, 123
ハンプシャー州立精神病院（Hampshire County Asylum） 259
非拘束療法（Non-restraint treatment） 29-30, 38
ヒステリー（Hysteria） 185
非正規医療（Unorthodox medicine） 19-20, 199, 270
『ピープル』（*People*） 264
病院の濫用（Hospital abuse） 147
『病者を癒せ』（*Heal the sick*） 205
貧民救護員（Poor law relieving officer） 36, 37, 87, 90
フェビアン協会（Fabian Society） 58
不法監禁 26, 41-42, 50, 51-52, 62, 89, 113, 137
ブラックバーン（Blackburn） 91
ブラッドフォード（Bradford） 204-205
フランス 54
ブリストル（Bristol） 196
フリンジング・ホール（Frinzinghall Hall） 204-205
プレストウィッチ（Prestwich） 87
浮浪者法（Vagrancy Act, 1824） 271
プロテスタント 200
ブーローニュ（Boulogne） 79
『プロフェッションズ』（*Professions*） 17
ヘイドック・ロッジ精神病院（Haydock Lodge Asylum） 46-47, 172
ベイルブルック・ハウス精神病院（Bailbrook House Asylum） 177
ベスレム精神病院（Bethlem Royal Hospital） 26, 27, 28, 50, 51, 120, 133, 137, 153, 171, 245, 265
ベツレヘムの聖マリア修道院（St. Mary Bethlehem） 22 →「ベスレム精神病院」を参照
『ペル・メル・ガゼット』（*Pall Mall Gazette*） 157-158
ボーア戦争（Boer War） 146
法的証明書（Legal certification） 42, 50-55, 57, 58-59, 60-61, 62, 63-65, 67-69, 72, 89, 91, 92-96, 99-102, 131, 148, 163-164, 165, 176, 185
ホクストン・ハウス（Hoxton House Asylum） 156
保健省（Ministry of Health） 9, 30, 96-97, 99
保健省（諸政策）法案（Ministry of Health [Miscellaneous Provisions] Bill） 97, 113-114
保健省法（Ministry of Health Act, 1919） 96
保守党（Conservative Party） 86, 87, 100, 101, 254
保養所登録法（Nursing Homes Registration Act, 1927） 193, 195-196
保養所登録法案（Nursing Homes Registration Bill, 1904, 1925, 1926） 194
ホロウェイ・サナトリアム・スキャンダル 155-162, 265
ホロウェイ・サナトリアム精神病院（Holloway Sanatorium） 9, 150-172, 173, 231, 241, 263, 264

[マ　行]

魔女法（Witchcraft Act, 1735） 271
マッガル戦時精神病院（Maghull Military Mental Hospital） 93, 94
マッジョーレ病院（Ospedale Maggiore） 144
マッドハウス法（Madhouse Act, 1828） 24, 29
マッパリー精神病院（Mapperley Mental Hos-

pital） 234
マンチェスター 87
マンチェスター大学（University of Manchester） 93
マンチェスター狂人病院（Manchester Royal Hospital for the Insane） 265
ミドルセクス病院（Middlesex Hospital） 126, 127, 128-130, 145
ミルロード施療院（Mill Road Infirmary） 63
ムーアクロフト精神病院（Moorcroft House Asylum） 133, 137-138
メイトロック（Matlock） 48, 49
メンストン精神病院（Menston Public Asylum） 87
モーズリー神経学選別病院（Maudsley Neurological Clearing Hospital） 78
モーズリー精神病院（Maudsley Hospital） 139, 191
モラル・トリートメント（Moral treatment） 30, 38, 39-40, 92, 246

［ヤ 行］

ユーウェル（Ewell） 49
優生学 211
ユニヴァーシティ・カレッジ病院（University College Hospital） 59, 120, 123
ヨーク・リトリート精神病院（York Retreat） 30, 46-47, 92
『ヨークシャー・オブザーヴァー』（*Yorkshire Observer*） 90

［ラ 行］

ラテラノ公会議（Council of the Lateran） 200
ランカシャー 91
ランカスター州立精神病院（Lancaster County Asylum） 92
『ランセット』（*The Lancet*） 9, 71, 93, 179-180, 215, 224
ランベス会議（Lambeth Conference） 209-211
リヴァプール（Liverpool） 63, 132
リヴァーヘッド・ハウス精神病院（Riverhead House Asylum） 136
陸軍（Army） 76, 81
陸軍軍医総監（Director-General of Army Medical Services） 78-79, 252
陸軍省（War Office） 9, 82-84, 89, 91 →「陸軍」も参照
陸軍省による戦争神経症に関する諮問委員会（War Office Committee of Enquiry into "Shell-Shock"） 78
ルーアン（Rouen） 79
霊媒師（Medium） 19, 202-203, 210
ロイヤル・ホロウェイ・カレッジ（Royal Holloway College） 150
労働党（Labour Party） 71, 85, 86, 100-102, 232
ロンドン 22, 29, 34, 49, 117, 120, 123, 124, 126, 131, 137, 153, 182, 184, 188-189, 204, 208, 214
ロンドン州議会（London County Council） 9, 66, 71, 120, 139, 178, 259
ロンドン女医学校（London School of Medicine for Women） 269
ロンドン大学（University of London） 214
ロンドン内科医協会（Royal College of Physicians, London） 9, 117
ロンドン病院（London Hospital） 145

［ワ 行］

ワズリー精神病院（Wadsley［Public］Asylum） 128
ワッシャーマン・テスト（Wassermann Test） 137
『ワールド』（*World*） 158

図・表・図版一覧

参考文献

I　一次史料

A. 英国国立公文書館（National Archives, Kew）

LCO2/477: Mental Treatment Bill, 1922.

MH51/71, Correspondence relating to alleged lunatics detained at R. D. Hurd's private asylum Portland Grange, Matlock. No. 27206, 1902-09.

MH51/239: Circular Letters of the Commissioners in Lunacy, 1914-1921.

MH51/287: Application for approval of Nursing Home under Mental Treatment Act, 1930: Dr M M Lilley, Oxhey Grove, Hatch End, Middlesex, 1928-37.

MH51/570: Nursing Homes Registration Act 1927.

MH51/687: Reconstruction Committee: correspondence with Board of Control on the promotion and conservation of the health of the population, 1916-17.

MH51/693: Service Patients: miscellaneous correspondence, 1917-22.

MH51/694: Conference between Board of Control and Ministry of Pensions: memorandum on pensioning of "service patients" of unsound mind, 1917.

MH51/826: Renewal of licence to Camberwell House under the Lunacy Act of 1890, 1926.

PIN15/2499: Ex-services Welfare Society: public appeal for funds on behalf of mentally broken ex-servicemen, 1922-24.

PIN15/2500: Ex-services Welfare Society: activities in connection with mental cases, 1924-1925.

PIN15/2501: Ex-services Welfare Society: activities in connection with mental cases, 1925-1927.

PIN15/2502: Ex-services Welfare Society: activities in connection with mental cases, 1927-1928.

WO293/2: War Office Instructions, 1914.

WO293/4: 1-1304（Army Council: Instructions), 1916.

WO293/5: 1308-2449（Army Council: Instructions), 1916.

WO95/45: Branches and Services: Director General Medical Services.

B. サリ史料館（Surrey History Centre）

2620/1/1: Minutes of Annual and Ordinary Meetings of the General Committee, 1886-1915.

2620/1/4: Annual Reports, nos 16-20, 1906-10.

2620/1/9: Annual Reports, loose copies: no 29, dated 1914; nos 42-49, dated 1927-34; nos 51-62, dated 1936-47; and copies marked as proofs, dated 1932, 1938 and 1941.

2620/6/3: Files containing correspondence and papers relating to Charity Commissioners' schemes, 1888-1930.

2620/6/6: Sealed copies of Charity Commissioners' schemes, 1889, 1905.

2620/6/9: Regulations for the Holloway Sanatorium approved by the Secretary of State, 1885-1925.

2620/6/22: Pamphlet providing information on the origins of Holloway Sanatorium and a description of the building, undated.

2620/7/3: Bundle of stock receipts and certificates and related correspondence, 1902-42.

C. ロンドン首都史料館（London Metropolitan Archives）

H01/ST/K/10/046: Psychological medicine, history of Depertment of Psychological Medicine, including extracts from minutes books referring to early treatment of mental illness, St. Thomas's Hospital Papers.

H09/GY/A3/11/1: Hospital Committee Minutes, 1883-99, Guy's Hospital Records.

H64/A/01/007: Minute Book, 1909-56, Saint Luke's Hospital Papers.

H64/A/03/013: Minute Book, 1907-1931, Saint Luke's Hospital Papers.

H64/A/09/006: Reports, 1900-1923, Saint Luke's Hospital Papers.

SC/PPS/093/39: King Edward's Fund Collection, Annual Reports from London Hospitals and Charities, 1867-1947.

D. 計画環境療法財団史料館（Planned Environment Therapy Trust Archive）

22.29: Cassel Hospital Papers.

Annual Report of the Cassel Hospital for Functional Nervous Diseases, 1926.

General and House Committee Minutes.

Medical Committee Minutes.

E. その他の史料館

ベスレム精神病院史料館（Bethlem Royal Hospital Archive）

Annual Report of the Bethlem Royal Hospital, 1894.

英国精神科医カレッジ史料館（Royal College of Psychiatrists Archive）

Minutes of the Parliamentary Committee, 1906-1923.

英国議会史料館（Parliamentary Archives）

BL/36/4/42: Letter from Mackinnon Wood, Scottish Office, SW, 1915, Bonar Law Papers.

HL/PO/JO/10/10/561: House Bills T-WEST, 1914.

ウェルカム財団図書館西洋手稿資料史料館（Wellcome Trust Library Western Manuscripts and Archives）

MS4578: Medico-Psychological Association of Great Britain and Ireland: Lunacy Legislation Committee, Draft Report, 1918.

F. 政府刊行物

Annual Report of the Board of Control, London: His（Her）Majesty's Stationary Office.

Journal of the House of Commons, London: His（Her）Majesty's Stationary Office.

Journal of the House of Lords, London: His（Her）Majesty's Stationary Office.

Macpherson, W. G., W. P. Herrigham, and T. R. Elliott（eds), *History of the Great War based on official documents: Medical services - Diseases of the war*, Vol. 2, London: His Majesty's Stationary Office, 1924.

Minutes of evidence taken before the Royal Commission on Lunacy and Mental Disorder, London: His Majesty's Stationary Office, 1926.

Mitchell, T. J., and G. M. Smith, *Medical services, casualties and medical statistics of the Great War*, London: His Majesty's Stationary Office, 1931.

Parliamentary debates: House of Commons, London: His（Her）Majesty's Stationary Office.

Parliamentary debates: House of Lords, London: His（Her）Majesty's Stationary Office.

Report from the Select Committee on Lunacy Law, House of Commons, London: Her Majesty's Stationary Office, 1877.

Report from the Select Committee on Nursing Homes (Registration), London: His Majesty's Stationary Office, 1926.

Report of the Inter-Departmental Committee on Physical Deterioration, London: His Majesty's Stationary Office, 1904.

Report of the Proceedings of the Conference convened by Sir Frederick Willis, Chairman of the Board of Control between Commissioners of the Board and Medical Superintendents and Chairman of Visiting Committees of County and Borough Mental Hospitals, and Medical Superintendents and Chairmen of Managing Committees of Registered Mental Hospitals, and certain others, London: His Majesty's Stationary Office, 1922.

Report of the Royal Commission on Lunacy and Mental Disorder, London: His Majesty's Stationary Office, 1926.

Report of the War Office Committee of Enquiry into 'Shell-Shock', London: His Majesty's Stationary Office, 1922.

G. 議会制定法

Witchcraft Act, 1735, 9 George II, Ch. 5.

County Asylum Act, 1808, 48 George III, Ch. 96.

Vagrancy Act, 1824, 5 George IV, Ch. 83.

Madhouse Act, 1828, 9 George IV, Ch. 41.

Poor Law Amendment Act, 1834, 4 & 5 William IV, Ch. 76.

County Asylums Act, 1845, 8 & 9 Victoria, Ch. 126.

Lunatics Act, 1845, 8 & 9 Victoria, Ch. 100.

Lunacy Act Amendment Act, 1862, 25 & 26, Victoria, Ch. 111.

Lunatics Act Amendment Act, 1889, 52 & 53 Victoria, Ch. 41.

Lunacy Act, 1890, 53 Victoria, Ch. 5.

Mental Deficiency Act, 1913, 3 & 4 George V, Ch. 28.

Ministry of Health Act, 1919, 9 & 10 George V, Ch. 21.

Nursing Homes Registration Act, 1927, 17 & 18 George V, Ch. 38.

Mental Treatment Act, 1930, 20 & 21 George V, Ch. 23.

National Health Service Act, 1946, 9 & 10 George VI, Ch. 81.

Fraudulent Mediums Act, 1951, 14 & 15 George VI, Ch. 33.

Mental Health Act, 1959, 7 & 8 Elizabeth II, Ch. 72.

Mental Health Act, 2007, Ch. 12.

H. 法案（House of Commons Parliamentary Papers Online）

A bill intituled an act to amend the lunacy acts, Twentieth Century House of Commons Sessional Papers, Bills, 1897, 329.

A bill intituled an act to amend the lunacy acts, Twentieth Century House of Commons Sessional Papers, Bills, 1898, 298.

A bill intituled an act to amend the lunacy acts, Twentieth Century House of Commons Sessional Papers, Bills 1899, 225.

A bill intituled an act to amend the lunacy acts, Twentieth Century House of Commons Sessional Papers, Bills 1900, 119.

Nursing and Private Nursing Homes（Registration）Bill, Twentieth Century House of Commons Sessional Papers, Bills, 1904, 114.

A bill to amend the Lunacy Acts, Twentieth Century House of Commons Sessional Papers, Bills, 1904, 210.

Nursing and Private Nursing Homes（Registration）Bill, Twentieth Century House of Commons Sessional Papers, Bills, 1905, 110.

Nursing and Private Nursing Homes（Registration）Bill, Twentieth Century House of Commons Sessional Papers, Bills, 1907, 157.

A bill to facilitate the early treatment of mental disorder of recent origin arising from

wounds, shock, and other causes, Twentieth Century House of Commons Sessional Papers, Bills, 1914-16, 54.
Ministry of Health (Miscellaneous Provisions) Bill, Twentieth Century House of Commons Sessional Papers, Bills, 1920, 215.
Mental Treatment Bill, Twentieth Century House of Commons Sessional Papers, Bills, 1923, 169.
Nursing Homes (Registration) Bill, Twentieth Century House of Commons Sessional Papers, Bills, 1924-25, 81.
Mental treatment Bill, Twentieth Century House of Commons Sessional Papers, Bills, 1929-30, 107.

I. 新聞・雑誌・定期刊行物

Blackburn Times.
British Medical Journal.
Contemporary Review.
Journal of Mental Science.
Justice of the Peace.
Liverpool Post.
Medical Directory.
Newspaper Press Directory and Advertiser's Guide, London: C. Mitchell and Co..
The Lancet.
The Times.
Transactions of the Medico-Legal Society.
Truth.

J. 書　籍

Anon., *Ministry of healing*, London: Society for the Promotion of Christian Knowledge, 1924.
Anon., *The story of Thomas Holloway (1800-1883)*, Glasgow: Robert Maclehouse, 1933.
Anson, Harold, *Spiritual healing: a discussion of the religious element in physical health*, London: University of London Press, 1924.
Craig, Maurice, *Psychological medicine: a manual on mental diseases for practitioners and students*, London: J. & A. Churchill, 1905.
Doyle, Arthur Conan, *History of spiritualism*, 2 Vols., London: Cassell and Co., 1926.
Eddy, Mary Baker, *Science and health with key to the scriptures*, Boston: E. J. Foster Eddy, 1896.
Hadfield, J. A., *Psychology and mental health: a contribution to developmental psychology*, London: Allen & Unwin, 1950.

Henson, Herbert Hensley, *Notes on spiritual healing*, London: Williams & Norgate, 1925.
Hickson, James Moore, *Heal the sick*, London: Methuen, 1924.
Jones, Maxwell, *Social psychiatry: a study of therapeutic communities*, London: Tavistock Publications; Routledge & Kegan, 1952.
Lefroy, William, *"Christian Science": contrasted with Christian faith, and with itself*, London: Society for Promoting Christian Knowledge, 1903.
Lomax, Montague, *The experiences of an asylum doctor: with suggestions for asylum and lunacy law reform*, London: George Allen & Unwin, 1921.
Mercier, Charles Arthur, *A text-book of insanity: and other mental diseases*, London: G. Allen and Unwin, 1914.
Myers, Charles S., *Shell shock in France, 1914-18*, Cambridge: Cambridge University Press, 1940.
Podmore, Frank, *Modern spiritualism: a history and a criticism*, London: Methuen, 1902.
Read, C. Stanford, *Abnormal mental strain: a contribution to psychopathology*, London: H. K. Lewis, 1920.
Salmon, Thomas W., *The care and treatment of mental diseases and war neuroses ("shell shock") in the British Army*, New York: War Work Committee of the National Committee for Mental Hygiene, Inc., 1917.
Smith, G. Elliott, and T. H. Pear, *Shell shock and its lessons*, Manchester: Manchester University Press, 1917.
Southard, Elmer Ernest, *Shell-shock and other neuropsychiatric problems presented in five hundred and eighty-nine case histories from the war literature, 1914-1918*, Boston: W. M. Leonard, 1919.
Weatherly, Lionel Alexander, *A plea for the insane: the case for reform in the care and treatment of mental disease*, London: Grant Richards, 1918.
Weatherly, Lionel Alexander, *The care and treatment of the insane in private dwellings*, London: Griffith and Farran, 1882.
Wilbur, Sibyl, *The life of Mary Baker Eddy*, Boston: Christian Science Publication Society, 1913.

K. その他のオンライン史料

The Lambeth Conference, resolution archive, London: Anglican Communion Office.

II　二次文献

A. 欧語文献

Abbott, Andrew, *The system of professions: an essay on the division of expert labour*, Chicago: University of Chicago Press, 1988.

Abel-Smith, Brian, *The hospitals, 1800-1948: a study in social administration in England and Wales*, London: Heinemann, 1964.

Adams, John Crawford, *Harley Street: a brief history: with notes on nearby Regent's Park*, London: Royal Society of Medicine Press, 2008.

Andrews, Jonathan, Asa Briggs, Roy Porter, Penny Tucker, and Keir Waddington, *The history of Bethlem*, London & New York: Routledge, 1997.

Andrews, Jonathan, and Andrew Scull (eds), *Undertaker of the mind: John Monro and mad-doctoring in eighteenth-century England*, Berkeley: University of California Press, 2001.

Anon., *The story of Thomas Holloway (1800-1883)*, Glasgow: Robert Maclehouse, 1933.

Anon., *Plarr's lives of the fellows of the Royal College of Surgeons of England*, London: Royal College of Surgeons of England, 1997.

Barham, Peter, *Closing the asylum: the mental patient in modern society*, London: Penguin, 1992.

Barham, Peter, *Forgotten lunatics of the Great War*, New Haven & London: Yale University Press, 2004.

Bartlett, Peter, *The poor law of lunacy: the administration of pauper lunatics in mid-nineteenth century England*, New York: Leicester University Press, 1999.

Bartlett, Peter, and David Wright (eds), *Outside the walls of the asylum: the history of care in the community, 1750-2000*, London: Athlone Press, 1999.

Bartrip, P. W. J., *Mirror of medicine: a history of British medical journal*, Oxford: Oxford University Press, 1990.

Berrios, German E., and Hugh Freeman (eds), *150 years of British psychiatry, 1841-1991*, London: Gaskell, 1991.

Berrios, German E., and Hugh Freeman (eds), *150 years of British psychiatry, Volume 2: the Aftermath*, London; Atlantic Highlands, NJ: Athlone, 1996.

Bogacz, Ted, "War neurosis and cultural change in England, 1914-22: The work of the War Office Committee of Enquiry into 'Shell-Shock'", *Journal of Contemporary History*, 24 (2), 1989, pp. 227-256.

Briggs, Dennie, *A life well lived: Maxwell Jones, a memoir*, London: Jessica Kingsley Publishers, 2002.

Brown, Callum G., *Religion and society in twentieth-century Britain*, Pearson Longman, 2006.

Brown, Callum G., *The death of Christian Britain: understanding secularisation, 1800-2000*, London & New York: Routledge, 2001.

Brown, G. H. (ed.), *Lives of the fellows of the Royal College of Physicians of London, 1826-1925*, London: Royal College of Physicians of London, 1955.

Bunn, G. C., A. D. Lovie, and G. D. Richards, *Psychology in Britain: historical essays and*

personal reflections, Leicester: British Psychological Society, 2001.

Burnham, J. C., "How the idea of profession changed the writing of medical history", *Medical History Supplement*, 18, 1998, pp. 1-195.

Bynum, William F., Roy Porter, and Michael Shephard (eds), *People and ideas (The anatomy of madness: essays in the history of psychiatry)*, Vol. 1, London: Tavistock Publications, 1985.

Bynum, William F., Roy Porter, and Michael Shephard (eds), *Institutions and society (The anatomy of madness: essays in the history of psychiatry)*, Vol. 2, London: Tavistock Publications, 1985.

Bynum, William F., and Roy Porter (eds), *Medical fringe & medical orthodoxy, 1750-1850*, London: Croom Helm, 1987.

Bynum, William F., Roy Porter, and Michael Shephard (eds), *The asylum and its psychiatry (The anatomy of madness: essays in the history of psychiatry)*, Vol. 3, London & New York: Routledge, 1988.

Bynum, William F., "The nervous patient in 18th- and 19th-century Britain: the psychiatric origins of British neurology", in R. M. Murray, and T. H. Turner (eds), *Lectures on the history of psychiatry: the Squibb series*, London: Gaskell, 1990, pp. 115-127.

Bynum, William F., Stephen Lock, and Roy Porter (eds), *Medical journals and medical knowledge: historical essays*, London & New York: Routledge, 1992.

Bynum, William F., and Roy Porter (eds), *Companion encyclopedia of the history of medicine*, London & New York: Routledge, 1993.

Car-Saunders, Alexander Morris, and P. A. Wilson, *The professions*, Oxford: Oxford University Press, 1933.

Cameron, C., *Mr. Guy's Hospital: 1726-1948*, London: Longman, 1954.

Choudhury, Suparna, and Jan Slaby (eds), *Critical neuroscience: a handbook of the social and cultural contexts of neuroscience*, Chichester: Wiley-Blackwell, 2012.

Clark, Michael J., "The rejection of psychological approaches to mental disorder in late nineteenth-century British psychiatry", in Scull (ed.), *Madhouses, mad-doctors, and madmen*, pp. 271-312.

Cooter, Roger (ed.), *Studies in the history of alternative medicine*, Basingstoke: Macmillan Press, 1988.

Cooter, Roger, Mark Harrison, and Steve Sturdy (eds), *War, medicine and modernity*, Stroud: Sutton, 1998.

Cooter, Roger, and John Pickstone (eds), *Companion to medicine in the twentieth century*, London & New York: Routledge, 2003.

Cope, Z., *The history of St. Mary's Hospital Medical School: or, A century of medical education*, Toronto: Heinemann, 1954.

Crammer, John, *Asylum history: Buckinghamshire County Pauper Lunatic Asylum - St*

John's, London: Gaskell; Royal College of Psychiatrists, 1990.

Crammer, John L., "Training and education in British psychiatry, 1770-1970", in Berrios and Freeman (eds), *150 years of British psychiatry, Volume 2: the Aftermath*, pp. 209-242.

Critchley, Macdonald, *Sir William Gowers, 1845-1915*, London: William Heinemann Medical Books, 1949.

Daunton, M. J. (ed.), *Charity, self-interest and welfare in the English past*, London: University College London Press, 1996.

Daunton, M. J., "'Gentlemanly capitalism' and British industry 1820-1914: Reply", *Past and Present*, 132, 1991, pp. 170-187.

Dicks, H. V., *Fifty years of the Tavistock Clinic*, London: Routledge & Kegan Paul, 1970.

Digby, Anne, *Madness, morality, and medicine: a study of the York Retreat, 1796-1914*, Cambridge: Cambridge University Press, 1985.

Digby, Anne, "Moral treatment at the Retreat, 1796-1846", in Bynum, Porter, and Shephard (eds), *Institutions and society*, pp. 52-72.

Dowbiggin, Ian, *Inheriting madness: professionalization and psychiatric knowledge in nineteenth-century France*, Berkeley: University of California Press, 1991.

Eder, Norman R., *National health insurance and the medical profession in Britain, 1913-1939*, New York: Garland, 1982.

Ehrenwald, Jan, *The history of psychotherapy: from healing magic to encounter*, New York: Jason Aronson, 1976.

Engstrom, Eric J., *Clinical psychiatry in Imperial Germany: a history of psychiatric practice*, Ithaca: Cornell University Press, 2003.

Exworthy, Mark, and Susan Halford (eds), *Professionals and new managerialism in the public sector*, Buckingham: Open University Press, 1999.

Fraser, Derek, *The evolution of the British welfare state: a history of social policy since the industrial revolution*, London: Macmillan, 1973.

French, C. N., *The story of St. Luke's Hospital*, London: William Heinemann, 1951.

Gijswijt-Hofstra, Marijke, Harry Oosterhuis, Joost Vijselaar, and Hugh Freeman (eds), *Psychiatric cultures compared: psychiatry and mental health care in the twentieth century*, Amsterdam: Amsterdam University Press, 2006.

Gilbert, Bentley B., "Health and politics: the British physical deterioration report of 1904", *Bulletin of the History of Medicine*, 39, 1965, pp. 143-53.

Grey-Turner, Elston, and F. M. Sutherland, *History of the British Medical Association, 1932-1981*, London: British Medical Association, 1982.

Harrison-Barbet, Anthony, *Thomas Holloway: Victorian philanthropist a biographical essay*, Royal Holloway College, University of London, 1994.

Hearnshaw, L. S., *A short history of British psychology*, New York: Barnes and Noble,

1964.
Hunter, W., *Historical account of Charing Cross Hospital and Medical School*, London: J. Murray, 1914.
Jones, Edgar, Shahina Rahman, and Robin Woolven, "The Maudsley Hospital: design and strategic direction, 1923-1939", *Medical History*, 51 (3), 2007, pp. 357-378.
Jones, Kathleen, *Asylums and after: a revised history of the mental health services from the early 18th century to the 1990s*, London: Athlone, 1993.
Jordanova, Ludmilla, "Has the social history of medicine come of age?", *Historical Journal*, 36 (2), 1993, pp. 437-49.
Larson, Magali Sarfatti, *The rise of professionalism: a sociological analysis*, Berkeley: University of California Press, 1977.
Lavender, Anthony, and Frank Holloway (eds), *Community care in practice: services for the continuing care client*, Chichester: John Wiley & Sons, 1988.
Leese, Peter, *Shell shock: traumatic neurosis and the British soldiers of the First World War*, Basingstoke: Palgrave Macmillan, 2002.
Little, Ernest Muirhead, *History of the British Medical Association, 1832-1932*, London: British Medical Association, 1932.
Long, Vicky, "Changing public representations of mental illness in Britain 1870-1970", unpublished Ph.D. thesis, University of Warwick, 2004.
MacKenzie, Charlotte, *Psychiatry for the rich: a history of Ticehurst Private Asylum, 1792-1917*, London & New York: Routledge, 1992.
Macalpine, Ida, and Richard A. Hunter, *George III and the mad-business*, London: Pimlico, 1991.
May, Margaret, and Edward Brunsdon, "Commercial and occupational welfare", in Robert M. Page and Richard L. Silburn (eds), *British social welfare in the twentieth century*, London: Macmillan, 1999, pp. 271-298.
McCandless, Peter, "Liberty and lunacy: the Victorians and wrongful confinement", in Scull (ed.), *Madhouses, mad-doctors, and madmen: the social history of psychiatry in the Victorian era*, pp. 339-362.
McIntosh, Tania, *A social history of maternity and childbirth: key themes in maternity care*, London & New York: Routledge, 2012.
Mellett, D. J., "Bureaucracy and mental illness: the Commissioners in Lunacy, 1845-90", *Medical History*, 25 (3), 1981, pp. 221-250.
Melling, Joseph, and Bill Forsythe, *The politics of madness: the state, insanity, and society in England, 1845-1914*, London & New York: Routledge, 2006.
Merrington, W. R., *University College Hospital and its Medical School: a history*, London: Heinemann, 1976.
Mews, Stuart, "The revival of spiritual healing in the Church of England, 1920-26", in W. J.

Sheils (ed.), *The Church and healing: papers read at the Twentieth Summer Meeting and the Twenty-first Winter Meeting of the Ecclesiastical History Society*, Oxford: Basil Blackwell, 1982, pp. 299-331.

Micale, Mark S., *Approaching hysteria: disease and its interpretations*, Princeton, NJ: Princeton University Press, 1995.

Millard, David Walter, "Maxwell Jones and the therapeutic community", in Berrios and Freeman (eds), *150 years of British psychiatry, Volume 2: the Aftermath*, pp. 581-604.

Morgan, Kenneth, and Jane Morgan, *Portrait of a progressive: the political career of Christopher, Viscount Addison*, Oxford: Oxford University Press, 1980.

Nelson, Geoffrey K., *Spiritualism and society*, New York: Schocken Books, 1969.

Neve, Michael, "The influence of degenerationist categories in nineteenth century psychiatry, with special reference to Great Britain", in Yoshio Kawakita, Shizu Sakai, and Yasuo Otsuka (eds), *History of psychiatric diagnoses: proceedings of the 16th International Symposium on the Comparative History of Medicine-East and West: September 1-8, 1991*, Tokyo: Ishiyaku EuroAmerica, 1997, pp. 141-163.

North, John S. (ed.), *The Waterloo directory of English newspapers and periodicals, 1800-1900*, Waterloo: North Waterloo Academic Press, 1997.

Oppenheim, Janet, *Shattered nerves: doctors, patients, and depression in Victorian England*, Oxford: Oxford University Press, 1991.

Oram, Gerard, *Worthless men: Race, eugenics and the death penalty in the British Army during the First World War*, London: Francis Boutle Publishers, 1999.

Owen, Alex, *The darkened room: women, power and spiritualism in late Victorian England,* London: Virago, 1989.

Owen, Alex, *The place of enchantment: British occultism and the culture of the modern*, Chicago: University of Chicago Press, 2004.

Oxford Dictionary of National Biography, Oxford: Oxford University Press.

Parry-Jones, William Ll., *The trade in lunacy: a study of private madhouses in England in the eighteenth and nineteenth centuries*, London: Routledge and K. Paul, 1971.

Parsons, Talcott, "The professions and social structure", in Talcot Parsons, *Essays in sociological theory*, New York & London: Free Press, 1954, pp. 34-49.

Perkin, Harold, *The rise of professional society: England since 1880*, London & New York: Routledge, 1989.

Pick, Daniel, *Faces of degeneration: a European disorder, 1848-1918*, Cambridge: Cambridge University Press, 1989.

Porter, Dorothy, *Health, civilization, and the state: a history of public health from ancient to modern times*, London & New York: Routledge, 1999.

Porter, Roy, "The patient's view: doing medical history from below", *Theory and Society*, 14 (2), 1985, pp. 175-198.

Porter, Roy, *Mind-forg'd manacles: a history of madness in England from the Restoration to the Regency*, London: Athlone, 1987.

Porter, Roy, *The greatest benefit to mankind: a medical history of humanity from antiquity to the present*, London: HarperCollins, 1997.

Porter, Roy, and David Wright (eds), *The confinement of the insane: international perspectives, 1800-1965*, Cambridge: Cambridge University Press, 2003.

Raitt, Suzanne, "Early English psychoanalysis and the Medico-Psychological Clinic", *History Workshop Journal*, 58 (1), 2004, pp. 63-85.

Renvoize, Edward, "The Association of Medical Officers of Asylums and Hospitals for the Insane, the Medico-Psychological Association, and their presidents", in Berrios and Freeman (eds), *150 years of British psychiatry, 1841-1991*, pp. 29-78.

Rose, Nikolas, *The psychological complex: psychology, politics and society in England, 1869-1939*, London & New York: Routledge, 1985.

Rose, Nikolas, and Joelle M. Abi-Rached, *Neuro: The new brain sciences and the management of the mind*, Princeton, NJ: Princeton University Press, 2003.

Scull, Andrew, *Museums of madness: the social organization of insanity in nineteenth-century England*, London: Allen Lane, 1979.

Scull, Andrew (ed.), *Madhouses, mad-doctors, and madmen: the social history of psychiatry in the Victorian era*, London: Athlone Press, 1981.

Scull, Andrew, *Social order/mental disorder: Anglo-American psychiatry in historical perspective*, Berkeley: University of California Press, 1989.

Scull, Andrew, *The most solitary of afflictions: madness and society in Britain, 1700-1900*, New Haven & London: Yale University Press, 1993.

Scull, Andrew, Charlotte MacKenzie, and Nicholas Hervey (eds), *Masters of Bedlam: the transformation of the mad-doctoring trade*, Princeton, NJ: Princeton University Press, 1996.

Scull, Andrew, *The insanity of place/the place of insanity: essays on the history of psychiatry*, London & New York: Routledge, 2006.

Scull, Andrew, *Hysteria: the biography*, Oxford: Oxford University Press, 2009.

Scull, Andrew, *Hysteria: the disturbing history*, Oxford: Oxford University Press, 2011.

Scull, Andrew, *Madness in civilization: the cultural history of insanity, from the Bible to Freud, from the madhouse to modern medicine*, London: Thames & Hudson, 2015.

Searle, G. R., *The quest for national efficiency: a study in British politics and political thought, 1899-1914*, Oxford: Blackwell, 1971.

Shepard, Ben, "The early treatment of mental disorders: R.G. Rows and Maghull 1914-1918", in Berrios and Freeman (eds), *150 years of British psychiatry, Volume 2: the Aftermath*, pp. 434-464.

Shephard, Ben, *A war of nerves: soldiers and psychiatrists 1914-1994*, London: Jonathan

Cape, 2000.

Shorter, Edward, *A history of psychiatry: from the era of the asylum to the age of Prozac*, New York: John Wiley, 1997（エドワード・ショーター，木村定訳『精神医学の歴史——隔離の時代から薬物治療の時代まで』青土社，1999年）.

Showalter, Elaine, *The female malady: women, madness, and English culture, 1830-1980*, London: Virago, 1987（エレイン・ショーウォーター，山田晴子・薗田美和子訳『心を病む女たち——狂気と英国文化』朝日出版社，1990年）.

Showalter, Elaine, *Hystories: hysterical epidemics and modern culture*, London: Picador, 1997.

Somerville, Robert, *The Savoy: manor, hospital, chapel*, London: The Chancellor and Council of the Duchy of Lancaster, 1960.

Spicker, Paul, *Stigma and social welfare*, London & New York: Croom Helm; St. Martin, 1984（ポール・スピッカー，西尾祐吾訳『スティグマと社会福祉』誠信書房，1987年）.

Stanley, Peter, *For fear of pain: British surgery, 1790-1850*, Amsterdam: Rodopi, 2003.

Stone, Martin, "Shellshock and the psychologists", in Bynum, Porter, and Shephard（eds）, *Institutions and Society,* pp. 242-271.

Suzuki, Akihito, *Madness at home: the psychiatrist, the patient, and the family in England, 1820-1860*, Berkeley: California University Press, 2006.

Suzuki, Akihito, "Lunacy in seventeenth- and eighteenth-century England: analysis of quarter sessions records, Part I", *History of Psychiatry*, 2（8）, 1991, pp. 437-56.

Suzuki, Akihito, "Lunacy in seventeenth- and eighteenth-century England: analysis of quarter sessions records, Part II", *History of Psychiatry*, 3（9）, 1992, pp. 29-44.

Suzuki, Akihito, "Politics and ideology of non-restraint: the case of the Hanwell Asylum", *Medical History*, 39（1）, 1995, pp. 1-17.

Swenarton, Mark, *Homes fit for heroes: the politics and architecture of early state housing in Britain*, London: Heinemann Educational Books, 1981.

Takabayashi, Akinobu, "The political economics of English psychiatry in the early twentieth century", unpublished Ph.D. Dissertation, University College London, 2008.

The World Health Report 2001: Mental Health: New understanding, new hope, Geneva: World Health Organization, 2001（世界保健機関〔WHO〕編・中野善達監訳『世界の精神保健——精神障害，行動障害への新しい理解』明石書店，2004年）.

Thomson, Mathew, "Mental hygiene as an international movement", in Paul Weindling（ed.）, *International health organisations and movements, 1918-1939*, Cambridge: Cambridge University Press, 1995.

Thomson, Mathew, *Psychological subjects: identity, culture, and health in twentieth-century Britain*, Oxford: Oxford University Press, 2006.

Tousijn, Willem, "Beyond decline: consumerism, managerialism and the need for a new

medical professionalism", *Health Sociology Review*, 15 (5), 2006, pp. 469-480.
Trail, Richard R. (ed.), *Lives of the fellows of the Royal College of Physicians of London continued to 1965*, London: Royal College of Physicians of London, 1968.
Turner, Trevor, "Rich and mad in Victorian Britain", *Psychological Medicine*, 19 (1), 1989, pp. 29-44.
Unsworth, Clive, *The politics of mental health legislation*, Oxford: Clarendon Press, 1987.
Weber, Gary, "Henry Labouchere, *Truth* and the new Journalism of late Victorian Britain", *Victorian Periodicals Review*, 26 (1), 1993, pp. 36-43.
Westwood, Louise, "A quiet revolution in Brighton: Dr Helen Boyle's pioneering approach to mental health care, 1899-1939", *Social History of Medicine*, 14 (3), 2001, pp. 439-457.
Wiener, Joel H. (ed.), *Papers for the millions: the new journalism in Britain, 1850s to 1914*, New York: Greenwood Press, 1988.
Winters, Eunice E., "Adolf Meyer and Clifford Beers, 1907-1910", *Bulletin of the History of Medicine*, 43 (5), 1969, pp. 414-443.
Worboys, Michael, *Spreading germs: disease theories and medical practice in Britain, 1865-1900*, Cambridge: Cambridge University Press, 2000.
Wright, David, "The certification of insanity in nineteenth-century England and Wales", *History of Psychiatry*, 9 (35), 1998, pp. 267-290.
Wright, David, "Getting out of the asylum: understanding the confinement of the insane in the nineteenth century", *Social History of Medicine*, 10 (1), 1997, pp. 137-155.

B. 邦語文献

阿部　實『チャールズ・ブース研究――貧困の科学的解明と公的扶助制度』中央法規出版，1990年。
石塚久郎・鈴木晃仁編『身体医文化論――感覚と欲望』慶應義塾大学出版会，2002年。
イリッチ，イヴァン（金子嗣郎訳）『脱病院化社会――医療の限界』晶文社，1979年。
NHK取材班『NHKスペシャル　病の起源　うつ病と心臓病』宝島社，2014年。
大谷　誠「世紀転換期イギリスにおけるFeeble-mindedness（精神薄弱）の概念について――1908年王立委員会『報告書』の分析を通じて」『文化史学』59号，2003年，217-238頁。
大谷　誠「戦間期イギリスにおける知的『境界線』――『鈍麻』(Dullness）及び『遅鈍』(Backwardness）概念の『構築』をめぐって」『文化史学』60号，2004年，125-147頁。
大谷　誠「戦間期英国におけるコミュニティ・ケアとボランタリー団体――ソーシャル・ワーカー，『精神薄弱者』，家族」『文化学年報』59号，2010年，149-172

頁。

大沢真理『イギリス社会政策史――救貧法と福祉国家』東京大学出版会，1986年。

緒方あゆみ「イギリスにおける精神医療法制の動向」『同志社政策科学研究』5巻1号，2004年，151-161頁。

岡田靖男『日本精神科医療史』医学書院，2002年。

岡田靖男『吹き来る風に――精神科の臨床・社会・歴史』中山書店，2011年。

オッペンハイム，ジャネット（和田芳久訳）『英国心霊主義の抬頭』工作舎，1992年。

金澤周作『チャリティとイギリス近代』京都大学学術出版会，2008年。

川越修・鈴木晃仁編『分別される生命――二〇世紀社会の医療戦略』法政大学出版局，2008年。

川本哲郎「イギリスの新しい精神保健法」『産大法学』41巻4号，2008年，1-16頁。

北中淳子『うつの医療人類学』日本評論社，2014年。

ゴフマン，アーヴィング（石黒毅訳）『スティグマの社会学――傷つけられたアイデンティティー』せりか書房，1970年。

近藤喬一「米国における地域精神衛生活動の歴史」増野肇・近藤喬一編『精神衛生活動の実際』金剛出版，1982年。

斎藤　環『心理学化する社会』河出書房新社，2009年。

佐藤雅浩『精神疾患言説の歴史社会学――「心の病」はなぜ流行するのか』新曜社，2013年。

ショーター，エドワード（江口重幸・大前晋監訳）『精神医学歴史事典』みすず書房，2016年。

鈴木晃仁「一八・一九世紀イギリスの精神医療」松下正明総編集・浅井昌弘ほか編『臨床精神医学講座：補遺一　精神医療の歴史』中山書店，1999年。

鈴木晃仁「医学史の過去・現在・未来〈特集〉科学史技術史の現在・過去・未来(I)」『科学史研究』（第 III 期）269号，2014年，27-35頁。

セイン，パット（深澤和子・深澤敦監訳）『イギリス福祉国家の社会史――経済・社会・政治・文化的背景』ミネルヴァ書房，2000年。

バイナム，ウィリアム（鈴木晃仁・鈴木実佳訳）『医学の歴史』丸善出版，2015年。

長谷川貴彦「イギリス産業革命期における都市ミドルクラスの形成――バーミンガム総合病院　一七六五～一八〇〇年」『史學雑誌』105巻10号，1996年，1-39頁。

ヒーリー，デイヴィッド（谷垣暁美訳）『抗うつ薬の功罪―― SSRI 論争と訴訟』みすず書房，2005年。

廣川和花『近代日本のハンセン病問題と地域社会』大阪大学出版会，2011年。

フーコー，ミシェル（田村俶訳）『狂気の歴史』新潮社，1975年。

フリードソン，エリオット（進藤雄三・宝月誠訳）『医療と専門職支配』恒星社厚生閣，1992年。

宝月理恵『近代日本における衛生の展開と受容』東信堂，2010年。

ポーター，ロイ（目羅公和訳）『狂気の社会史――狂人たちの物語』法政大学出版局，1993年。

松下正明総編集・浅井昌弘ほか編『臨床精神医学講座：補遺一　精神医療の歴史』中山書店，1999年。

松村高夫「『貧民狂人』とモラル・トリートメント――一八四五年『狂気法』のパラドックス」草光俊雄・近藤和彦・斎藤修・松村高夫編『英国をみる　歴史と社会』リブロポート，1991年。

望月幸男編『近代ドイツ＝資格社会の展開』名古屋大学出版会，2003年。

山下麻衣編著『歴史のなかの障害者』法政大学出版局，2014年。

編集　勝　康裕（フリーエディター）

著者略歴

（たかばやし・あきのぶ）

1977年生まれ．立教大学文学研究科史学専攻博士課程前期課程・後期課程を経て，ロンドン大学ユニヴァーシティ・カレッジ・ロンドン　ウェルカム医学史研究所博士課程修了．Ph.D.（History of Medicine）　現在，清泉女子大学文学部文化史学科専任講師．

高林陽展

精神医療、脱施設化の起源

英国の精神科医と専門職としての発展 1890-1930

2017 年 2 月 14 日　印刷
2017 年 2 月 24 日　発行

発行所 株式会社 みすず書房
〒113-0033 東京都文京区本郷 5 丁目 32-21
電話 03-3814-0131(営業) 03-3815-9181(編集)
http://www.msz.co.jp

本文組版 キャップス
本文印刷所 理想社
扉・表紙・カバー印刷所 リヒトプランニング
製本所 誠製本
装丁 安藤剛史

Printed in Japan
ISBN 978-4-622-08595-9
[せいしんいりょうだつしせつかのきげん]